H0232569

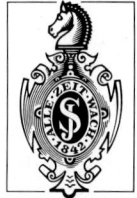

# Schmerz–
# Eine interdisziplinäre
# Herausforderung

Herausgegeben von A. Doenicke

Unter Mitarbeit von
E. Aulbert, H. A. Baar, B. Beubler, B. Bromm,
J. Chrubasik, A. Doenicke, M. Eisner, U. Hankemeier,
N. Hartmann, D. Heimgartner, J. Hildebrandt,
L. Hoffmann, I. Jurna, B. Koßmann, L. Latasch,
A. Radvila, J. Schara, M. Zenz, M. Zimmermann

Mit 54 Abbildungen und 56 Tabellen

Springer-Verlag
Berlin Heidelberg New York Tokyo

Prof. Dr. med. A. Doenicke
Institut für Anaesthesiologie der LMU, Bereich Poliklinik
Pettenkoferstr. 8 a
8000 München 2

ISBN 3-540-16603-3 Springer-Verlag Berlin Heidelberg New York Tokyo
ISBN 0-387-16603-3 Springer-Verlag New York Heidelberg Berlin Tokyo

Druck und Bindearbeiten: Konrad Triltsch, Würzburg
2119/3321-543210

# Inhaltsverzeichnis

---

\* Präparate-Kurznamen im Text:
BRD:    MST 10/30/60/100 Mundipharma®
CH, GB:  MST Continus®
A:       Mundidol® retard

# Referenten

PD Dr.E. Aulbert
St.Barbara-Hospital
Barbarastr. 1
D-4390 Gladbeck

Dr.H. Baar
Woldsenweg 3
D-2000 Hamburg 20

Univ.Doz.Dr.E. Beubler
Institut für Experimentelle
und Klinische Pharmakologie
Universitätsplatz 4
A-8010 Graz

Prof.Dr.Dr.B. Bromm
Institut für Physiologie
der Universitätsklinik
Eppendorf
Martinistr. 52
D-2000 Hamburg 20

Dr.J. Chrubasik
Universitätsklinik
Abt. Anaesthesiologie
Moorenstr. 5
D-4000 Düsseldorf

Prof.Dr.A. Doenicke
Institut für Anaesthesiologie
der LMU, Bereich Poliklinik
Pettenkoferstr. 8a
D-8000 München 2

Dr.M. Eisner
Burgunderstr. 42
CH-4051 Basel

Dr.U. Hankemeier
Marienhospital-Schmerzklinik
Universitätsklinikum Herne
D-4690 Herne 1

Dr.N. Hartmann
Herzzentrum Nordrhein.-Westf.
Abt. f. Anaesthesie
Georgstr. 11
D-4970 Bad Oeynhausen

Dr.J. Hildebrandt
Universitätsklinikum Göttingen
Schmerzklinik
Robert-Koch-Str. 40
D-3400 Göttingen

Dr.L. Hoffmann
Allgemeines Krankenhaus
Barmbeck
Onkologischer Konsiliardienst
Rübenkamp 148
D-2000 Hamburg 60

Prof.Dr.I. Jurna
Institut für Pharmakologie
und Toxikologie der
Universität des Saarlandes
D-6650 Homburg/Saar

Dr.B. Koßmann
Kreiskrankenhaus
Am Engelberg 29
D-7988 Wangen/Allgäu

Dr.L. Latasch
Universitätsklinikum
Theodor-Stern-Kai 7
D-6000 Frankfurt/Main 70

Dr.A. Radvila
Medizinische Klinik
Inselspital
Freiburgstr. 4
CH-3010 Bern

Dr.J. Schara
Institut für Anaesthesie
im Klinikum Barmen
D-5600 Wuppertal

Prof.Dr.H.J. Senn
Medizinische Klinik C
Kantonsspital
Rorschacherstr. 95
CH-9007 St. Gallen

PD Dr.M. Zenz
Med. Hochschule Hannover
im Krankenhaus Oststadt
Institut f. Anaesthesiologie
Podbielskistr. 380
D-3000 Hannover 51

Prof.Dr.M. Zimmermann
Universitätsklinikum
Im Neuenheimer Feld 346
D-6900 Heidelberg

# Vorwort

A. Doenicke

Der Weg von Sertürners ersten Erfahrungen mit Morphin, das er 1806 entdeckt hatte, bis zu wissenschaftlich prospektiv kontrollierten Studien war lang. Es liegen fast 180 Jahre dazwischen.

Sich in den vergangenen Jahren mit Morphin zu beschäftigen, galt als wenig attraktiv, denn die neuen, kürzer und stärker wirksamen synthetischen Opioide wie Fentanyl, Alfentanil und viele andere, interessierten den Kliniker und Wissenschaftler mehr. Für den Arzt erschien es sogar spektakulär, Morphin seinen Patienten zu geben, da dieser sich zu sehr an das starke Medikament gewöhnen könnte.

Andererseits wurde vom Arzt das Gespräch mit dem Krebspatienten über seine Krankheit und über seinen Schmerz vermieden, als Ausrede wird oft die fehlende Zeit angeführt. Es ist keine Seltenheit, wenn Patienten vor großen Operationen allein gelassen werden. So stellten Psychologen unabhängig von den behandelnden Ärzten in einer chirurgischen Universitätsklinik fest, daß von 24 Patienten mindestens 30% dieser Krebspatienten vor großen Operationen kein aufklärendes Gespräch über ihre Krankheit führen konnten. Als letzter Arzt kam der Anaesthesist zur Prämedikationsvisite, der mit beruhigenden Worten versuchen mußte, dem Patienten die Angst vor der Operation zu nehmen. Eine Aufklärung über Krankheit und über eventuell zu erwartende postoperative Schmerzen war vor dem Operationstermin kurz, kaum durchführbar und mit der Verordnung einer Beruhigungs- bzw. Schlaftablette abgetan.

Wer einmal erlebt hat, wie Freunde oder Angehörige ohne Schmerzhilfe, wohl aber in einer der modernsten Krebsklinik gestorben sind, wird begreifen, daß in unserem hochtechnisierten Zeitalter auf dem Gebiet der Schmerzhilfe und der Fürsorge für den Mitmenschen noch vieles gefordert und getan werden muß.

Gelder werden für spektakuläre Forschungen ausgegeben, doch der Kranke mit seinem Krebsleiden im Finalstadium bleibt oftmals ohne Hilfe. Hierfür sind bisher noch keine Gelder zur Verfügung gestellt worden, um Ärzte entsprechend auszubilden.

Erstmals sind 1985 bei der Deutschen Forschungsgemeinschaft Gelder für Schmerzstudien zur Verfügung gestellt worden. Dies gilt wohl zur Bearbeitung wissenschaftlicher Fragen auf dem Schmerzgebiet, nicht jedoch für die Praxis, d.h. für die Betreuung der Patienten.

Viel zu oft wird vergessen, daß der Patient als Mensch behandelt werden möchte. Wenn auch die Architekten der heutigen Zeit mit ihren modernen

Krankenhausbauten häufig eine menschliche Atmosphäre nicht aufkommen lassen, so sollte dies für das Personal keine Entschuldigung sein. Der Kranke darf erwarten, daß für ihn wenigstens einer einen Zuspruch bereit hat, der nicht stereotyp und unpersönlich sein darf. Gerade weil wir Ärzte oft mit dem Leid der Patienten konfrontiert werden, versuchen wir, aus eigener Initiave im Rahmen von Schmerzambulanzen zu helfen.

1925 schrieb Prof. Kraus, der Direktor der Medizinischen Universitätsklinik Münster, in dem Vorwort zum Lebensbild und Neudruck der Original-Morphiumarbeiten Sertürners: "Ohne Morphium möchte ich kein Arzt sein. Es ist der Freund, welcher in der Hand des kundigen Arztes Schmerzen nimmt".

Mit Sertürners Entdeckung begann eine neue pharmakospezifische Schmerztherapie. Moderne Forschungsergebnisse mit ihren Therapieerfolgen werden uns neue Erkenntnisse bringen. Morphin war der Anfang, viele synthetische Analgetika sind inzwischen entwickelt worden, doch über eines der zuletzt in die Klinik eingeführten Substanzen, das Morphin oral, soll auf diesem Symposium ausführlich berichtet werden.

# Neue Aspekte der Schmerzmessung

B. Bromm

Schmerz - eine interdisziplinäre Herausforderung: Das Thema dieser Tagung wird nur allzu deutlich, wenn es um Fragen der Messung von Schmerzen geht. Schmerz ist zunächst und vor allem eine subjektive Erfahrung, die aufgrund der ausgedehnten emotionalen Komponente abhängig ist von einer ganzen Reihe von äußeren und inneren Begleitumständen, in denen sich der Schmerzleidende befindet.

## IST SCHMERZ MESSBAR?

Mit dieser Frage treffen wir ein Kardinalproblem der Sinnesphysiologie überhaupt, nicht nur der Schmerzforschung, das rasch an physiologische, aber auch erkenntnistheoretische, philosophische Grenzen stößt. Mit dem Problem der Schmerzmessung beschäftigen sich daher nicht nur Mediziner, sondern auch Psychologen, Anthropologen, Philosophen: In welchem Entwicklungsstadium beginnt der werdende Mensch, Schmerz zu empfinden? Muß die Schmerzempfindung erst vom Neugeborenen erlernt werden? Ist die Empfindung Schmerz rassenabhängig? Sind wir Menschen heute stärker schmerzempfindlich als Menschen vergangener Zeiten? Ab wann in der Entwicklung des Tierreiches dürfen wir von einer Schmerzempfindung sprechen? Dies alles sind Fragen, deren Beantwortung nur durch eine Schmerzmessung möglich wird [1].
Für uns aber als Mediziner und Naturwissenschaftler wird die Frage einer Schmerzmessung in höchstem Maße relevant, wenn es darum geht, Therapieerfolge in der Schmerzbekämpfung zu dokumentieren. Um verschiedene Therapieformen gegeneinander abzuwägen, muß die erzielte Schmerzlinderung zweifelsfrei nachgewiesen werden. Damit muß die Stärke des Schmerzes gemessen werden können, und wir sind beim Thema dieses Beitrages.

## KLINISCHE SCHMERZEN VERSUS EXPERIMENTELLE SCHMERZEN

Wenn auch Schmerz eine subjektive Erfahrung und als solche kaum zu "objektivieren" ist, so ist Schmerz doch auch immer das Ergebnis einer Aktivierung des nozizeptiven Systems; davon gehen zumindest die meisten von uns aus. Eine solche Aktivierung führt zu Schmerzreaktionen, die natürlich meßbar sind mit den üblichen Methoden der Neurophysiologie. In der Algesimetrie kommt es daher darauf an, objektiv meßbare Variable zu finden, die hochgradig mit der subjektiven Schmerzeinschätzung korrelieren. Diese Forderung setzt zwingend Versuche am Menschen voraus: Nur der Mensch ist in der Lage, die Qualität und das Ausmaß eines Schmerzes beziehungsweise einer Schmerzlinderung zu verbalisieren. Unsere seit 1980 durch die Deutsche Forschungsgemeinschaft unterstützten Vorhaben beschäftigen sich daher mit human-physiologischen Experimenten zur Untersuchung des Schmerzes (zur Übersicht sh. [2]).

Es steht natürlich außer Frage, daß sich die Wirkung eines Pharmakons genau dort zeigen muß, wo dieses Pharmakon helfen soll. Das heißt, ein Schmerzmittel muß zunächst seine analgetische Potenz im Einsatz am Schmerzpatienten demonstrieren. Allerdings ist der Schmerz des Patienten, der klinische Schmerz, immer ein Einzelfall. Jeder Patient hat seinen ureigenen, individuellen Zugang zum Schmerz, der neben anderem auch von soziokulturellen Einflüssen abhängt (zur Übersicht sh.[22]). Beim Schmerzpatienten überwiegt - um einer Einteilung von Melzack [24,25] zu folgen - die sogenannte aversive, emotionale Komponente des Schmerzes. Diese macht die Objektivierung des Erfolges einer analgetischen Behandlung am Patienten sehr schwierig. Hinzu kommt die inkonstante Umgebung in der Klinik, die eine saubere Doppelblind-Studie nur selten durchzuführen erlaubt.

Nach unserer Überzeugung lassen sich vergleichende Aussagen über die Wirkung differenzierter analgetischer Behandlungen nur an einer homogenen Probe gesunder Probanden machen. Es wird dabei vorausgesetzt, daß sich die analgetische Potenz grundsätzlich bewiesen hat in der klinischen Untersuchung. Wenn es dann anschließend jedoch darum geht, die Größe und Art der analgetischen Wirkung abzuklären, Dosis-Wirkungs-Kurven aufzustellen, sinnvolle therapeutische Einzeldosen festzulegen, die Wirkung des Analgetikums mit dem Blutplasma-Spiegel zu vergleichen oder gegenüber anderen, bereits eingeführten Schmerzmitteln abzugrenzen, dann sollte dies in einer sorgfältig ausgewählten Gruppe gesunder, informierter, intelligenter und kooperativer Freiwilliger unter scharf kontrollierten experimentellen Bedingungen geschehen. Dieses Vorgehen setzt weiter voraus, daß in jeder Studie Präparate gegeneinander und doppelblind geprüft werden, wobei durch die Randomisierung dafür zu sorgen ist, daß mit Abschluß eines solchen langwierigen Testes jedes Präparat an jedem Versuchstag mit gleicher Häufigkeit bei jedem Probanden gegeben wurde. Diese Forderung ist aus der Sicht des Naturwissenschaftlers elementar: Sichere Erkenntnisse gewinnt man nur aus Experimenten, bei denen Randbedingungen und Störgrößen unter Kontrolle sind.

Die Unterscheidung zwischen experimentellem Schmerz und Schmerz des Patienten bedeutet keine Restriktion in der Schmerzmessung: Wie bereits gesagt, liegt dem Auftreten von Schmerzen beim Patienten in den allermeisten Fällen eine biologische Ursache zugrunde, die zu einer Irritation im schmerzleitenden System führt, einschließlich zentraler Schaltstellen der Schmerzverarbeitung. Mit anderen Worten, der klinische Schmerz mit seiner aversiven, emotionalen Komponente wird initiiert vom sensorischen Eingang; damit sind beide Schmerzkomponenten nicht unabhängig voneinander. Dies unterstreichen neueste Befunde, in denen die Stärke klinischer Schmerzen

2

verglichen wird mit gleichzeitig ausgelöstem experimentellen Schmerz, etwa durch multidimensionale Skalierung [19], durch intramodale Intensitätsvergleiche [20], oder durch Messung von Schmerzreaktionen während und nach Schmerzattacken [19a].


## SCHMERZREIZ UND NOZIZEPTIVES SYSTEM

Abb.1 stellt in einer Übersicht nach Struppler [29] unsere Kenntnisse vom Schmerzsystem zusammen. Die nozizeptiven Afferenzen sind bekanntlich dünne, markhaltige Aδ-Fasern (Leitungsgeschwindigkeit beim Menschen zwischen 8 und 25 m/s) oder noch sehr viel dünnere marklose C-Afferenzen (Leitungsgeschwindigkeit zwischen 0,5 und 2,0 m/s). Ihre freien Nervenendigungen übersäen Haut und Eingeweide. So ist Schmerz durch alle möglichen physikalischen oder chemischen Reize auszulösen, an nahezu jeder Stelle des Organismus.

Für die Untersuchung reizinduzierter Reaktionen eignet sich vor allem der phasische Schmerz als Ausdruck einer kurzzeitigen Aktivierung nozizeptiver Afferenzen. Dadurch wird der Zeitpunkt der Triggerung schmerzleitender Nervenfasern festgelegt. Da alle Schmerzreaktionen eine erhebliche Varianz von Reiz zu Reiz zeigen, auch unter konstant gehaltenen experimentellen Bedingungen, sind wiederholte Messungen erforderlich. Der experimentelle Schmerzreiz soll damit zeitlich definiert, leicht reproduzierbar, sicher schmerzhaft, jedoch möglichst wenig gewebsverletzend sein.

Für viele der bekannten Schmerzmodelle treffen diese Forderungen nur eingeschränkt zu: Etwa für lang anhaltende Hitzeimpulse durch Strahlung oder durch Thermoden, oder für den Kälte-Schmerz (cold pressor test), den Ischämie-Schmerz, für chemische Schmerzreize oder für die Anwendung anhaltender mechanischer Drücke. Alle diese im Schmerzlabor verwendeten Reize können kaum am gleichen Probanden hinreichend oft wiederholt werden, um Schmerzreaktionen reproduzierbar auszulösen und zu mitteln. Außerdem ist der Zeitpunkt der Nozizeptor-Aktivierung zu ungenau definiert für die Bildung von reizsynchronen Mittelwerten.

Zur Auslösung phasischer Schmerzen werden vor allem kurze mechanische Hautreize [9], elektrische Hautreize [8,28,30], elektrische Zahnreize [15, 17], außerdem kurze Strahlungshitzeimpulse, neuerdings unter Verwendung des $CO_2$-Lasers [11,14], verwendet. Besonders geeignet für Langzeitstudien scheint der intrakutan applizierte elektrische Reiz zu sein, da dieser zu einer sehr umschriebenen Rezeptoraktivierung führen kann (Einzelheiten sh. [5]).

Alle diese Reize aktivieren, da von außen zugeführt, immer zugleich auch hochempfindliche Mechanorezeptoren, Aβ-Fasern, die dann natürlich die gute Lokalisierbarkeit der gereizten Stelle garantieren. Erst bei größerer Reizstärke kommt es zum Schmerz, zusätzlich. Gerade der Übergangsbereich von nicht-schmerzhaften oder, wie wir sagen, "Vorschmerz"-Empfindungen,

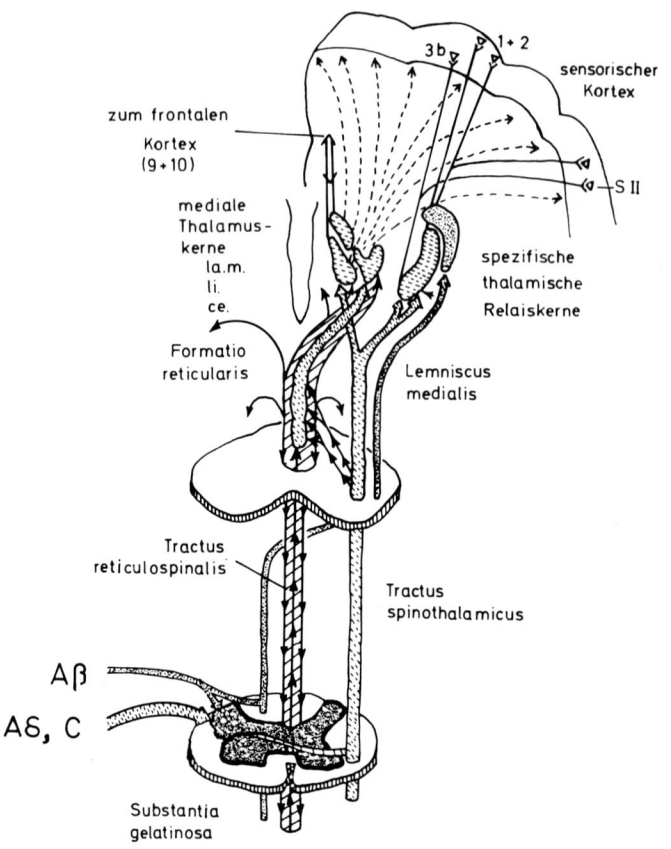

**Abb.1. Das nozizeptive System**

Die peripheren schmerzleitenden Afferenzen sind Aδ- und C-Fasern (Lei-
tungsgeschwindigkeiten um 20 m/s bzw. um 1 m/s). Sie werden im Rückenmark
umgeschaltet und verlaufen vorwiegend im extralemniskalen System (viele
Synapsen, polymodal, multiple Representation) mit Ausstrahlungen in motorische und vegetative Reflexbögen. Im Zwischenhirn (Thalamus) erfolgt zentrale Verarbeitung mit Projektionen insbesondere zum Frontalhirn. Mitbe-
teiligt ist das lemniskale System (schnelle Projektion, bereits das dritte
Neuron erreicht die Hirnrinde), wodurch es u.a. zur Lokalisation des
betroffenen "schmerzenden" Körperareals kommt (Umgezeichnet nach [29])

die spezifisch für den gereizten Sinneskanal sind, in einen eindeutigen,
wenn auch schwachen Schmerz steht im Interesse unserer Arbeit auf der
Suche nach meßbaren Reaktionen, die spezifisch für Schmerzen sind in dem
Sinne, daß sie erst dann auftreten, wenn der experimentelle Reiz von der
Versuchsperson als eindeutig schmerzhaft beschrieben wird.

4

## NEUROPHYSIOLOGISCHE KORRELATE EINER SCHMERZEMPFINDUNG

Abb.2 stellt eine Reihe von physiologisch meßbaren Reaktionen auf kurze experimentelle Schmerzreize zusammen. Die Schmerzreize, vorzugsweise auf Finger oder Handrücken der Versuchsperson gegeben, werden in unseren Versuchen durch den Computer hinsichtlich Intensität und Intervall randomisiert. Randomisierung im Schmerzexperiment ist wesentlich, sie hält die Vigilanz der Versuchsperson während der gesamten Sitzung konstant hoch, da unter diesen Bedingungen zwar jeder nächste Reiz als Schmerzreiz erwartet, jedoch nicht immer als solcher gespürt wird (Einzelheiten sh. [8]). In unseren Versuchen erfolgt 3 s nach jedem Reiz ein akustisches Signal, das die Probanden auffordert, die induzierte Empfindung (E) zu schätzen, z.B. auf einer Analogskala. Nebenbei dient das akustisch evozierte Potential ebenfalls zur Vigilanz-Kontrolle des Probanden.

Schon die durch den Reiz im peripheren Nerven ausgelösten Aktionspotentialfolgen lassen sich heute an der wachen Versuchsperson durch die Mikroelektroneurographie (µENG) messen (zur Übersicht sh. [11,31]), ein Verfahren, das mittlerweile auch zur Untersuchung dünner markloser C-Fasern herangezogen werden kann (Einzelheiten sh. [21]).

Intensiv untersucht werden weiter, auch am Menschen, die nozizeptiven Fluchtreflexe, gemessen als Elektromyogramm (EMG) der betroffenen Muskulatur (zur Übersicht sh. [10,32]). Hautleitfähigkeitsänderungen (skin conductance reactions, SCR) auf kurze kutane Schmerzreize kann man mit

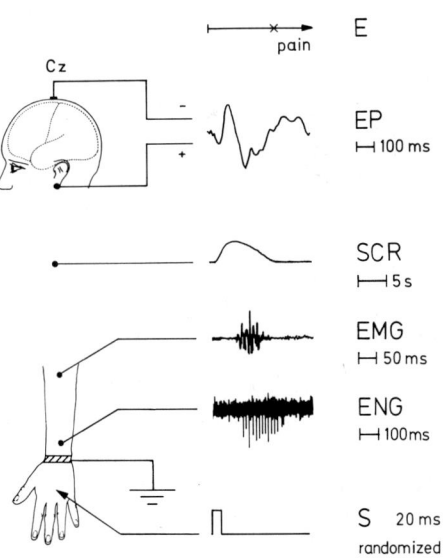

**Abb.2. Neurophysiologische "Korrelate des Schmerzes"**
Kurze Schmerzreize werden auf Handrücken oder Fingerbeere gegeben mit randomisierten Intensitäten und Abständen. Gemessen werden die Aktionspotentialfolgen in A$\delta$- oder C-Afferenzen (durch die Mikro-Elektroneurographie; ENG), nozizeptive Fluchtreflexe (durch das Oberflächen-Elektromyogramm; EMG), vegetative Reaktionen, wie die Hautleitfähigkeitsänderung (skin conductance reaction, SCR), die man überall über der Körperoberfläche abgreifen kann, oder evozierte zerebrale Potentiale (EP; monopolar über dem Vertex, Cz, gegen verbundene Ohrläppchen; hier: Mittelung über 40 gleiche Reize). Diese Variablen werden verglichen mit der Reizstärkeneinschätzung (E) der wachen Versuchsperson (z.B. unter Benutzung einer Analog-Skala) (nach [4])

Latenzzeiten von etwa 2 s überall auf der Körperoberfläche abgreifen. Auch diese werden zur Schmerzquantifizierung herangezogen (sh. etwa [10,30]), ebenso wie weitere vegetative Reaktionen, z.B. Änderungen in der Herzrate, in der Respirationsfrequenz oder in der lokalen Durchblutung (zur Übersicht sh. [26]).


## SCHMERZEVOZIERTE ZEREBRALE POTENTIALE

Nachfolgend soll vor allem auf das durch kurze Schmerzreize evozierte kortikale oder allgemeiner, zerebrale Potential eingegangen werden. Dieses ist die reizbedingte Änderung des Elektroenzephalogramms (EEG) und damit die höchste Repräsentation einer Sinneswahrnehmung, soweit diese überhaupt noch mit elektrophysiologischen Methoden untersucht werden kann. In der Tat zeigen Parameter im evozierten zerebralen Potential hochsignifikante Korrelationen zur Schmerzhaftigkeit des applizierten Reizes (sh. [14,15, 17], zur Übersicht sh. besonders [3]). Schließlich haben Langzeituntersuchungen ergeben, daß alle anderen, mehr peripher-physiologischen Reaktionen eine starke Habituation gegenüber Reizwiederholungen aufweisen. So führt z.B. ein wiederholter elektrischer Hautreiz rasch zu einer Gewöhnung der motorischen Abwehrreaktion (Einzelheiten sh.[8]). Diese Entkopplungen zwischen Schmerzwahrnehmung bzw. evoziertem Potential einerseits und den peripheren Schmerzreaktionen andererseits sind außerordentlich interessant, jedoch nicht Thema dieses Beitrages.

In der Schmerzforschung werden die späten EP-Komponenten herangezogen, die im wesentlichen aus einer Negativität bei etwa 150 ms und einer nachfolgenden positiven Halbwelle mit Latenzzeiten zwischen 200 und 400 ms nach Reizbeginn bestehen (zur Übersicht sh.[18]). Diese späten Komponenten gelten als Ausdruck sekundärer Verarbeitungsmechanismen der einlaufenden Informationen, etwa für die Reiz-Erkennung, für die Reizstärken-Einschätzung, oder auch für die kortikale Initiierung einer Bewegung als Antwort auf den Reiz. Deshalb hängen die späten Komponenten von einer Reihe von Faktoren ab, wie Aufmerksamkeit, bzw. Ablenkung der Versuchsperson, von deren Vigilanzlevel oder von der Erwartungswahrscheinlichkeit des nächsten Reizes und anderer Variabler (für Literatur sh. [3]).

Wie unspezifisch die späten EP-Komponenten sind, die in der Schmerzforschung herangezogen werden, zeigt als Beispiel Abb.3, in der an der gleichen Versuchsperson die Reizerfolge auf kurze (20 ms) mechanische (bzw. elektrische) Hautreize vergleichbarer Intensitäten gegenübergestellt sind. Oben zunächst der Leerversuch mit der Reizstärke 0: Es ist jeweils ein typisches einzelnes EEG-Segment von 500 ms Dauer wiedergegeben, darunter das Ergebnis einer Mittelung über 40 Reizwiederholungen: Ein reizbedingter Artefakt tritt nicht auf. Sobald der Reiz bemerkt wird, wie in der Kategorie K1, zeigen sich späte EP-Komponenten mit ähnlichen Formen. Größere Reizstärken vergrößern die Amplituden der evozierten Potentiale. In diesem

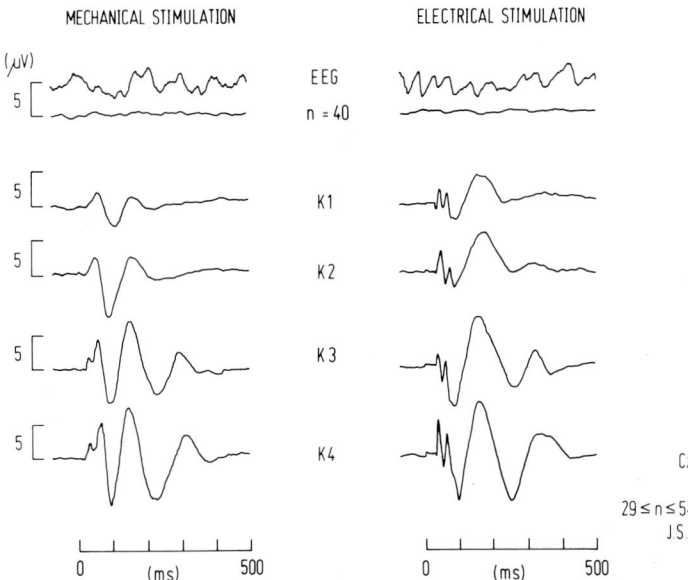

MECHANICAL STIMULATION          ELECTRICAL STIMULATION

(μV)                    EEG
5                       n = 40

5                       K1

5                       K2

5                       K3

5                       K4
                                                    Cz
                                              29 ≤ n ≤ 54
                                                    J.S.

0    (ms)    500        0    (ms)    500

**Abb.3. Evozierte zerebrale Potentiale nach mechanischer und elektrischer Reizung gleicher Empfindungsintensität**
Oberste Reihe: Das Ruhe-Elektroenzephalogramm (EEG), Einzelsegment und nach Mittelung über n=40 Wiederholungen. Darunter: Gemittelte evozierte zerebrale Potentiale (EPs), geordnet nach steigender Empfindungsstärke; bei K1 und K2 wahrgenommen, jedoch unterhalb der Schmerzschwelle, bei K3 und K4 oberhalb der Schmerzschwelle (nach [9])


Beispiel mag es so aussehen, als ob bei starken Reizen, die als schmerzhaft empfunden werden (wie in K3 und K4), noch weitere Komponenten auftreten; es ist jedoch nur ein Einzelfall. Unterschiede in den Reizqualitäten (elektrisch, mechanisch) erkennt man nicht in den späten Komponenten, sondern allenfalls in den frühen mit Latenzzeiten von weniger als 80 ms.

Ganz ähnliche späte Komponenten erhält man auch bei akustisch oder visuell evozierten Potentialen (zur Übersicht sh. [23]). Insbesondere gibt es keine Komponente in den späten Potentialen, die man als typisch für Schmerz bezeichnen kann in dem Sinn, daß sie nur dann auftritt, wenn Schmerz empfunden wird. Deshalb kann eine einfache Auswertung der Amplitudendifferenz zur Untersuchung der Stärke einer Schmerzempfindung allenfalls nur dann versucht werden, wenn durch entsprechenden experimentellen Aufwand dafür gesorgt wurde, daß alle Störgrößen, die die späten zerebralen Potentiale beeinflussen, während eines Schmerzexperimentes konstant gehalten werden. Dies ist bei weitaus den meisten Algesimetrie-Studien mit evozierten Potentialen bedauerlicherweise nicht der Fall (sh. dazu [2]).

Mehr Aufschluß über schmerzrelevante Veränderungen im Elektroenzephalogramm bieten multivariate statistische Verfahren, wie die Faktoren- oder

7

Hauptkomponentenanalyse. Derartige Verfahren erlauben es, aus der unübersehbar großen Anzahl von EEG-Registrierungen einer Gesamtstudie an verschiedenen Probanden einige wenige, statistisch unabhängige Komponenten herauszuziehen, die Hauptkomponenten, die sozusagen hinter den Prozessen agieren, statistisch gesehen, und möglichst viel der Gesamtvarianz aufklären sollen.

Die Anwendung der Hauptkomponentenanalyse auf somatosensorisch durch Schmerzreize evozierte Potentiale führte zur Extraktion von insbesondere zwei Komponenten, die die Schmerzhaftigkeit eines kutanen Reizes widerspiegeln. Ihre Ladungsmaxima liegen bei etwa 150 ms und zwischen 240 und 340 ms [9]. Mittlerweile gibt es eine Reihe von Studien über evozierte Potentiale, in denen experimentell induzierte Veränderungen der Schmerzhaftigkeit eines Reizes durch die beiden genannten Hauptkomponenten beschrieben werden, etwa durch Variation der Interstimulus-Intervalle [16] oder durch analgetisch wirksame Substanzen ([6], zur Übersicht sh. [3]).

## MONITORING ANALGETISCHER EFFEKTE DURCH EVOZIERTE ZEREBRALE POTENTIALE

Wie gut die genannten späten Komponenten im somatosensorisch durch Schmerzreize evozierten zerebralen Potential mit den subjektiven Schmerzangaben korrelieren, und wie gut diese beiden Parameter zwischen verschiedenen analgetischen Behandlungen differenzieren, zeigt Abb.4. Es handelt sich um zusammengefaßte Ergebnisse einer Doppelblind-Studie, in der an 20 gesunden Probanden mit Hilfe des randomisierten, intrakutanen Schmerzreizes (zur Methode sh. [5]) der zeitliche Verlauf der analgetischen Wirkung verschiedener Substanzen geprüft wurde. Prüfsubstanzen waren Pethidin ((Meperidine, M) Dolantin®, 150 mg, oral), das trizyklische Antidepressivum Imipramin (I, 100 mg, oral), eine weitere trizyklische Vergleichssubstanz (F) und Plazebo (P), randomisiert gegeben in Form lateinischer Quadrate. Dieser Randomisierungsplan sorgt dafür, daß jede Substanz an jedem Sitzungstag mit gleicher Häufigkeit auftritt, wodurch habituative Effekte durch Sitzungswiederholungen minimiert werden. In jeder Sitzung wurden mit gleichmäßigen Abständen von etwa 40 min Reizblöcke appliziert (D0, ..., D7). Jeder Reizblock bestand aus 80 randomisierten Schmerzreizen. Damit wurde die Pharmakodynamik der getesten Mittel über eine Zeit von insgesamt 3 1/2 Stunden gemessen.

Abb.4 zeigt die Grand Means für das somatosensorisch evozierte Potential und die Schmerzangaben. Die Grand Means wurden dadurch gebildet, daß zunächst über die 80 Reize gemittelt wurde, dann über alle 20 Probanden, getrennt für die einzelnen Behandlungen und Reizblöcke. Vor Gabe eines Medikamentes, d.h. im Reizblock D0, wurden die Schmerz-Skalierungen und Amplituden der schmerzrelevanten Potentiale auf 100% normiert. Deutlich erkennt man die Unterschiede der einzelnen Behandlungen hinsichtlich Stärke und Zeitgang ihrer Wirkungen: Pethidin (M) reduziert bereits im ersten Reizblock D1 nach Gabe deutlich die mittleren Schmerzangaben (schwarze

8

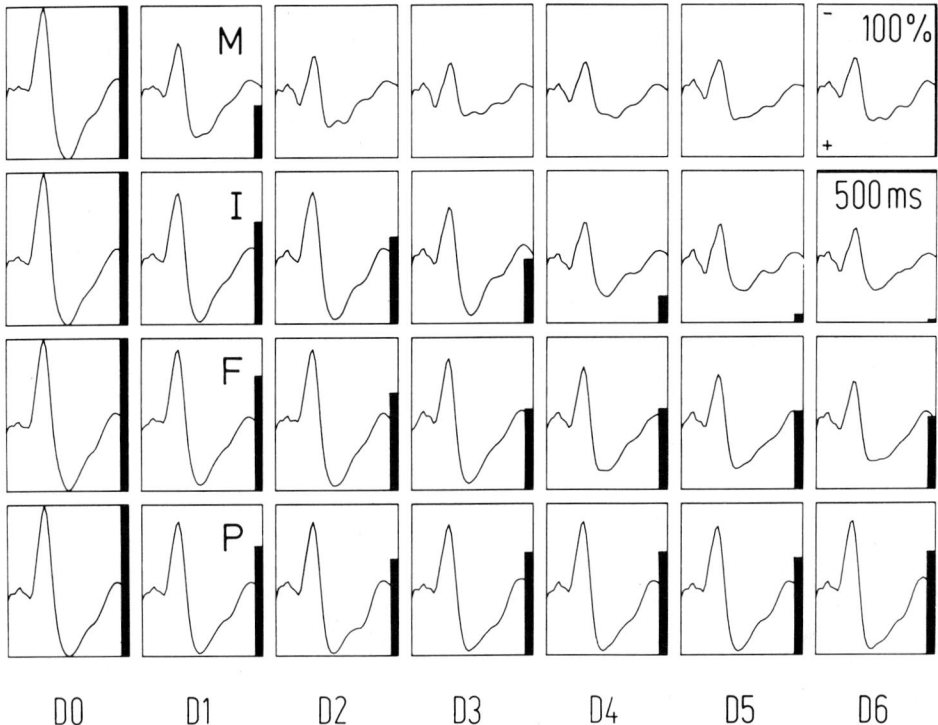

DO    D1    D2    D3    D4    D5    D6

**Abb.4. Zur Pharmakodynamik von Opiaten**
Somatosensorisch evozierte Potentiale (Kurven) und subjektive Schmerzangaben (Balken) wurden über alle 20 Probanden dieser Studie gemittelt (Grand
Means), getrennt für Reizblöcke (DO,...) und Pharmaka M=Meperidine (Dolan-
tin® 150 mg); I=Imipramin (100 mg); F (trizyklische Vergleichssubstanz);
P=Plazebo. Jeder Reizblock dauerte 20 min. Zwischen je 2 Reizblöcken lagen
15 min Pause. Damit wird in dieser Abb. ein zeitliches Intervall von fast
4 h erfaßt. DO beschreibt die Reizblöcke unmittelbar vor (oraler) Gabe des
Medikamentes; die Grand Means für subjektive Empfindung und evoziertes Potential wurden für diesen Reizblock zur Normierung=100% gesetzt. Deutlich
erkennt man in der Abb. den unterschiedlichen Zeitgang in den Wirkungen
von Dolantin und Imipramin (nach [7])

Säulen) und die evozierten Potentiale, wie bei einem stark wirksamen Analgetikum zu hoffen. Diese Reduktion verstärkt sich noch im weiteren Verlauf, erreicht nach dem zweiten Reizblock ein Maximum und bleibt dann während der gesamten Sitzung nahezu konstant: Im Mittel wurden die Schmerzreize überhaupt nicht mehr als schmerzhaft empfunden.

Ganz anders dagegen die Versuche unter Plazebo (**P**): Man erkennt nur bei
Vergleich der Werte vor (DO) und nach (D1) Applikation einen Effekt. Dieser Plazebo-Effekt besteht in einer merklichen Reduktion der subjektiven

Schmerzempfindung und, parallel dazu, der gemessenen evozierten Potentiale. Er ist im wesentlichen durch das Geben eines (beliebigen) Medikamentes bedingt und ist bei der Auswertung der anderen Behandlungen natürlich zu berücksichtigen. Der Effekt bleibt im weiteren Verlauf der Sitzung konstant. Es wäre sicher sehr interessant, einmal ein Symposium auch in Deutschland zu organisieren, das sich mit dem Plazebo-Effekt im algesimetrischen Experiment wissenschaftlich auseinandersetzt.

Schließlich gibt Abb.4 einen starken Hinweis darauf, daß die Effekte der getesteten Trizyklika einen wieder anderen Wirkungsverlauf zeigen: Das Antidepressivum Imipramin (I) hat ebenfalls starke analgetische Effekte, diese sind jedoch erst im 3. Reizblock (D3) nach Medikation mit Plazebo signifikant zu trennen. Die Imipramin-Wirkung wird immer stärker und erreicht schließlich eine ähnliche Größenordnung wie Pethidin. Die dritte im Bilde gezeigte Substanz F dient zu Referenzzwecken; sie soll hier nicht weiter diskutiert werden.

Die in Abb.4 gezeigte Pharmakodynamik in Schmerzempfindung und evozierten Potentialen entspricht der unterschiedlichen Pharmakokinetik der geprüften Substanzen Pethidin und Imipramin: Orale Applikation von Pethidin führt zu einer maximalen Plasmakonzentration nach etwa 20 min, während maximale Plasmakonzentrationen von Imipramin und zwei seiner aktiven Metaboliten erst etwa 2,2 Stunden nach oraler Aufnahme eintreten (Einzelheiten s. [7]).


## MONITORING ANALGETISCHER EFFEKTE DURCH EP-SPEKTREN


Nun zu einem weiteren Aspekt, der sich besonders für den Wirkungsnachweis schwacher Analgetika zu bewähren scheint. Das evozierte Potential ist, wie schon gesagt, die reizbedingte Änderung des Elektroenzephalogramms. Mit dieser Definition ist es nachgerade zu erwarten, daß die Aktivität des EEGs unmittelbar vor Setzen des Reizes einen Einfluß haben muß auf Form und Amplituden der evozierten Potentiale. Allerdings gehen Vorreiz-Nachreiz-Beziehungen im EEG verloren, wenn Mittelwerte gebildet werden, wie üblich in der Klinik zur Verbesserung des Signal-Rausch-Verhältnisses. Deshalb wendeten wir uns in den letzten Jahren stärker der Single-trial-Analyse zu.

Die Aktivität eines EEGs wird, wie bekannt, durch den Frequenzgehalt in den einzelnen Bändern Alpha, Beta, usw. beschrieben. Fourier-Transformation ist jetzt nicht anwendbar, da die im evozierten Potential analysierten EEG-Segmente mit 1/2 s viel zu kurz sind für eine akzeptable Frequenzauflösung. Wir benutzten daher neue, parametrische Spektralschätzer, u.a. die Maximum-Entropie-Methode (MEM; Einzelheiten siehe [27]). Diese Filter erlauben die Abschätzung von Modellen für die Daten-generierenden Prozesse und damit eine Extrapolation der EEG-Kurven über die Intervallgrenzen hinaus.

10

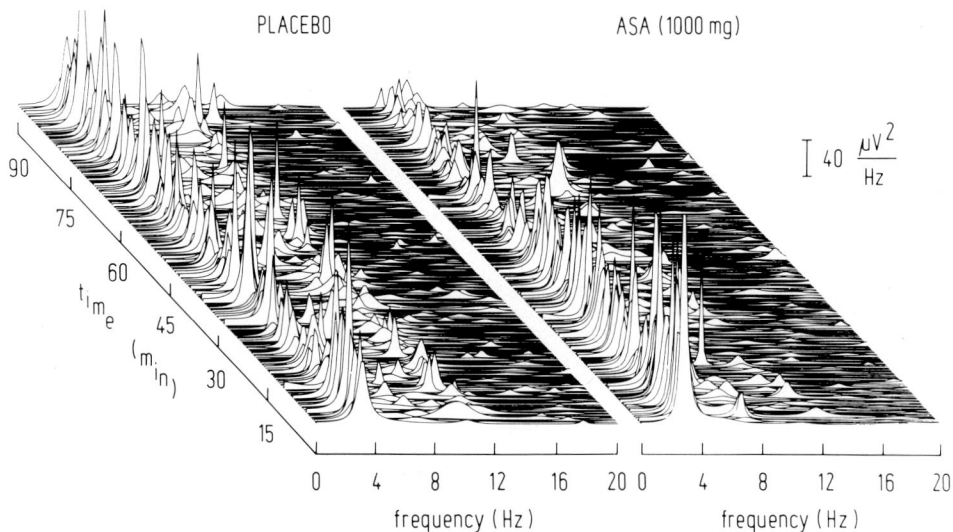

**Abb.5.** Der Einfluß von Plazebo (links) und Aspirin (rechts) auf die Spektren evozierter zerebraler Potentiale

Die evozierten zerebralen Potentiale wurden durch die Maximum-Entropie-Methode in den Frequenzbereich gespiegelt. Man erkennt deutlich einen Peak zwischen 2 und 4 Hz, außerdem einen verstärkten Alpha-Rhythmus bei etwa 10 Hz. Die Reizstärken wurden wieder randomisiert gegeben. Deshalb sind die Peaks auch unterschiedlich hoch (links). Unter Aspirin® (1000 mg) zeigt sich eine systematische Abnahme der reizbedingten Leistungs**maxima** im 2-4 Hz Frequenzbereich. Aspirin wurde unmittelbar vor Beginn der Darstellung gegeben. Man erkennt den Eintritt der Wirkung von Aspirin unter oraler Gabe nach etwa 30 min (aus Bromm und Scharein, unveröffentlicht)


Abb.5 zeigt jeweils 160 single trials von evotionalen Potentialen aus 2 Sitzungen, gespiegelt in den Frequenzbereich. Auch in dieser Studie wurden 5 verschiedene Pharmaka doppelblind getestet: die Abb. links zeigt eine Sitzung unter Plazebo, rechts die unter Acetylsalicylsäure (ASA; Aspirin®, 1000 mg, oral). Die Registrierungen begannen unmittelbar nach Gabe der Pharmaka. Das evozierte zerebrale Potential stellt sich im Frequenzbereich durch eine enorme Erhöhung der Leistung zwischen 2 und 4 Hz dar, die in der EEG-Literatur mit Delta-Frequenzen beschrieben werden. Allerdings vermeiden wir die Übertragung dieses Begriffes auf die Spektren evozierter Potentiale. Die Dynamik in den Leistungsdichte-Funktionen rührt daher, daß die Reizstärken, wie betont, randomisiert gegeben wurden.

Unter Plazebo zeigt sich eine sehr gleichmäßige Verteilung der Spektren über die gesamte, hier 90 min anhaltende Sitzung. Demgegenüber führt die Anwendung von ASA zu einer drastischen Reduzierung der Leistungsdichte im 2-4 Hz Frequenzbereich. Weiter sehen wir in den schmerzevozierten EEG-Ver-

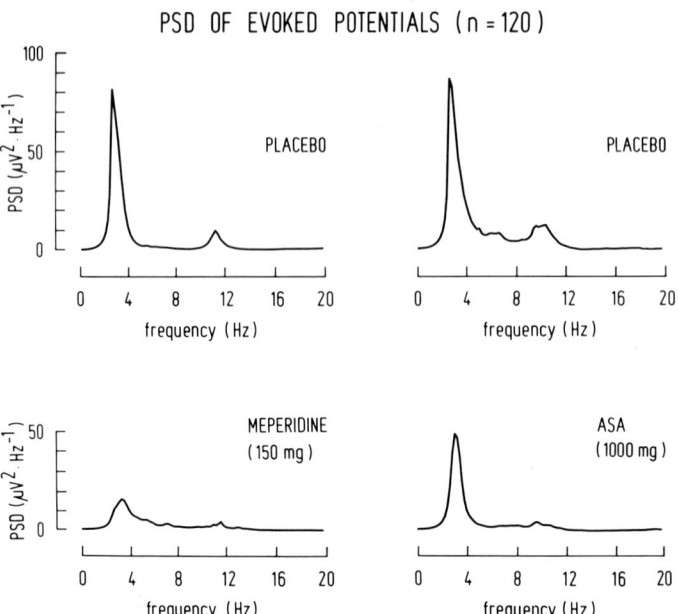

PSD OF EVOKED POTENTIALS (n = 120)

**Abb.6. Gemittelte Spektren evozierter Potentiale unter analgetischen Bedingungen**

Die Spektren (PSD: Power Spectral Density) der evozierten Potentiale, wie in Abb.5 gezeigt, sind hier gemittelt für die 2. Hälfte einer Sitzung, d.h. von der 46. bis zur 90. min. Bei Mittelung lassen sich die unterschiedlichen Wirkungen noch deutlicher darstellen. Unter Plazebo sieht man den hohen Peak im Frequenzbereich zwischen 2 und 4 Hz, daneben die Alpha-Aktivität bei 10 Hz. Unter Pethidin (Meperidine; Dolantin®, 150 mg, oral) sind die schmerz-bedingten Änderungen stark reduziert. Weniger stark reduziert sind sie unter ASA (Aspirin®, 1000 mg, oral) (aus Bromm und Scharein, unveröffentlicht)

änderungen unter ASA eine erstaunliche Zerstörung des Alpha-Rhythmus, typisch für wirksame Analgetika.

Der entscheidende Vorteil der Spiegelung evozierter Potentiale in den Frequenzbereich liegt darin, daß sich die Maxima bei den einzelnen Frequenzen sehr konstant verhalten. Dies erlaubt eine Mittelung über verschiedene Einzelregistrierungen und damit eine deutliche Dokumentation der Wirkung von ASA und anderen Analgetika auf die Spektren schmerzevozierter kortikaler Potentiale. Dies zeigt als Beispiel Abb.6. Hier wurden die single trials im Frequenzbereich jeweils der zweiten Hälfte jeder Sitzung, d.h. von der 45.-90. min nach Medikamentengabe (80 Reize), gemittelt. In dieser Studie waren zwei verschiedene Plazebo gegeben worden, außerdem wieder Pethidin (Dolantin®, 150 mg) sowie ASA (Aspirin®, 1000 mg). Deutlich erkennt man die Wirkung beider Pharmaka auf die Leistungsdichte-Funktionen, deutlich auch die unterschiedliche Wirkungsstärke.

Werden derartige Spektralkurven schließlich über alle Probanden einer Studie gemittelt, dann lassen sich sehr wohl auch Wirkungen sogenannter schwach-wirksamer Analgetika gegeneinander abgrenzen. Aufgrund der enormen Varianz der schmerzevozierten zerebralen Potentiale sowie der grundsätzlichen Unspezifität der in der Schmerzquantifizierung herangezogenen späten Komponenten sind jedoch vergleichende Aussagen ohne Einhaltung der hier skizzierten Voraussetzungen an Experiment und Analyse ohne jede Relevanz.

## MAPPING SCHMERZRELEVANTER ZEREBRALER GENERATOREN

Die bisher beschriebenen Befunde basieren auf Messungen des Elektroenzephalogramms durch nur eine einzige differente Elektrode (Vertexableitung, Cz). Nachfolgend sollen neue Entwicklungen angedeutet werden mit Multi-Elektroden-Ableitungen, verteilt über die gesamte Kopfhaut. Derartige Methoden führen zu einer Topographie von Hirnstrukturen, die durch den schmerzhaften Reiz aktiviert werden.

Erste Ergebnisse über die Verteilung von evozierten Potentialen, hervorgerufen durch schmerzhafte Zahnreizung, wurden von Chatrian et al. [17] publiziert. In diesen Experimenten wurden 20 Elektroden über einer Hemisphäre angebracht. Es zeigte sich, daß die späten zerebralen Potentiale, wie vorstehend beschrieben, maximale Amplituden bei Ableitung über dem Vertex (Cz) ergeben, jedoch grundsätzlich überall über der Kopfhaut nachweisbar sind. Mittlerweile gibt es eine große Anzahl von Veröffentlichungen über zerebrale Potentialverteilungen, z.B. in Untersuchungen zur Trennung verschiedener Potential-Komponenten, zur Lokalisation von zerebralen Generatoren, die bei der Schmerzverarbeitung eine Rolle spielen könnten, oder auch von Artefakt-Quellen.

Buchsbaum et al.[13] veröffentlichten ein besonders einfaches und valides Computerprogramm zur Gewinnung von zerebralen Potentialverteilungen auf somatosensorische Reize. Sie benutzten zusätzlich zu den 12 Elektroden über der linken Hemisphäre (10/20-System) und der Mittellinie (Fz-Cz-Pz-Oz) weitere 4 Elektroden, um größere Auflösung insbesondere über hinteren Cortex-Arealen zu erhalten. Aus den 16 Registrierungen wurden dann Werte für jeden Punkt der Schädelhälfte intrapoliert. Dieses Verfahren haben wir mittlerweise mit Unterstützung durch Buchsbaum et al. auch in unser Labor integrieren können.

Abb.7 zeigt eine typische Skalp-Verteilung von somatosensorisch evozierten Potentialen bei schmerzhafter elektrischer Hautreizung als Mittelwerte über 16 Probanden. In dieser Abb. wurde die N120-Komponente (die der bisher genannten N150 entspricht) ausgewertet (Amplitude gegen 0-Linie); die Potentialverteilung für die Komponente P260 sieht ganz ähnlich aus. Wieder erkennt man, daß die Amplitude am besten in der Vertex-Ableitung (Cz) nachgewiesen werden kann. Es handelt sich bei dieser Darstellung um

**Abb.7. Räumliche Potential-
verteilung evozierter zerebraler Potentiale bei
schmerzhaften elektrischen
Reizen**

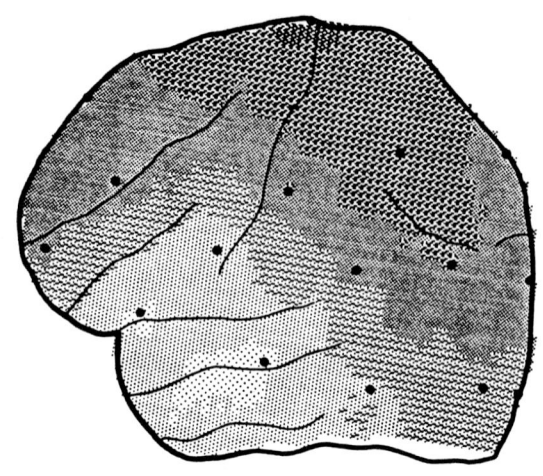

Die Abb.zeigt die Mittelwerte
der EP-Komponente N120 (N150)
von 16 gesunden Freiwilligen
nach schmerzhafter Hautreizung mit kurzen elektrischen
Strömen. Die maximale Amplitude ist dargestellt als
Grauschattierung: Je größer
die Amplitude, desto dunkler
die Schattierung. Die Komponente ist am größten über
dem Vertex (Cz), sie wird deutlich niedriger über frontalen, temporalen
und okzipitalen Regionen (nach [12])

eine Moment-Aufnahme; weit interessanter noch ist es, das zeitliche Verhalten dieser Potentialverteilungen auf dem Computerschirm zu beobachten.
Die Untersuchungen stehen noch aus, inwieweit z.B. analgetische Maßnahmen
in diese Potentialverteilungen eingreifen.


## SCHLUSSFOLGERUNG

Mit den vorstehenden Ausführungen habe ich versucht, einen Eindruck zu
vermitteln über Möglichkeiten einer Schmerzmessung am Menschen zum Nach-
weis des Erfolges analgetischer Behandlungen. Insbesondere das zerebrale
Potential, evoziert durch definierte schmerzhafte Reize, hat sich als
hochsensibel erwiesen in der Differenzierung verschiedener analgetischer
Behandlungen. Allerdings sind die für eine Schmerzskalierung herangezogenen späten Komponenten des evozierten Potentials unspezifisch, d.h., sie
hängen von einer ganzen Reihe von experimentellen Randbedingungen ab, die
es zu kontrollieren gilt. Hierzu gehören Adaptationssitzungen, randomiser-
te Reize zur Kontrolle der Vigilanz, konstante Bedingungen in der Proban-
denauswahl und Probandenbehandlung, reliable Schmerzmodelle. Werden diese
Bedingungen nicht eingehalten, dann bringt die Messung von evozierten
zerebralen Potentialen keine Entscheidungshilfe im Vergleich analgetischer
Behandlungen. Darüber hinaus hängen die evozierten zerebralen Potentiale
in ihrer Form und Amplitude ab von der Aktivität des Elektroenzephalogramms unmittelbar vor Setzen des Reizes. Deshalb empfehlen wir Single-
trial-Analysen, multivariate statistische Methoden, wie die Hauptkomponentenanalyse oder Spektralanalysen im Frequenzbereich.

Diese Übersicht basiert auf Experimenten, die zusammen mit meinen Mitarbeitern Dr. W. Meier, Dipl. Psych. E. Scharein und Dr. R.-D. Treede durchgeführt wurden. Unsere Arbeiten werden gefördert durch die Deutsche Forschungsgemeinschaft (Sonderforschungsbereich Psychosomatik, SFB 115).

## LITERATUR

1. Beecher HK (1966) Pain: One mystery solved. Science 151:84
2. Bromm B (1984) (ed) Pain measurement in man. Neurophysiological correlates of pain. Elsevier, Amsterdam
3. Bromm B (1985a) The evoked cerebral potential and pain. In: Fields HL, Dubner R, Cervero F (eds) Advances in pain research and therapy. Vol 9, Raven Press, New York, p 305
4. Bromm B (1985b) Neurophysiologische Korrelate des Schmerzes beim Menschen. In: Bromm B, Lübbers DW (Hrsg) Physiologie Aktuell. Hauptvorträge der Tagungen der Deutschen Physiologischen Gesellschaft, Band 1. Fischer, Stuttgart
5. Bromm B, Meier W (1984) The intracutaneous stimulus: A new pain model for algesimetric studies. Methods Find Expt Clin Pharmacol 6(7):405
6. Bromm B, Meier W, Scharein E (1983) Antagonism between tilidine and naloxone on cerebral potentials and pain ratings in man. Eur J Pharmacol 87:431
7. Bromm B, Meier W, Scharein E (1986) Imipramine reduces experimental pain. Pain (in press)
8. Bromm B, Scharein E (1982a) Response plasticity of pain evoked reactions in man. Physiol Behav 28:10
9. Bromm B, Scharein E (1982b) Principal component analysis of pain related cerebral potentials to mechanical and electrical stimulation in man. Electroenceph Clin Neurophysiol 53:94
10. Bromm B, Seide K (1982) The influence of tilidine and prazepam on withdrawal reflex, skin resistance reaction and pain ratings in man. Pain 12:247
11. Bromm B, Treede RD (1984) Nerve fibre discharges, cerebral potentials and sensations induced by $CO_2$ laser stimulation. Hum Neurobiol 3:33
12. Buchsbaum MS (1984) Quantification of analgesic effects by evoked potentials. In: Bromm B (ed) Pain measurement in man. Elsevier, Amsterdam p 291
13. Buchsbaum MS, Rigal F, Coppola R, Cappelletti J, King C, Johnson J (1982) A new system for gray-level surface distribution maps of electrical activity. Electroencephalogr Clin Neurophysiol 53:237
14. Carmon A, Dotan Y, Sarne Y (1978) Correlation of subjective experience with cerebral evoked responses to noxious thermal stimulations. Exp Brain Res 33:445
15. Chapman CR, Chen ACN, Harkins SW (1979) Brain evoked potentials as correlates of laboratory pain: a review and perspective. In: Bonica

JJ, Liebeskind JC, Albe-Fessard DG (eds) Advances in pain research and therapy. Vol 3, Raven Press, New York p 791

16. Chapman R, Jacobson RC (1984) Assessment of analgetic states: Can evoked potentials play a role? In: Bromm B (ed) Pain measurement in man. Elsevier, Amsterdam p 233

17. Chatrian GE, Canfield RC, Knauss RT, Lettich E (1975) Cerebral responses to electrical tooth pulp stimulation in man. Neurology 25:745

18. Chudler EH, Dong WK (1983) The assessment of pain by cerebral evoked potentials. Pain 16:221

19. Clark WC (1984) Application of multidimensional scaling to problems in experimental and clinical pain. In: Bromm B (ed) Pain measurement in man. Elsevier, Amsterdam p 349

19a.Cohen MJ, Naliboff BD, Schandler SL, Heinrich RL (1983) Signal detection and threshold measures to loud tones and radiant heat in chronic low back pain patients and controls. Pain 16:245

20. Gracely RH (1984) Subjective quantification of pain perception. In: Bromm B (ed) Pain measurement in man. Elsevier, Amsterdam p 371

21. Handwerker HO (1984) (ed) Nerve fibre discharges and sensations. Human Neurobiol, Vol 3. Springer, Berlin Heidelberg New York Tokyo

22. Hillyard SA, Woods DL (1978) Electrophysiological analysis of human brain function. In: Gazzaniga MS (ed) Handbook of behavioral neurobiology. Vol 2, Plenum Press, New York p 345

23. Lowitzsch K, Maurer K, Hopf HC (1983) Evozierte Potentiale in der klinischen Diagnostik. Thieme, Stuttgart

24. Melzack R (1973) The puzzle of pain. Basic Books, New York

25. Melzack R (1983 ed) Pain measurement and assessment. Raven Press, New York

26. Procacci P, Maresca M (1984) General considerations on pain measurement in man. In: Bromm B (ed) Pain measurement in man. Elsevier, Amsterdam p 431

27. Scharein E, Häger F, Bromm B (1984) Spectral estimators for short EEG segments. In: Bromm B (ed) Pain measurement in man. Elsevier, Amsterdam p 189

28. Stevens SS, Carton AS, Schickman GM (1958) A scale of apparent intensity of electric shock. J Exp Psychol 56:328

29. Struppler A (1972) Processing in the central nervous system mediators and efferent modulation. In: Janzen R, Keidel WD, Herz A, Streichele C, Payne JP, Burt RAP (eds) Pain. Thieme, Stuttgart p 117

30. Tursky B (1974) Physiological and psychological factors that affect pain reaction to electric shock. Psychophysiology 11:95

31. Vallbo AB, Hagbarth KE, Torebjörk HE, Wallin BG (1979) Somatosensory, proprioceptive, and sympathetic activity in human peripheral nerve. Physiol Rev 59:919

32. Willer JC (1984) Nociceptive flexion reflex as a physiological correlate of pain sensation in humans. In: Bromm B (ed) Pain measurement in man. Elsevier, Amsterdam p 87

# Grundlagen der Schmerztherapie mit Analgetika und Nicht-Analgetika

I. Jurna

## ZUSAMMENFASSUNG

Schmerzen werden durch Substanzen unterdrückt, die die Funktionen des nozizeptiven Systems beeinträchtigen. Hierzu gehören an erster Stelle die Analgetika, von denen solche vom Typ des Morphins in der Regel am potentesten sind, da sie an verschiedenen Teilen des Systems angreifen und diese Wirkungen sich summieren. Dazu gehören aber auch Substanzen, die normalerweise unter anderen Indikationen eingesetzt werden, und zwar als Ataraktika, Antidepressiva, Antihypertensiva und Antiepileptika.

## DAS NOZIZEPTIVE SYSTEM, SEINE AKTIVIERUNG UND DIE FOLGEN

Schmerzen entstehen im allgemeinen durch eine Gewebsschädigung, die der adäquate Reiz für die Nozizeptoren im Gewebe ist. Eine Erregung der Nozizeptoren aktiviert über die nozizeptiven Afferenzen das nozizeptive System (Abb.1), das für sämtliche Reaktionen verantwortlich ist, die durch einen Schmerzreiz ausgelöst werden. Zu diesen Reaktionen gehören Fluchtreflexe, Änderungen vegetativer Funktionen und der Bewußtseinslage, Schmerzempfindung und Schmerzerlebnis. An diesen Reaktionen sind verschiedene Anteile des peripheren und zentralen Nervensystems beteiligt, an denen Substanzen angreifen und die Verarbeitung schmerzbedingter Informationen unterdrücken können. Es handelt sich bei diesen Substanzen um Analgetika und einige Stoffgruppen oder Stoffe, die normalerweise nicht als Analgetika sondern unter anderen Indikationen angewendet werden.

Die Gewebsschädigung führt zur Freisetzung und Bildung algogen wirkender Substanzen wie Bradykinin, 5-Hydroxytryptamin und Histamin, die die Nozizeptoren erregen. Außerdem wird Phospholipase aktiviert, was der erste Schritt zur Bildung von Prostaglandin $E_2$ und Prostaglandin $I_2$ ist. Diese Prostaglandine erregen die Nozizeptoren selbst zwar nicht, stellen jedoch deren Empfindlichkeit gegenüber den algogen wirkenden Substanzen ein. Fehlen sie im Gewebe, so sind die Nozizeptoren kaum noch oder nicht mehr erregbar [17].

Die von den Nozizeptoren ausgehende Erregung läuft in den nozizeptiven Afferenzen, d.h. markhaltigen A$\delta$- und marklosen C-Fasern, über Hinterwurzeln in das Rückenmark und über Hirnnerven in den Hirnstamm ein. Im Rückenmark enden sie größtenteils in der Substantia gelatinosa des Hinter-

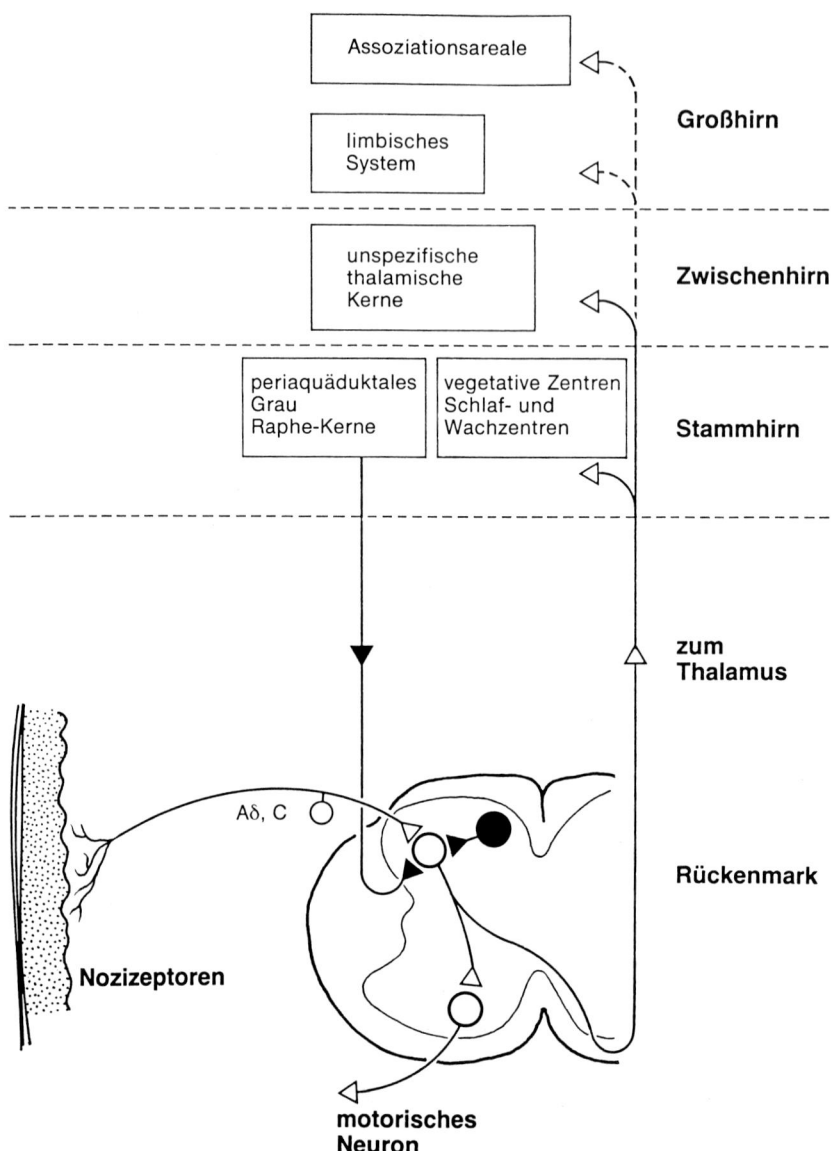

**Abb.1.** Schematische Darstellung des nozizeptiven Systems. Ein inhibitorisches Neuron, das ein Enkephalin enthält, ist schwarz markiert, ebenso die Terminale der aus dem periaqäduktalen Grau und den Raphe-Kernen absteigenden Bahn, die den inhibitorischen Transmitter 5-Hydroxytryptamin enthält. Aus Gründen der Übersichtlichkeit wurde die Bahn des gekreuzten Extensorreflexes nicht eingezeichnet und zwischen Tractus spinothalamicus und Tractus spinocervicalis nicht unterschieden (aus [25])

horns (Abb.1). Hier erfolgt die synaptische Überleitung der Erregung auf nachgeschaltete Neurone, die den motorischen und den sensiblen Teil des nozizeptiven Systems im Rückenmark bilden. Motorische Reaktionen auf Schmerzreize sind nozizeptive oder Fluchtreflexe. Auf der Seite der Schädigung werden Flexorreflexe ausgelöst, die durch Extensorreflexe auf der gegenüberliegenden Seite unterstützt werden. Brüske Fluchtreflexe treten bei akuten Schädigungen auf; Sonderformen der Fluchtreflexe sind die tonischen Muskelkontraktionen der Schonhaltungen und Muskelverspannungen bei subakuten oder chronischen Schädigungen. Als Reaktion des sensiblen Teils kommt es zu einer Erregung von Neuronen, die ihre Axone entweder im Tractus spinothalamicus oder Tractus spinocervicalis zum Gehirn senden. Über diese aufsteigenden Bahnen werden in der Formatio reticularis des Hirnstammes vegetative Funktionen und der Wachzustand verändert; außerdem wird eine Bahn aktiviert, die vom periaquädaktalen Grau und den Raphe-Kernen in das Rückenmark absteigt und hier einen hemmenden Einfluß auf die Erregungsüberleitung von den nozizeptiven Afferenzen auf die nachgeschalteten Neurone ausübt. Die Axone des Tractus spinothalamicus enden im Bereich thalamischer Kerne, wo die einlaufende Information als "schmerzhaft" bewertet wird. Von den thalamischen Kernen wird die Information einerseits zum limbischen System weitergegeben, das für das affektive und emotionale Verhalten zuständig ist: je nach Intensität und Dauer von Schmerzen bildet sich eine mehr oder weniger stark negativ getönte Stimmungslage aus. Andererseits wird sie nach Weiterleitung zu den Assoziationsarealen der Hirnrinde in ein subjektives Schmerzerlebnis umgesetzt.

Von den nozizeptiven Afferenzen werden auch vegetative Reflexbögen im Rückenmark aktiviert.


## ANALGETIKA MIT ANTIPYRETISCHER EIGENSCHAFT WIRKEN PERIPHER UND ZENTRAL

Wie oben erwähnt, bestimmen Prostaglandin $E_2$ und Prostaglandin $I_2$ die Empfindlichkeit der Nozizeptoren gegenüber den algogen wirkenden Substanzen Bradykinin, 5-Hydroxytryptamin und Histamin. Die Synthese dieser und anderer Prostaglandine wird u.a. durch Acetylsalicylsäure gehemmt [51]. Der sich daraus ergebende Mangel an Prostaglandinen hat u.a. zur Folge, daß das nozizeptive System schwächer oder gar nicht mehr aktiviert wird [21]. Aus diesem Grunde werden die in Tab.1 aufgeführten Substanzen zuweilen auch als peripher wirkend bezeichnet, aber sicherlich besitzen sie auch eine zentrale Wirkung, denn neuere Antiphlogistika wie Indometacin hemmen weitaus stärker als Acetylsalicylsäure die Prostaglandinsynthese, sind jedoch, von ihrer Wirkung bei entzündichen Prozessen und dem diese begleitenden Symptom Schmerz abgesehen, weitaus schlechtere Analgetika. Paracetamol hemmt die Prostaglandinsynthese in pheripherem Gewebe in therapeutisch verwendeten Konzentrationen nicht.

**Tabelle 1.** Analgetika mit antypyretischer Eigenschaft

```
-----------------------------------------------------------
Acetylsalisylsäure


                        wirken auch antiphlogistisch

Metamizol, Propyphenazon
.........................................................
Paracetamol
-----------------------------------------------------------
```

**Tabelle 2.** Analgetika vom Morphintyp

```
-----------------------------------------------------------
Morphin                 haben eine hohe Affinität
                        zu Opiatrezeptoren

Buprenorphin
Dextromoramid
Hydromorphon
Levomethadon
Oxycodon
Pentazocin
Pethidin
Piritramid
Tilidin
Tramadol
.........................................................
Codein                  haben eine geringe Affinität
Dextropropoxyphen       zu Opiatrezeptoren
-----------------------------------------------------------
```

## ANALGETIKA VOM TYP DES MORPHINS WIRKEN GLEICHZEITIG AUF VERSCHIEDENE ANTEILE DES NOZIZEPTIVEN SYSTEMS

Morphin und verwandte Substanzen (Tab.2) entfalten ihre Wirkung durch Bindung an Opiatrezeptoren, zu denen sie eine hohe Affinität haben, ausgenommen Codein und Dextropropoxyphen, deren Affinität zu den Opiatrezeptoren gering ist und die deshalb relativ schwache Analgetika sind. Die Opiatrezeptoren sind Bindungstellen endogener, opiatähnlich wirkender Peptide wie β-Endorphine, Enkephaline und Dynorphin [22]. Die Enkephaline (Met- und Leu-Enkephalin), Dynorphin und β-Endorphin sind in bestimmten Neuronen enthalten [13], werden aus deren Terminalen freigesetzt und wirken dann als inhibitorische Transmitter [15] (sh. auch das schwarz markierte Neuron in Abb.1). β-Endorphin wird außerdem aus der Hypophyse in die Blutbahn abgegeben und erreicht die Rezeptoren auf diesem Wege dann als Hormon. Man kann dem nozizeptiven System ein antinozizeptives System gegenüberstellen,

20

**Tabelle 3.** Inhibitorische Transmitter im nozizeptiven System

| Orte hoher Opiatrezeptordichte und hohe Konzentration endogener opiatähnlich wirkender Peptide | funktionelle Bedeutung | andere inhibitorische Transmitter |
|---|---|---|
| Substantia gelatinosa in Hirnstamm und Rückenmark | Hemmung synaptischer Erregungsüberleitung von nozizeptiven Afferenzen | Noradrenalin, 5-Hydroxytryptamin, GABA |
| periaquäduktales Grau und Raphe-Kerne | Aktivierung deszendieder Hemmung, die Erregungsüberleitung von nozizeptiven Afferenzen unterdrückt | Noradrenalin, 5-Hydroxytryptamin |
| thalamische Kerne | Hemmung der Weiterleitung nozizeptiver (schmerzhafter) Information | ? |
| limbisches System | Kontrolle emotionalen und affektiven Verhaltens (schmerzbedingte Dysphorie - Euphorie) | Dopamin, 5-Hydroxytryptamin, GABA |
| Striatum | Kontrolle der Erregungsausbreitung im nozizeptiven System | Dopamin, GABA |
| Hypothalamus | Kontrolle vegetativer Funktionen | Noradrenalin, Dopamin, 5-Hydroxytryptamin |

das aus sämtlichen Zellen besteht, die endogene, opiatähnlich wirkende Peptide synthetisieren, bei einer Aktivierung freisetzen und dadurch Erregungsabläufe im nozizeptiven System unterdrücken. Eine Aktivierung des antinozizeptiven Systems erfolgt u.a. durch transkutane elektrische Nervenstimulation [43] und Akupunktur [20].

Die Dichte der Opiatrezeptoren [1] und die Konzentration endogener, opiatähnlich wirkender Peptide [13] ist in den verschiedenen Anteilen des nozizeptiven Systems besonders hoch (Tab.3).

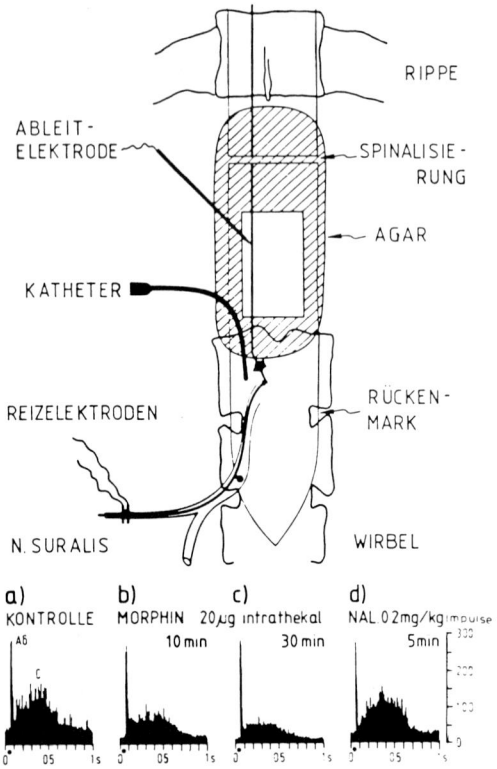

**Abb.2.** Hemmung der nozizeptiven Aktivität in einem aszendierenden Axon im Rückenmark der Ratte durch eine intrathekale Injektion von Morphin. Das Rückenmark wurde unterhalb des Thorax freigelegt und der Wirbelkanal im Bereich der Segmente intakt belassen, wo nozizeptive Afferenzen des N. suralis über die Hinterwurzeln eintreten und eine synaptische Verbindung mit den Neuronen eingehen, die ihre Axone zum Gehirn aufsteigen lassen. In den Wirbelkanal wurde zur intrathekalen Injektion ein Katheter eingeführt. Das freigelegte Rückenmark wurde mit Agar übergossen, so daß der Wirbelkanal verschlossen wurde. Durch ein in den Agar geschnittenes Fenster wurde eine Metall-Mikroelektrode zur Ableitung von einem einzelnen aszendierenden Axon in das Rückenmark eingestochen. Der N. suralis wurde elektrisch mit einzelnen Impulsen gereizt, die supramaximal für die nozizeptiven Afferenzen waren. Das Tier war dezerebriert und im unteren Thorakalbereich spinalisiert; es wurde immobilisiert und künstlich beatmet.

Die Registrierungen von a) bis d) zeigen das Aktivitätsmuster in einem aszendierenden Axon. Der Augenblick der Reizung ist durch Punkte unter den Registrierungen angegeben. Man erkennt die Spontanaktivität sowie die von den schneller leitenden Aδ- und den langsamer leitenden C-Fasern evozierten Komponenten der nozizeptiven Aktivität. Intrathekal injiziertes Morphin 20 μg dämpfte die Spontanaktivität und die durch Reizung der C-Fasern evozierte Aktivität. Naloxon hob die Dämpfung auf (aus [14] und [25])

22

**Abb.3.** Hemmung der nozizeptiven Aktivität in einem aszendierenden Axon im Rückenmark einer Ratte durch Mikroinjektion von Morphin in das periaquäduktale Grau. Das Tier war dezerebriert, immobilisiert und künstlich beatmet. Aktivität in einem aszendierenden Axon wurde wie in Abb.2 angegeben ausgelöst. Der Schnitt durch den Hirnstamm (**A**) gibt durch einen Pfeil den Ort an, wo Morphin 0,5 µg injiziert wurde. Die Registrierungen in **B** zeigen die Aktivität im aszendierenden Axon (Einzelheiten wie in Abb.2). Die Kurven in den Registrierungen sind elektronische Integrationen der Aktivität. Morphin dämpfte die aszendierende nozizeptive Aktivität, und die Dämpfung wurde durch Naloxon aufgehoben (aus [25] und [30])

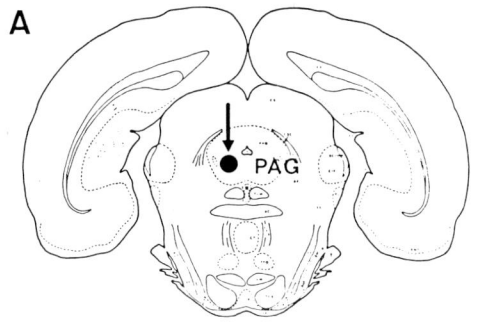

A

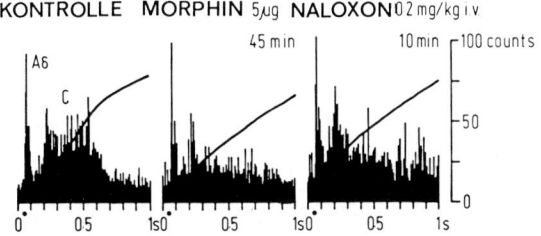

B

In der Substantia gelatinosa des Hirnstammes (sensibler Trigeminuskern) und Rückenmarkes führt eine Bindung der opiatähnlich wirkenden Peptide oder von Morphin und seinen Verwandten zu einer Hemmung der synaptischen Erregungsüberleitung aus den nozizeptiven Afferenzen [15,56]. Auf diese Weise unterdrückt Morphin Fluchtreflexe [4,18,54] und nozizeptive Aktivität in aszendierenden Axonen (Abb.2), (sh. auch [14,27,28]) auf spinaler Ebene. Hierauf beruht die Spinalanalgesie mit Morphin [3,11,50,52].

Im periaquäduktalen Grau und den Raphe-Kernen aktiviert Morphin eine deszendierende Bahn, die eine hemmende Wirkung auf die Erregungsüberleitung von den nozizeptiven Afferenzen auf die nachgeschalteten Neurone ausübt (Abb.1). Dadurch werden Fluchtreflexe [55] und nozizeptive Aktivität in aszendierenden Axonen (Abb.3) gehemmt. Die Hemmung der Erregungsüberleitung im Bereich der ersten Synapse im nozizeptiven System kommt also durch eine spinale und eine supraspinale Wirkung von Morphin zustande.

Im Bereich thalamischer Kerne hemmt Morphin die Verarbeitung und Weiterleitung nozizeptiver Informationen, was zum analgetischen Effekt beiträgt. Durch Angriff am limbischen System löst es im allgemeinen eine

Euphorie aus. Diese ist zwar auslösendes Moment für einen Abusus, jedoch ist die euphorisierende Wirkung besonders bei chronischen Schmerzen als positiv zu bewerten. Durch Wirkung auf das Striatum beeinträchtigt Morphin ebenfalls die Erregungsausbreitung im nozizeptiven System [29]. Die Substantia nigra als Teil des nigro-striatalen Rückkopplungssystems erhält nozizeptive Informationen aus der Peripherie [2,39]. Über Opiatrezeptoren im Hypothalamus greift Morphin in die Kontrolle vegetativer Funktionen ein.

Da Morphin und seine Verwandten mit hoher Affinität zu Opiatrezeptoren an verschiedenen Anteilen des nozizeptiven Systems gleichseitig wirken und sich diese Wirkungen summieren, sind sie im Regelfall die potentesten Analgetika.

## SCHMERZDÄMPFUNG DURCH SUBSTANZEN, DIE DIE WIRKUNG INHIBITORISCHER TRANSMITTER VERSTÄRKEN

Aktivität im nozizeptiven System wird nicht nur durch Neurone gehemmt, die opiatähnlich wirkende Peptide als Transmitter freisetzen. In den verschiedenen Anteilen des nozizeptiven Systems mit hoher Opiatrezeptordichte findet man verhältnismäßig hohe Konzentrationen anderer inhibitorischer Transmitter wie Gamma-Aminobuttersäure (GABA) und die Monoamine Noradrenalin, Dopamin und 5-Hydroxytryptamin (Tab.3). Substanzen, die den Hemmeffekt dieser Transmitter verstärken, können die Reaktionen des nozizeptiven Systems auf einen Schmerzreiz abschwächen oder unterdrücken. Die Synapse zwischen der nozizeptiven Afferenz und dem nachgeschalteten Neuron, das sein Axon zum Thalamus sendet, liefert hierfür ein Beispiel (Abb.4). Die synaptische Erregungsüberleitung wird nicht nur durch ein Neuron gehemmt, das ein Enkephalin enthält, sondern auch durch Neurone, die einen Hemmeffekt durch Freisetzung der Transmitter GABA, 5-Hydroxytryptamin und Noradrenalin ausüben.

Im Rückenmark ist GABA der Transmitter einer präsynaptischen Hemmung. Es bindet an GABA-Rezeptorkomplexe, die sich auf den Terminalen nozizeptiver und nicht-nozizeptiver Afferenzen befinden, also vor der Synapse zwischen den Afferenzen und den nachgeschalteten Neuronen. An die GABA-Rezeptorkomplexe binden u.a. **Benzodiazepinderivate** wie Diazepam [5,34,37] und verstärken dadurch die Hemmwirkung von GABA auf Reflexe [12,40,41,42, 46]. Durch intrathekale Injektion direkt an das Rückenmark gebrachtes Diazepam dämpft außerdem die Aktivität in aszendierenden Axonen des Rückenmarkes, die durch Reizung nicht-nozizeptiver und nozizeptiver Afferenzen ausgelöst wurde (Abb.5). Die Verstärkung der Hemmwirkung des inhibitorischen Transmitters GABA durch Benzodiazepinderivate gilt auch für das Gehirn, wo GABA nicht nur präsynaptische sondern auch postsynaptische Hemmung vermittelt. Auf diesen Wirkungsmechanismus sind u.a. die ataraktischtranquillisierende und antiepileptische Wirkung zurückzuführen. Orte im

24

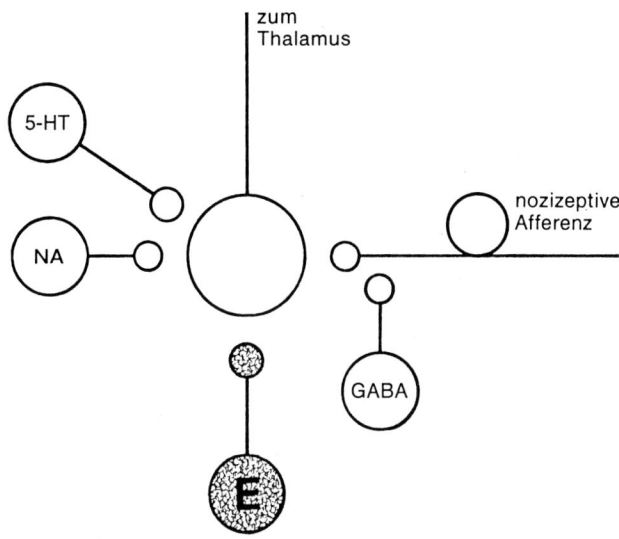

zum
Thalamus

5-HT

NA

nozizeptive
Afferenz

GABA

E

**Abb.4.** Schematische Darstellung der Synapse zwischen einer nozizeptiven
Afferenz und einem Neuron, das sein Axon im Tractus spinothalamicus zum
Gehirn sendet. Die Erregungsüberleitung an dieser Synapse wird durch Neurone gehemmt, die verschiedene inhibitorische Transmitter freisetzen. Eine
postsynaptische Hemmung wird durch Neurone erzeugt, die ein Enkephalin (E,
graues Neuron), 5-Hydroxytryptamin (5-HT) oder Noradrenalin (NA) enthalten. Das Enkephalin (Met-Enkephalin) bindet an Opiatrezeptoren in der Mem-
bran des nachgeschalteten Neurons des Tractus spinothalamicus, an denen
auch Morphin und verwandte Analgetika angreifen. 5-Hydroxytryptamin befindet sich in den Terminalen der Neurone der Bahn, die durch Morphin im
periaquäduktalen Grau und den Raphe-Kernen aktiviert wird. Noradrenalin
ist in den Neuronen einer deszendierenden oder einer propriospinalen Bahn
enthalten. Neurone, die Gamma-Aminobuttersäure (GABA) freisetzen, üben
eine präsynaptische Hemmung aus. GABA bindet an einen GABA-Rezeptorkomplex
an den Terminalen der nozizeptiven Afferenz (aus [25])

nozizeptiven System, wo außer im Rückenmark GABA vorhanden ist, sind in
Tab.3 angegeben.

Für Diazepam wurde eine schmerzdämpfende Wirkung beschrieben, die bei
akutem, experimentellem Schmerz sehr unterschiedlich sein kann [8,19] und
auf die ataraktische Eigenschaft der Substanz zurückgeführt wird: Die Er-
wartungsangst nimmt ab. Es ist jedoch damit zu rechnen, daß Diazepam schon
im Bereich der ersten Synapse des nozizeptiven Systems angreifend eine
schmerzdämpfende Wirkung entfaltet.

5-Hydroxytryptamin ist im Rückenmark in den Terminalen der Neurone der
Bahn vorhanden, die vom periaquäduktalen Grau und den Raphe-Kernen absteigt (Abb.1) und durch Morphin und seine Verwandten aktiviert wird. Wie

# A

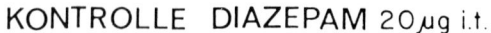

## KONTROLLE DIAZEPAM 20 μg i.t.

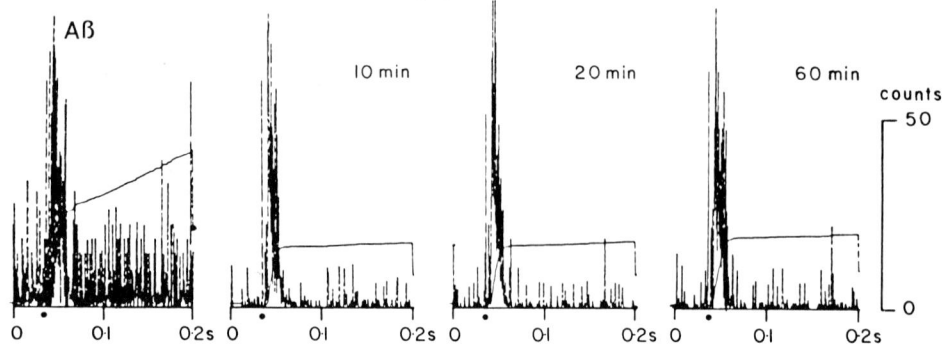

# B

## KONTROLLE DIAZEPAM 2 0 μg i.t.

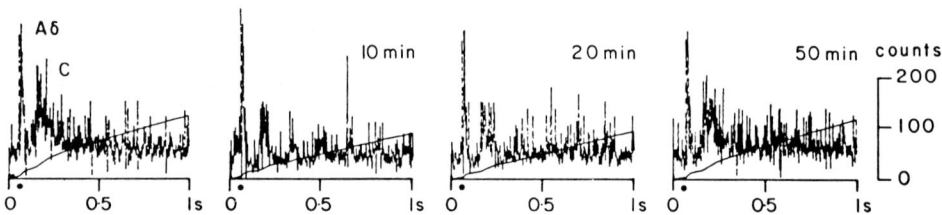

**Abb.5.** Hemmung der Aktivität in zwei verschiedenen Axonen des Rückenmarkes von Ratten durch intrathekale Injektion von Diazepam. Für die Registrierungen in **A** und **B** wurden zwei Tiere verwendet. Einzelheiten wie in Abb.2. Das Axon in **A** wurde durch Reizung afferenter Aβ-Fasern, das Axon in **B** durch Reizung nozizeptiver Afferenzen (Aδ- und C-Fasern) im N. suralis aktiviert. Die intrathekale Injektion von Diazepam 20 μg dämpfte nicht-nozizeptive und nozizeptive aszendierende Aktivität (aus [24] und [25])

Noradrenalin, das sich in den Terminalen von Neuronen befindet, die eine deszendierende oder propriospinale Bahn bilden, vermittelt es im nozizeptiven System im Rückenmark eine postsynaptische Hemmung. Trizyklische **Antidepressiva** wie Amitriptylin hemmen die Inaktivierung der monoaminergen Transmitter 5-Hydroxytryptamin, Dopamin und Noradrenalin, d.h. die Wiederaufnahme in die Terminalen der monoaminergen Neurone [36]. Die Folge davon ist, daß diese inhibitorischen Transmitter länger in höherer Konzentration als normalerweise an der Synapse vorhanden sind: Die Hemmung wird verstärkt. Dieser Mechanismus ist, wenn er im limbischen System zum Tragen

26

kommt, für die antidepressive Wirkung dieser Substanzgruppe verantwortlich. Antidepressiva mit monoaminoxidaseinhibitorischer Eigenschaft wie Iproniazid hemmen die Wiederaufnahme der monoaminergen Transmitter ebenfalls, entweder durch Rückstau infolge gehemmter enzymatischer Inaktivierung oder durch eine Hemmung der aktiven Wiederaufnahme [31]. Beseitigung der negativen Stimmungslage oder einer Depression ist bei chronischen Schmerzzuständen schon als Therapieerfolg zu verbuchen. Trizyklische Antidepressiva und Antidepressiva, die die Monoaminoxidase hemmen, besitzen jedoch eine analgetische Wirkkomponente, die von der antidepressiven unabhängig zu sein scheint [16]. Eine Verstärkung der Hemmwirkung monoaminerger Transmitter auf Rückenmarksebene und in verschiedenen Anteilen des nozizeptiven Systems (Tab.3) kann für die analgetische Wirkung der Antidepressiva verantwortlich gemacht werden, wobei das 5-Hydroxytryptamin wahrscheinlich eine besonders wichtige Rolle spielt.

**Neuroleptika** sind vom pharmakologischen Standpunkt Gegenspieler der Antidepressiva. Sie beeinträchtigen die Funktion monoaminerger Transmitter dadurch, daß sie entweder deren Rezeptoren blockieren (Chlorpromazin, Haloperidol etc.) oder eine Verarmung an Monoaminen in den Neuronen (Reserpin) hervorrufen [23]. Dies gilt auch für die Peripherie, wo diese Substanzen durch Blockierung der noradrenergen Erregungsüberleitung an Herz und Gefäßen den Blutdruck senken. In frühen Untersuchungen wurde festgestellt, daß Chlorpromazin die Wirkung der Analgetika vom Morphintyp potenziert [6,10,32]. Eine Erklärung dafür steht allerdings immer noch aus. Berichte über eine analgetische Wirkung von Neuroleptika sind widersprüchlich. Reserpin steigerte die Schmerzempfindung bei Patienten mit chronischen Schmerzzuständen, was als ein Hinweis für die Bedeutung von Monoaminen, speziell von 5-Hydroxytryptamin, für eine Schmerzunterdrückung gewertet wurde [45], während von mehreren Gruppen eine Schmerzdämpfung durch das Neuroleptikum Fluphenazin beschrieben wurde [35].

Das Antihypertensivum **Clonidin** bindet an $\alpha_2$-Adrenozeptoren und kann auf diesem Wege die Wirkung des inhibitorischen Transmitters Noradrenalin imitieren. Tatsächlich unterdrückte Clonidin Fluchtreflexe, wenn es systemisch appliziert [33,38] oder durch intrathekale Injektion an das Rückenmark gebracht wurde [53]. Nach intrathekaler Injektion dämpfte es die nozizeptive Aktivität in aszendierenden Axonen des Rückenmarks [7]. Bei Karzinomschmerz hat sich Clonidin in einem Fall nach intrathekaler Injektion als wirksam erwiesen [9], in einem anderen Fall war es nach epiduraler Anwendung analgetisch wirkungslos [47]. Hier sind weitere Untersuchungen unbedingt notwendig. Von klinischer Bedeutung könnte allerdings sein, daß Clonidin die Wirkung von Morphin an Fluchtreflexen potenziert [44], und nach intrathekaler Anwendung einer Schwellendosis von Clonidin zusammen mit einer Schwellendosis von Morphin war die Dämpfung aszendierender nozizeptiver Aktivität im Rückenmark so stark, als wäre die maximal wirksame Dosis von Morphin gegeben worden [7]. Es könnte deshalb sein, daß Clonidin eine nicht ausreichende Spinalanalgesie mit Morphin verstärkt, oder daß eine Reduzierung der Morphindosis bei Spinalanalgesie möglich wird, so daß eine Toleranzentwicklung verzögert oder unmöglich gemacht und die Gefahr einer Atemlähmung verringert wird.

## SCHMERZDÄMPFUNG DURCH ANTIEPILEPTIKA

Verlegt man das Schema der ersten Synapse im nozizeptiven System (Abb.4) in den sensiblen Trigeminuskern, so erhält man einen Wirkort der beiden Antiepileptika Phenytoin und Carbamazepin. Beide Substanzen aktivieren hemmende Einflüsse auf die synaptische Erregungsüberleitung von den nozizeptiven Afferenzen, und Phenytoin wirkt darüber hinaus "membranstabilisierend" [26]. Diese Mechanismen sind für ihre analgetische Wirkung bei der Trigeminusneuralgie verantwortlich. Es scheint jedoch so zu sein, daß der Einsatz dieser beiden Antiepileptika neben dem von Clonazepam, einem Benzodiazepinderivat (sh. oben) und Valproinsäure auch bei anderen Formen einschießender Schmerzen erfolgreich ist [48,49].

## LITERATUR

1. Atweh SF, Kuhar MJ (1983) Distribution and physiological significance of opioid receptors in the brain. Br Med J 39:47
2. Barasi S (1979) Responses of substantia nigra neurones to noxious stimulation. Brain Res 171:121
3. Behar M, Magora F, Olshwang D, Davidson JT (1979) Epidural morphine in treatment of pain. Lancet I:527
4. Blume W (1927) Über die Wirkung des Morphins auf das Rückenmark der dekapitierten Katze. Naunyn-Schmiedeberg's Arch Pharmacol 119:24
5. Braestrup C, Squires RF (1977) Specific benzodiazepine receptors in rat brain characterized by high-affinity [$^3$H] diazepam binding. Proc Natl Acad Sci USA 74:805
6. Brodie BB, Shore PA, Silver SL, Pulver R (1955) Potentiating action of chlorpromazine and reserpine. Nature 175:1133
7. Carlsson KH, Jurna I, Wilcox GL (1985) In Vorbereitung
8. Chapman CR, Feather BW (1973) Effects of diazepam on human pain tolerance and pain sensitivity. Psychosom Med 35:330
9. Coombs DW, Saunders RL, Lachance D, Savage S, Ragnarsson TS, Jensen LE (1985) Intrathecal morphine tolerance: use of intrathecal clonidine, DADLE, and intraventricular morphine. Anesthesiology 62:358
10. Courvoisier S, Fournel J, Ducrot R, Kolsky M, Koetschet P (1953) Propriétés pharmacodynamiques du chlorhydrate de chloro-3 (diméthylamino-3'propyl) phénothiazine (4.560 R.P.). Etude expérimentale d'un nouveau corps utilisé dans l'anesthésie potentialisée et dans l'hibernation artificielle. Arch Int Pharmacodyn Thér 92:305
11. Cousins MJ, Mather LE, Glynn CW, Wilson PR, Graham JR (1979) Selective spinal analgesia. Lancet I:1141

12. Crankshaw DP, Raper C (1970) Mephenesin, methocarbamol, chlordiazep-oxide and diazepam: actions on spinal reflexes and ventral root potentials. Br J Pharmacol 38:148
13. Cuello AC (1983) Central distribution of opioid peptides. Br Med Bull 39:11
14. Doi T, Jurna I (1982) Analgesic effect of intrathecal morphine demonstrated in ascending nociceptive activity in the rat spinal cord and ineffectiveness of caerulein and cholecystokinin octapeptide. Brain Res 234:399
15. Duggan AW (1983) Electrophysiology of opioid peptides and sensory systems. Br Med Bull 39:65
16. Feinmann C (1985) Pain relief by antidepressants: possible modes of action. Pain 23:1
17. Ferreira SH (1972) Prostaglandins, aspirin-like drugs and analgesia. Nature New Biol 240:200
18. Grossmann W, Jurna I, Nell T, Theres C (1973) The dependence of the anti-nociceptive effect of morphine and other analgesic agents on spinal motor activity after central monoamine depletion. Eur J Pharmacol 24:67
19. Hall GM, Whitwam JG, Morgan M (1974) Effect of diazepam on experimentally induced pain thresholds. Br J Anaesth 46:50
20. Han S, Terenius L (1982) Neurochemical basis of acupuncture analgesia. Ann Rev Pharmacol Toxicol 22:193
21. Handwerker HO (1976) Influences of algogenic substances and prostaglandins on the discharges of unmyelinated cutaneous nerve fibres identified as nociceptors. In: Bonica JJ, Albe-Fessard D (eds) Advances in pain research and therapy. Vol 1, Raven Press, New York p 41
22. Höllt V (1983) Multiple endogenous opioid peptides. Trends in Neurosciences 6:24
23. Jurna I (1980) Neurophysiological properties of neuroleptic agents in animals. Handbook of Experimental Pharmacology 55/I:111
24. Jurna I (1984) Depression of nociceptive sensory activity in the rat spinal cord due to the intrathecal administration of drugs: effect of diazepam. Neurosurgery 15:917
25. Jurna I (1985) Mechanismen der Schmerzunterdrückung durch Pharmaka. Münch Med Wochenschr 127:573
26. Jurna I (1985) Electrophysiological effects of antiepileptic drugs. Handbook of Experimental Pharmacology, Vol 74:611
27. Jurna I, Grossmann W (1976) The effect of morphine on the activity evoked in ventrolateral tract axons of the cat spinal cord. Exp Brain Res 24:473
28. Jurna I, Heinz G (1979) Differential effects of morphine and opioid analgesics on A and C fibre-evoked activity in ascending axons of the rat spinal cord. Brain Res 171:573

29. Jurna I, Heinz G (1979) Anti-nociceptive effect of morphine, opioid analgesics and haloperidol injected into the caudate nucleus of the rat. Naunyn-Schmiedeberg's Arch Pharmacol 309:145

30. Jurna I, Zetler G (1985) Effects on ascending nociceptive activity in the rat spinal cord produced by cholecystokinin octapeptide, ceruletide and morphine injected into the periaqueductal gray matter. Ann NY Acad Sci 448:609

31. Kline NS, Cooper TB (1980) Monoamine oxidase inhibitors as antidepressants. Handbook of Experimental Pharmacology 55/I:367

32. Laborit H, Huguenard P (1951) L'hibernation artificielle par moyens pharmacodynamiques et physiques. Presse Méd 59:1329

33. Lipman JJ, Spencer PSJ (1979) Further evidence for a central site of action for the antinociceptive effect of clonidine-like drugs. Neuropharmacology 18:731

34. Möhler H, Okada T (1977) Benzodiazepine receptor: demonstration in the central nervous system. Science 198:849

35. Montgomery BJ (1978) Psychotropic agents finding analgesic use. J Am Med Ass 240:1225

36. Møller Nielsen I (1980) Tricyclic antidepressants: general pharmacology. Handbook of Experimental Pharmacology 55/I:399

37. Olsen RW (1981) GABA-benzodiazepine-barbiturate receptor interactions. J Neurochem 37:1

38. Paalzow L (1974) Analgesia produced by clonidine in mice and rats. J Pharm Pharmacol 26:361

39. Pay S, Barasi S (1982) A study of the connections of nociceptive substantia nigra neurones. Pain 12:75

40. Polc P, Möhler H, Haefely W (1974) The effect of diazepam on spinal cord activities: possible sites and mechanisms of action. Naunyn-Schmiedeberg's Arch Pharmacol 284:319

41. Schlosser W (1971) Action of diazepam on the spinal cord. Arch Int Pharmacodyn Ther 194:93

42. Schmidt RF, Vogel ME, Zimmermann M (1967) Die Wirkung von Diazepam auf präsynaptische Hemmung und andere Rückenmarksreflexe. Naunyn-Schmiedeberg's Arch Pharmacol 258:69

43. Sjölund BH, Eriksson MBE (1979) The influence of naloxone on analgesia produced by peripheral conditioning stimulation. Brain Res 173:295

44. Spaulding TC, Fielding S, Venafro JJ, Lal H (1979) Antinociceptive activity of clonidine and its potentiation of morphine analgesia. Eur J Pharmacol 58:19

45. Sternbach RA, Janowsky DS, Huey LY, Segal DS (1976) Effects of altering brain serotonin activity on human chronic pain. In: Bonica JJ, Albe-Fessard D (eds) Advances in pain research and therapy. Raven Press, New York Vol 1 p 601

46. Stratten WP, Barnes CD (1971) Diazepam and presynaptic inhibition. Neuropharmacology 10:685

47. Strube PJ, Lavies NG, Rubin J (1984) Epidural clonidine. Anaesthesia 39:834
48. Swerdlow M (1984) Anticonvulsant drugs and chronic pain. Clin Neuropharmacology 7:51
49. Swerdlow M, Cundill JG (1981) Anticonvulsant drugs used in the treatment of lancinating pain. Anaesthesia 36:1129
50. Torda TA (1979) Epidural analgesia with morphine. A preliminary communication. Anaesth Intens Care 7:367
51. Vane JR (1971) Inhibition of prostaglandin synthesis as a mechanism of action for aspirin-like drugs. Nature New Biol 231:232
52. Wang JK, Nauss EA, Thomas JE (1979) Pain relief by intrathecally applied morphine in man. Anesthesiology 50:149
53. Yaksh TL, Reddy SVR (1981) Studies on the analgetic effects of intrathecal opiates, α-adrenergic agonists and baclofen: their pharmacology in the primate. Anesthesiology 54:451
54. Yaksh TL, Rudy TA (1976) Analgesia mediated by a direct spinal action of narcotics. Science 192:1357
55. Yaksh TL, Yeung JC, Rudy TA (1976) Systematic examination in the rat of brain sites sensitive to the direct application of morphine: Observation of differential effects within the periaqueductal gray. Brain Res 114:83
56. Zieglgänsberger W (1984) Opioid actions on mammalian spinal neurons. Int Rev Neurobiol 25:243

# Beeinflussung endokrinologischer Parameter durch Narko-Analgetika

A. Doenicke, H. Suttmann, O. A. Müller, R. Dorow, Th. Duka, M. Hoehe

**ZUSAMMENFASSUNG**

In prospektiv randomisierten Studien wurden die Wirkungen einzelner zentral wirksamer Analgetika auf endokrine Hormone erfaßt.

Prolaktin war immer, HGH nur bei Respondern (zu 2/3 der Untersuchten) erhöht.

Die nach Fentanyl 0,2 mg/70 kg KG erfaßten klinischen Symptome - in erster Linie kutane Reaktionen - konnten durch eine Prämedikation mit $H_1$- und $H_2$-Rezeptor-Antagonisten nicht verhindert werden.

Es kam nach Opioiden zu einem bis zu 6 Stunden anhaltenden Cortisolabfall, der teilweise unter jenem nach Etomidat lag. Die ACTH-Sekretion war nicht gesteigert. Nach Streß oder Schmerzreizen stiegen ACTH und kurze Zeit später Cortisol deutlich an, so daß nach zentralwirksamen Analgetika nicht von einer irreversiblen Hemmung gesprochen werden kann.

"Schmerzen erhöhen ACTH und Cortisol"

"Opioide senken ACTH und Cortisol"

Gezielte Untersuchungen über Cortisolkonzentrationen und Höhe einer ACTH-Sekretion nach einzelnen Narko-Analgetika wurden bisher nicht veröffentlicht.

Sowohl in dem 1983 erschienen Buch von Oyama "Endocrinology and the Anaesthesist" [20] als auch in den Veröffentlichungen Anesthesiology 1984 [12,24] und dem hierzu verfaßten Editorial von Longnecker "Stressfree to be or not to be?" [16] sind keine bzw. unklare Angaben über Veränderungen des Cortisols und des ACTH-Spiegels unter Analgetika enthalten.

Alle Untersucher haben sich seit jener aufsehenerregenden Publikation 1983 im Lancet von Ledingham und Watt [15] auf die inzwischen allgemein anerkannte, einige Stunden anhaltende, passagere Cortisolsynthese-Hemmung durch Etomidat gestürzt [1,4,12,24]. Die beim Patienten erhobenen Befunde wurden zwangsläufig auch in Kombination mit Analgetika gewonnen, eine getrennte Beurteilung der Effekte durch die zur Allgemeinanaesthesie benötigten Pharmaka blieb aus. So entwickelte sich weltweit eine Cortisol-story [6], die einigen Kollegen gute, anderen aber auch vom Ansatz her fehlerhafte Publikationen bescherte.

32

Schon in der Antwort zum Ledingham-Watt-Artikel wurde 1983 erwähnt [5], daß bei der Kombination von Etomidat mit Morphin i.v. bei den Patienten auf der Intensivstation die Möglichkeit einer Histaminfreisetzung unter dieser hohen Morphingabe (bis zu 120 mg/die) besteht [18,21,22]. Hieraus könnten Kreislaufreaktionen als Komplikationen resultieren, die wiederum zum Schock und zu späteren Lungenkomplikationen führen können.

Aus den Ergebnissen von 1.197 Patienten die Oyama [20] in einer Übersichtstabelle in dem erwähnten Buch veröffentlichte, ist zu entnehmen, daß Morphin den Cortisolspiegel nicht verändert. Auch soll das Wachstumshormon während der Operation ansteigen, unabhängig ob die Anaesthesie mit einer Halothan-Lachgas oder einer Neuroleptanalgesie durchgeführt wurde. Ebenso wurde das Prolaktin als Streßparameter angegeben.

Nicht nur die Ledingham- und Watt-Publikation, sondern auch das Buch von Oyama und weitere inzwischen erschienene Arbeiten, die sich mit den Cortisolveränderungen unter der Anaesthesie auseinandersetzten [1,4,12,16, 24], waren Anlaß genug, kontrollierte, prospektive, randomisierte Studien mit Narko-Analgetika an Probanden zu planen und durchzuführen.

## 1. Studie: Fentanyl - Alfentanil

Bei den ersten Studien mit Fentanyl und Alfentanil stand die Frage einer Histaminfreisetzung im Vordergrund [8], und endokrinologische Parameter wie HGH und Prolaktin liefen parallel mit. Obwohl letztere Untersuchungen nur bei einigen Probanden durchgeführt wurden, zeigten die Ergebnisse jedoch, daß sowohl nach Alfentanil als auch nach Fentanyl teilweise ein 10-facher Anstieg des Prolaktins in der 30. min nachweisbar war. Während die Prolaktinsekretion bei allen untersuchten Probanden zunahm, war HGH bei 2 von 10 Probanden nicht angestiegen.

Dieses Ergebnis veranlaßte uns, gezielt weitere Untersuchungen an Probanden mit vier verschiedenen Fentanyl-Dosierungen vorzunehmen, und sie einer mit Plazebo-behandelten Gruppe gegenüberzustellen [8,13].

Es zeigt sich (Abb.1) eine signifikante, dosisabhängige Prolaktinsekretionszunahme, die ihr Maximum in der 30. min nach der intravenösen Applikation hatte. Zu diesem Zeitpunkt kam es nach 0,25 mg/70 kg KG Fentanyl im Mittel zu einer 7-fachen Erhöhung vom Ausgangswert. Nach 120 min waren die Ausgangswerte mit Ausnahme der 0,1 mg/70 kg KG Dosierung noch nicht wieder erreicht.

Auch das Wachstumshormon verhielt sich ähnlich (Abb.2), es gab jedoch sogenannte Non-responder, d.h. Probanden, bei denen zu keinem Zeitpunkt eine HGH-Ausschüttung auftrat.

Da es nach Fentanyl oder Alfentanil bei einer großen Anzahl von Probanden zu kutanen Reaktionen, aber auch zu subjektiven Mißempfindungen (Juckreiz) [7,8] kam (Abb.3), wurde eine weitere Studie mit $H_1$- und $H_2$-Rezeptorantagonisten als Prämedikation angeschlossen.

33

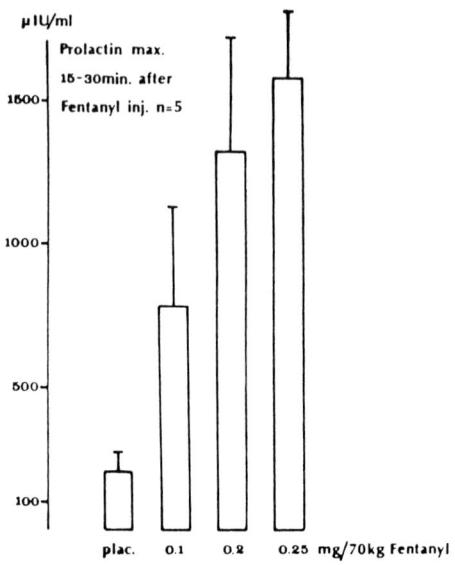

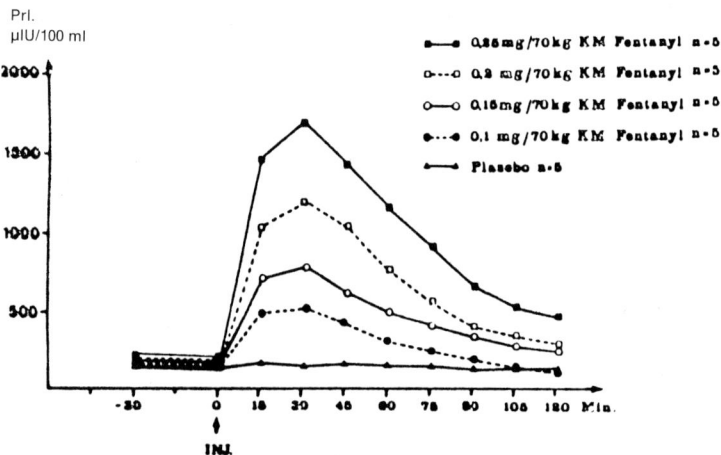

**Abb.1.** Prolaktinanstieg bei gesunden männlichen Probanden nach Fentanyl mit deutlicher Dosiswirkungsbeziehung. n=5/Gruppe

## 2. Studie: Prämedikation mit $H_1$- und $H_2$-Rezeptorantagonisten

48 Probanden wurden nach Randomisierung in 4 Gruppen zu je 12 Probanden eingeteilt und erhielten 15 min vor Fentanyl 0,2 mg/70 kg KG, entweder ein Plazebo oder Fenistil 0,1 mg/kg KG oder Cimetidin 5 mg/kg KG bzw. die Kombination von Cimetidin und Fenistil. Die kutanen Symptome aber auch die subjektiven Empfindungen waren in keiner der vier Gruppen voneinander ver-

34

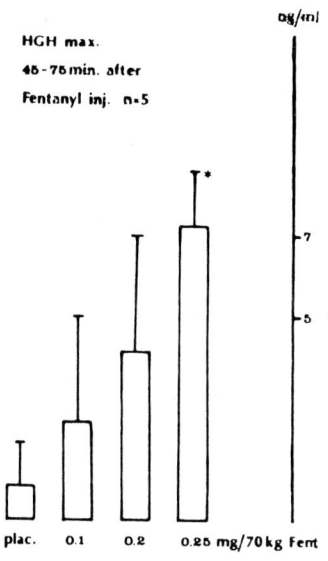

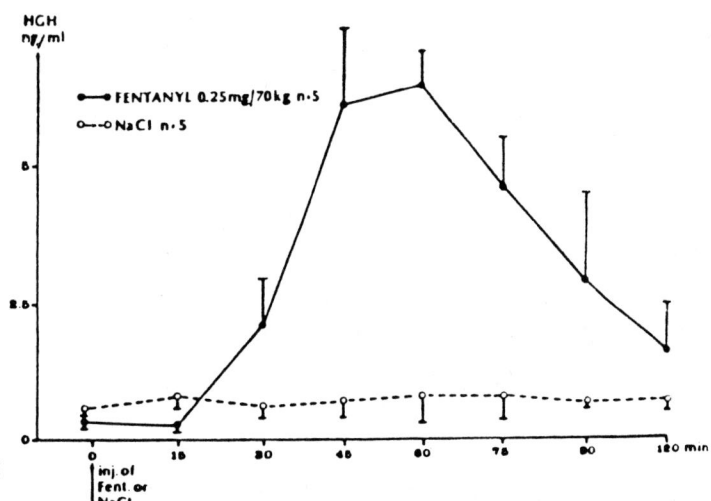

**Abb.2.** HGH-Anstieg
(sh. Abb.1)

schieden, d.h. die Prämedikation mit Antihistaminika konnte die als Hist-
amin-bedingten und allgemein bekannten Hauterscheinungen nicht verhindern
[10]. Hierfür müssen andere Mechanismen verantwortlich gemacht werden -
vielleicht die in der Haut lokalisierten Opiatrezeptoren, die die Substanz
P oder Neurotensin mediieren.

Cortisol wurde bis zur 120. min gemessen (Abb.4) und zeigte in allen 4
Gruppen keinen Unterschied im Verlauf. Die Cortisolabnahme bis zum Unter-

35

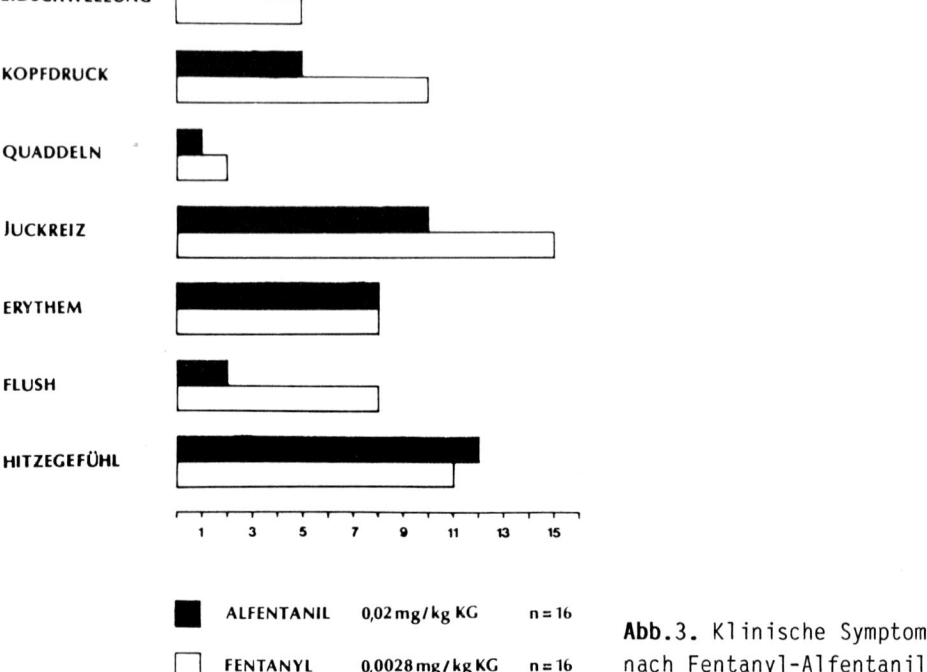

LIDSCHWELLUNG

KOPFDRUCK

QUADDELN

JUCKREIZ

ERYTHEM

FLUSH

HITZEGEFÜHL

1  3  5  7  9  11  13  15

■ ALFENTANIL 0,02 mg/kg KG n = 16
□ FENTANYL 0,0028 mg/kg KG n = 16

**Abb.3.** Klinische Symptome nach Fentanyl-Alfentanil

suchungsende entsprach etwa dem Ergebnis nach Etomidat. In der Plazebo-gruppe kam es bei 2 Probanden 20 min nach Fentanyl zu einem kräftigen Cor-tisolanstieg, ebenso bei einem Probanden, der Cimetidin vor Fentanyl er-halten hatte.

Daß Cimetidin per se den Prolaktinspiegel erhöht, ist bekannt und konn-te in dieser Studie wiederum gezeigt werden, denn 30 min nach Cimetidin kam es zu einem deutlichen Anstieg des Prolaktins.

Das anschließend gegebene Fentanyl (0,2 mg/kg KG) erhöhte den Prolak-tinplasmaspiegel noch wesentlich stärker, mit einem Maximum zwischen der 30. und 45. min nach der Fentanylinjektion,bis auf 40 ng/ml (Abb.5). Weder der $H_1$-, noch der $H_2$-Rezeptorantagonist veränderten die Prolaktinplasma-konzentrationen nach Fentanyl. Auch das HGH stieg unabhängig von der Prä-medikation mit $H_1$- oder $H_2$-Rezeptorantagonisten deutlich an, das Maximum lag zwischen der 60. und 90. min. Werden die Antihistaminika zusammen ge-geben, so liegen die HGH-Plasmakonzentrationen signifikant tiefer als nach Fentanyl allein.

Bevor die Ergebnisse endokrinologischer Parameter nach Morphin und Nal-buphin vorgestellt werden, sollten die Prolaktin- und HGH-Befunde nach Fentanyl und nach $H_1$- und $H_2$-Rezeptorantagonisten diskutiert werden.

Prolaktin ist ein Peptidhormon, das im Hypophysen-Vorderlappen gebildet und freigesetzt wird. Seine Regulation unterliegt im wesentlichen der to-nischen Inhibition durch Dopamin. Im Gegensatz zu den anderen Hypophysen-

36

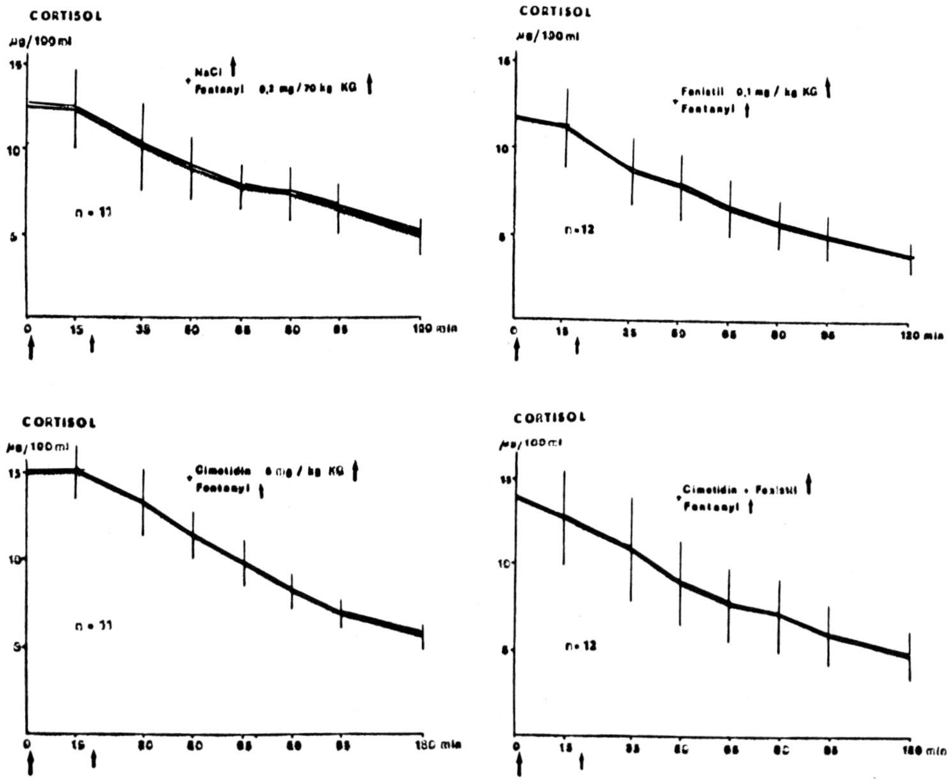

**CORTISOL**

μg/100ml

NaCl ↑
+Fentanyl 0,2 mg/70 kg KG ↑

n = 11

0   15   35   50   65   80   95   120 min

**CORTISOL**

μg/100ml

Fenistil 0,1 mg/kg KG ↑
+Fentanyl ↑

n = 12

0   15   35   50   65   80   95   120 min

**CORTISOL**

μg/100ml

Cimetidin 6 mg/kg KG ↑
+Fentanyl ↑

n = 11

0   15   50   60   65   80   95   180 min

**CORTISOL**

μg/100ml

Cimetidin + Fenistil ↑
+Fentanyl ↑

n = 12

0   15   35   50   65   80   95   180 min

**Abb.4.** Cortisolkonzentration im Serum nach Fentanyl 0,2 mg/70 kg KG. Zum Zeitpunkt 0: Prämedikation bzw. Plazebo (NaCl) i.v., zum Zeitpunkt 20 min Fentanyl i.v.

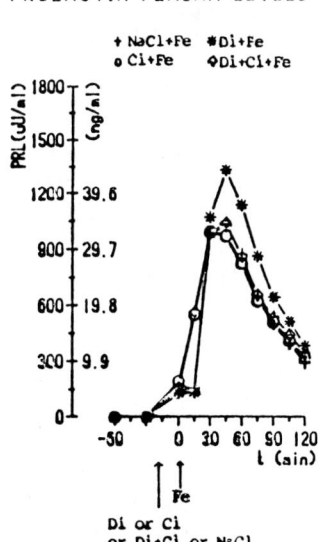

PROLACTIN PLASMA LEVELS

+ NaCl+Fe   ＊Di+Fe
o Ci+Fe     ◊Di+Ci+Fe

PRL (uU/ml)   (ng/ml)

1800
1500
1200 — 39.6
900 — 29.7
600 — 19.8
300 — 9.9
0

-50   0   30  60   90 120
t (min)

Fe

Di or Ci
or Di+Ci or NaCl

**Abb.5.** Vorbehandlung mit $H_1$- oder $H_2$-Rezeptor-Antagonisten bzw. deren Kombination verändert nicht die Freisetzung von Prolaktin nach Fentanyl

37

Vorderlappen-Hormonen, wie ACTH, kann dem Prolaktin kein peripheres Hormon direkt zugeordnet werden, das etwa auch eine Rückkopplungshemmung hervorrufen könnte. Alle dopaminergen Medikamente wirken Prolaktin-senkend, während Dopamin-Antagonisten die Prolaktinsekretion verstärken [14]. Typische Dopamin-Antagonisten sind Neuroleptika, wie das Dehydrobenzperidol. Bis auf die von uns vorgestellten Untersuchungen fehlten kontrollierte Studien, die die Wirkung von Operationsstreß, Anaesthesie und Medikament auf die Prolaktinsekretion differenzieren. Obwohl Prolaktin als ein Streßhormon angesehen wird, ist der Einfluß von Stressoren auf die Prolaktinfreisetzung überschätzt worden. Im Vergleich zu Prolaktinanstiegen der Dopamin-antagonistisch wirkenden Medikamente wie z.B. Fentanyl [23] werden selbst durch starken Streß die Prolaktinspiegel nur mäßig angehoben [19]. In klinischen Untersuchungen unter verschiedensten Anaesthesieverfahren ist von uns bei der Neuroleptanalgesie ein deutlicher Medikamenteneffekt auf die Prolaktinsekretion beobachtet worden [9]. Hier kommt es durch die Dopamin-antagonistische Wirkung von Dehydrobenzperidol und Fentanyl zur Abschwächung der tonischen Inhibition des Dopamins auf die Prolaktin-bildende Zelle und damit zum Anstieg der Prolaktinsekretion.

Zusammengefaßt entsprechen die vorliegenden Ergebnisse den Befunden anderer Autoren [2,3,17], die 15-30 min nach Induktion der Anaesthesien bei Männern und Frauen Prolaktinerhöhungen zwischen 20 und 50 ng/ml gefunden haben. Ein Vergleich der verschiedenen Anaesthesieformen von Probanden- und Patientenkollektiven zeigt, daß die Anaesthesie, der Operationsstreß und die verabreichten Medikamente (jeder Faktor für sich) einen entscheidenden Einfluß auf die Erhöhung der Prolaktinsekretion ausüben kann.

Wie schon bekannt, konnten auch wir zeigen, daß durch Cimetidin der Prolaktinplasmaspiegel angehoben wird, doch hat dieses Medikament keinen Einfluß auf die durch Fentanyl verursachte Prolaktinsekretion. Der Prolaktinanstieg nach Cimetidin war wesentlich schwächer als nach Fentanyl.

Es gibt einige Hinweise, daß das serotoninerge System sowohl in die durch Cimetidin als auch in die durch Opiate induzierte Prolaktin-Freisetzung eingeschlossen ist. Interessant ist, daß die durch Fentanyl induzierte HGH-Freisetzung geblockt wurde, wenn Cimetidin und Fenistil zusammen vor Fentanyl gegeben wurde. Dieses Ergebnis weist auf eine Teilnahme des histaminergen Systems an den HGH-Freisetzungseffekt hin [10].


## 3. Studie: Morphin i.v., Nalbuphin i.v., Morphin oral

Nachdem uns der Einfluß durch den μ-Agonisten Fentanyl auf die Cortisolsekretion bis zur 120. min bekannt war, sollte mit einer weiteren Studie untersucht werden, ob der Partialantagonist Nalbuphin die gleichen humoralen Veränderungen hervorruft.

Bei 48 Probanden, davon 16 mit 10 mg Morphin i.v., 16 mit 20 mg Nalbuphin i.v. und 16 mit 30 mg Morphin oral, wurden folgende Parameter untersucht: Histamin, Wachstumshormon, Prolaktin, Cortisol, ACTH, Noradrenalin

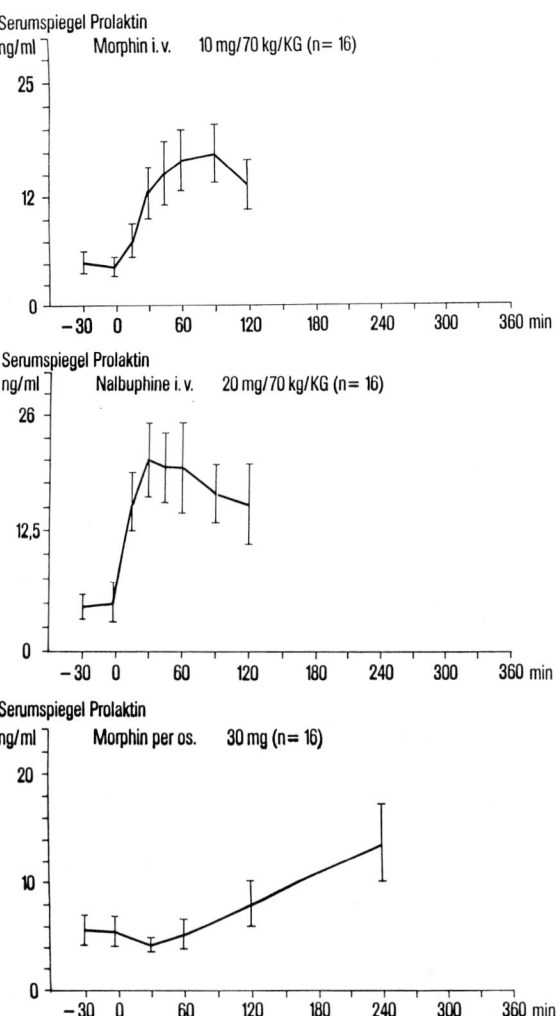

**Abb.6.** Deutliche Prolaktin-
freisetzung nach Morphin,
Nalbuphin, eine verzögerte
Freisetzung nach Morphin
oral

und Adrenalin. Auf die Ergebnisse von Histamin, Noradrenalin und Adrenalin
wird an anderer Stelle eingegangen.

Die Bestimmung von ACTH und Cortisol erfolgte aus 11 Blutproben, die in
einem Zeitraum von 7 Stunden unter Ruhebedingungen abgenommen wurden. Die
kontrollierte, randomisierte Untersuchung begann immer um 8 Uhr, die Injektion wurde um 9 Uhr vorgenommen. Zunächst die Ergebnisse von Prolaktin
und Wachstumshormon:

Prolaktin steigt nach Morphin i.v. und nach Nalbuphin, wie auch vorher
mit Fentanyl gezeigt wurde, sofort signifikant an (Abb.6). Entsprechend
der Kinetik - der maximale Morphinspiegel wird nach oraler Applikation
erst in der 60. min erreicht - kommt es verzögert zu einem signifikanten
Prolaktinanstieg auch nach Morphin oral.

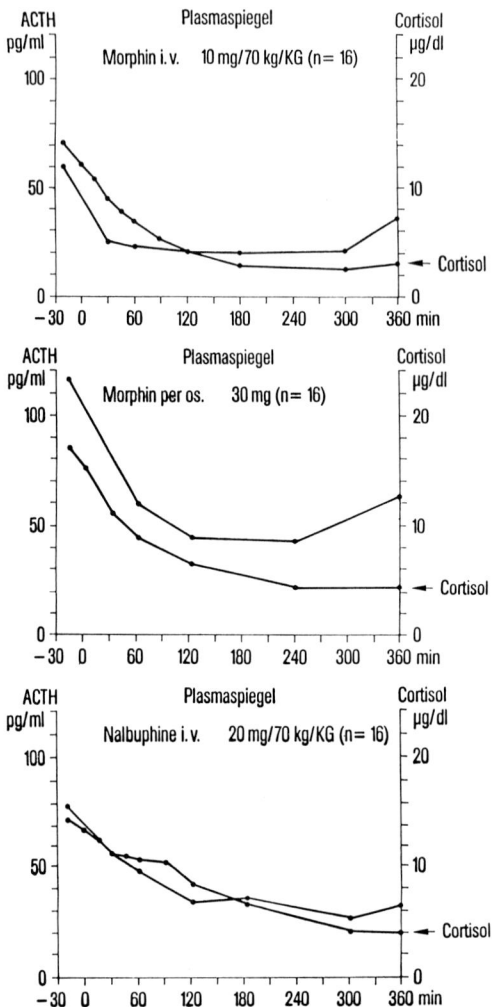

**Abb.7.** ACTH und Cortisol
nach Morphin i.v., Morphin
oral und Nalbuphin

Das Wachstumshormon verhält sich ganz anders. Hier sind Responder von
Non-responder zu unterscheiden.

8 Probanden reagierten nach Morphin i.v. mit einem Wachstumshormonan-
stieg, ebenfalls nach Nalbuphin und verzögert oder geringer nach Morphin
oral.

Die Ausgangswerte für ACTH und Cortisol zeigten im statistischen Vergleich keine signifikanten Unterschiede.

Nach Morphin kam es zum raschen Abfall von ACTH. Die Cortisolkonzentrationen nahmen bis zur 3. Stunde kontinuierlich ab (Tiefstwert=2,3 µg/dl).
In der 6. Stunde nach Morphin oral war ein geringfügiger Anstieg zu verzeichnen (Abb.7).

Nach Nalbuphin erfolgte eine signifikant langsamere Abnahme von ACTH
und Cortisol als nach Morphin. In der 6. Stunde wurden ähnlich tiefe Werte

40

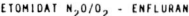

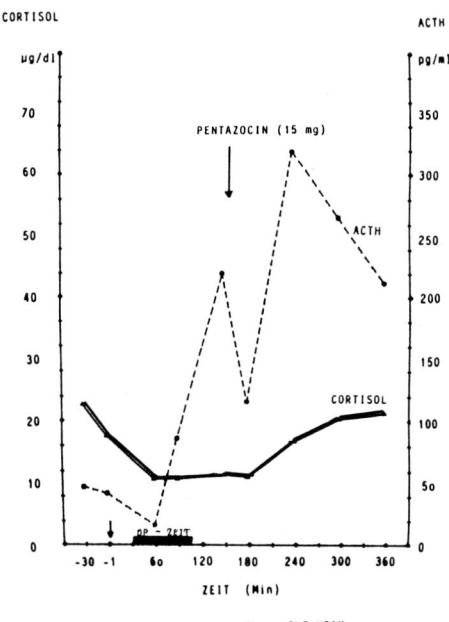

**Abb.8.** Postoperative Schmerztherapie mit Opioiden. Die Anaesthesie wurde mit Etomidat eingeleitet und mit $N_2O/O_2$ und Halothan aufrecht erhalten. Es wurden keine Opioide während der Narkose gegeben

erreicht (3,9 µg/dl). Bei einzelnen Probanden führte vegetativer Streß, wie z.B. starke Übelkeit zu einem vorzeitigen Anstieg von ACTH und Cortisol.

41

## 4. Studie: Analgetika in der postoperativen Phase

Da aus der Studie 3 die zentrale Wirkung der Opioide bekannt war, wurde in einer weiteren Untersuchung an einem Patientengut (n=24) eine Prämedikation mit Opioiden sowie eine Fentanylgabe intraoperativ streng untersagt. Die Einleitung zur Allgemeinanaesthesie (Halothan/Lachgas/Sauerstoff) erfolgte entweder mit Etomidat (n=12) oder mit Propofol (n=12), einem neuen barbituratfreien Hypnotikum (Diisopropylphenol). Bei starken Schmerzen in der postoperativen Phase erhielten die Patienten Analgetika.

Aus den Ergebnissen ist festzuhalten, daß es intraoperativ nach Propofol zu keinem Cortisolabfall kam, eher zu einem Anstieg. In der Etomidat-Gruppe kam es zu der bekannten Cortisolabnahme trotz hohem ACTH. Das ACTH verhielt sich in der Propofolgruppe im Bereich der Norm, d.h. ein Anstieg über 50 pg/ml erfolgte nicht.

Von den 24 Patienten mußten aus jeder Gruppe wegen starker Schmerzen jeweils 5 Patienten postoperativ mit Analgetika therapiert werden. Sofort nach Gabe des Analgetikums kam es zu einem deutlichen ACTH- und Cortisolabfall (Abb.8).

## DISKUSSION

Die hohen ACTH-Anstiege während und nach der Narkose, die mit Etomidat eingeleitet wurde, könnten
1. durch pharmakologische Effekte (z.B. Folge der Enzymhemmung in der Nebennierenrinde),
2. durch Einwirkung von Stressoren (z.B. Schmerzreize in der intra- und postoperativen Phase) verursacht sein.

Die tiefsten Cortisolwerte nach Etomidat liegen bei Probanden bei 5 µg/ml (keine Schmerzreize!!!) [11], beim Patienten um 10 µg/ml.

Nach Einleitung mit Propofol kam es zu keinen Cortisolveränderungen, das ACTH blieb unter 50 pg/ml.

Schmerzen in der postoperativen Phase, sowohl nach Einleitung mit Etomidat als auch nach Propofol, gehen mit einem erhöhten ACTH einher. Dabei zeigt sich nach Propofol ein intakter Regelkreis der Hypophysen-Nebennierenrinden-Achse, nach Etomidat die bekannte Störung des Regelkreises durch die Cortisolsynthesehemmung in der Nebennierenrinde. Die Verabreichung von Opioiden postoperativ führt zu einer Senkung des ACTH und Cortisol. Dabei interferieren Pharmakoneffekte und situationsbedingte Stressoren auf vielfältige Weise, was zu sehr verschiedenen Kurvenverläufen für ACTH und Cortisol führt.

Diese Wirkungen auf ACTH und Cortisol müssen bei Planung, Durchführung und Interpretation von Studien beachtet werden.

Der Abfall von Cortisol nach starken Analgetika scheint eine zentrale, über ACTH-vermittelte Reaktion zu sein. In Ruhe resultieren sehr tiefe

Cortisolkonzentrationen. Bei vegetativem Streß steigen ACTH und Cortisol rasch wieder an. Diese Wirkung zeigt sich sowohl beim reinen µ-Agonisten Morphin, als auch beim Partialantagonisten Nalbuphin. Die höhere Rate an stimulierenden Nebenwirkungen ist wahrscheinlich für den langsameren Abfall von Cortisol in der Nalbuphingruppe verantwortlich.

Gibt man Etomidat und Morphin über längere Zeit gleichzeitig und in hoher Dosierung wie es Ledingham und Watt bei ihren Intensivpatienten getan haben [15], so ist der Regelkreis unter Etomidat in der Peripherie unterbrochen und Morphin verhindert zentral eine notwendige höhere Sekretion des ACTH.

Selbst nach Nachlassen der Etomidat-Wirkung auf die Cortisolsynthese fehlt der stimulierende Effekt des ACTH, es sei denn, daß vegetative Reize wie Schmerz, Übelkeit etc. die zentrale Wirkung des Morphins durchbrechen.

Obwohl unter langdauernder Opioidmedikation beim Krebspatienten noch keine Cortisol- und ACTH-Ergebnisse vorliegen, muß man jedoch nach den eigenen Untersuchungen annehmen, daß jederzeit unter Streß ein ACTH-Anstieg möglich ist und dieser die Cortisolsekretion stimuliert.

Mit unseren Untersuchungen konnten wir erstmals zeigen, daß ein Cortisolabfall auf zwei verschiedene Mechanismen erfolgen kann. Zum einen ist dieser mit Etomidat über die Synthesehemmung in der Nebennierenrinde mittels Blockade der 11-β-Hydroxylase nachgewiesen worden, zum anderen mit Opioiden, die eine zentrale Hemmung der ACTH-Freisetzung bewirken.


# LITERATUR

1. Allolio B, Stuttmann R, Leonhard U, Fischer H, Winkelmann W (1984) Adrenocortical suppression by single induction dose etomidate. Klin Wochenschr 62:1014
2. Bellman O (1977) Prolaktin in der Schwangerschaft und im Wochenbett - zu Sekretion, Regulation und Funktion. Gynäkologie 10:66
3. Bellmann O, Stoeckel H (1980) The influence of anaesthesia on prolactin secretion in man. In: Stoeckel H, Oyama T (eds) Endocrinology in anaesthesia and surgery. Anaesth Intensivmed 132:101
4. Börner U, Hempelmann G, Gips H (1985) Der Einfluß von Etomidat und Thiopental auf ACTH- und Cortisol-Spiegel im Serum.Anaesthesist 34:267
5. Doenicke A (1983) Etomidate. Lancet 1:168
6. Doenicke A (1984) Editorial.Verunsichert eine Cortisolstory die Anaesthesisten? Anaesthesist 33:391
7. Doenicke A, Ennis M, Lorenz W (1985) Histamine release in anaesthesia and surgery: a systemic approach to risk in the perioperative period. In: Sage DJ (ed) Anaphylactoid reactions in anesthesia. Int Anesthesiology Clinics 23:41
8. Doenicke A, Lorenz W, Suttmann H, Duka Th, Bretz Ch, Schmal A (1985) Alfentanil/Fentanyl-Histaminfreisetzung und Katecholamine.In: Doenicke

A, Lorenz W (Hrsg) Histamin und Histamin-Rezeptor-Antagonisten. Springer, Berlin Heidelberg New York Tokyo (Sertürner Workshop, Bd 5)

9. Dorow R, Doenicke A, Suttmann H, Gräf KJ, Grote B, Bretz Ch, Sarafoff M, Ott H (1983) Einfluß verschiedener Narkosemethoden auf hormonelle Parameter und auf das sympathonervale System. In: Doenicke A, Koenig U (Hrsg) Immunulogie und Intensivmedizin. Springer, Berlin Heidelberg New York (Sertürner Workshop Bd 3)

10. Duka Th, Höhe M, Doenicke A, Stephan U, Matussek N (1985) Is a histaminergic mechanism involved in opiate stimulated growth hormone release. Proc Br Pharmacol Soc 121

11. Engelhardt D, Doenicke A, Suttmann H, Küpper FJ, Braun S, Müller OA (1984) Der Einfluß von Etomidat und Thiopental auf ACTH- und Cortisolspiegel im Serum. Anaesthesist 33:583

12. Fragen FJ, Shanks CA, Molteni A, Avram MJ (1984) Effects of etomidate on hormonal responses to surgical stress. Anesthesiology 61:652

13. Hoehe M, Duka Th, Doenicke A, Matussek N (1985) Dose-dependent influence of fentanyl on prolactin, growth hormone and mood. Neuro Peptide 5:261

14. Horowski R (1979) Zur pathophysiologischen Bedeutung von Prolaktin. Medizin in unserer Zeit 3:100

15. Ledingham J McA, Watt J (1983) Influence of sedation on mortality in critically ill multiple trauma patients. Lancet i:1270

16. Longnecker DE (1984) Stress free: to be or not to be? Anesthesiology 61:643

17. Morgan L, Barett A, Beswick F, Hollway T, Raggalt PR (1976) Prolactin concentration during anaesthesia. Br Med J 2:980

18. Moss J, Rosow E (1983) Histamine release by narcotics and muscle relaxants in humans. Anesthesiology 59:330

19. Noel GL, Juch HK, Stone G, Frantz AG (1972) Human prolactin and growth hormone release during surgery and other conditions of stress. J Clin Endocrinol Metab 35:840

20. Oyama T (1983) Endocrine response to general anesthesia and surgery. In Oyama (ed) Endocrinology and the anaesthesist. Elsevier, Amsterdam p 1

21. Philbin DM, Moss J, Rosow E, Akins CW, Rosenberger JL (1982) Histamine release with intravenous narcotics: protective effects of $H_1$- and $H_2$-receptor antagonists. Klin Wochenschr 60:1056

22. Rosow CE, Moss J, Philbin DM, Savarese JJ (1982) Histamine release during morphine and fentanyl anesthesia. Anesthesiology 56:93

23. Tolis G, Hickey J, Gujka H (1975) Effects of morphine on serum growth hormone, cortisol, prolactin, and thyroid stimulating hormone in man. J Clin Endocrinol Metab 41:797

24. Wagner RL, White PF (1984) Etomidate inhibits adreno-cortical function in surgical patients. Anesthesiology 61:647

# Morphinkonzentrationen in der Zisterna magna unter oraler Gabe des Morphin-Retardpräparates MST

J. Chrubasik, K. Bonath, H. Roth, H. Wüst, J. Bammert

## ZUSAMMENFASSUNG

10 wache Hunde erhielten randomisiert entweder 30 mg (n=8), 60 mg (n=6) oder 90 mg (n=7) MST per os oder 20 mg Morphin-HCl i.m. (n=7). 6 weiteren Hunden wurde 30 mg MST im Abstand von 6 h appliziert. Zu verschiedenen Zeitpunkten wurde Liquor aus der Zisterna magna entnommen zur radioimmunologischen Bestimmung der freien Morphin-Immunität. Die Liquormorphinkonzentration erreichte nach Applikation des Morphin-Retardpräparates MST dosisabhängig Plateaukonzentationen um 7 ng/ml (30 mg MST), 14 ng/ml (60 mg MST) und 40 ng/ml (90 mg MST), nach der 1. bzw. 2. Applikation von 30 mg MST Plateaukonzentrationen um 7 ng/ml bzw.14 ng/ml.Im Gegensatz dazu stieg die Liquormorphinkonzentration nach i.m.-Gabe von 20 mg Morphin-HCl rasch auf 102 ± 12 ng/ml an und fiel im weiteren Verlauf multiexponentiell ab.

Die Berechnung der Liquormorphinkonzentration nach multipler Dosierung ergab, daß unter MST-Applikation auch bei kleinen Dosierungsintervallen das Ausmaß der Morphin-Akkumulation in der Nähe des Atemzentrums gering ist und nicht Ursache der aufgetretenen Atemdepressionszwischenfälle sein kann.

Klinische und pharmakokinetische Untersuchungen haben belegt, daß bei einer Dauermedikation mit oralem Morphin zur Behandlung von Schmerzen die Einhaltung eines 4-stündigen Dosierungsintervalls Voraussetzung für den Behandlungserfolg ist [15,33,39]. Die Notwendigkeit der häufigen peroralen Morphineinnahme bei Einhaltung des genauen Zeitintervalls kann jedoch seit Einführung der peroralen Morphin-Retardzubereitung MST umgangen werden [7, 28,42]. Da bei verzögerter Freigabe des Wirkstoffes im allgemeinen auch das Ausmaß an Nebenwirkungen herabgesetzt wird, erregte das Auftreten lebensbedrohlicher Atemdepressionen unter MST-Applikation bei der Behandlung akuter [4,5] und chronischer [41] Schmerzen großes Aufsehen. Ein Zusammenhang zwischen repetitiver MST-Applikation und einer Kumulation von Morphin im Liquor-Kompartiment, die im Bereich des Atemzentrums den Schwellenwert zum Auslösen einer Atemdepression überschreitet, schien möglich. Ziel der Untersuchung war es daher, die Liquormorphinkonzentrationen in der Zisterna magna nach Gabe unterschiedlicher MST-Dosen zu messen. Die Untersuchung wurde mit Genehmigung des Landes-Ausschusses für Tierversuche des Landes Baden-Württemberg bei Hunden durchgeführt.

## METHODIK

Bei 10 gesunden Mischlingshunden (5 männl., 5 weibl., mittleres Alter: 2,4 ± 0,5 Jahre, mittleres Gewicht: 27 ± 5 kg) wurde in Barbituratnarkose (30 mg Pentobarbital/kg KG) ein Katheter (G 19, Vygon, Ecouen, Frankreich) in die Zisterna magna gelegt und an der Haut festgenäht. Gemäß einem Randomisierungsplan erhielten die wachen Hunde entweder 30 mg (n=8), 60 mg (n=6) oder 90 mg (n=7) MST per os oder 20 mg Morphin-HCl i.m. (n=7). Vor Beginn und über 12 h halbstündlich nach der oralen bzw. intramuskulären Applikation wurde 1 ml Liquor aus der Zisterna magna entnommen und eingefroren zur radioimmunologischen Bestimmung der freien Morphin-Immunität (RIA Diagnostic Products Corporation, Los Angeles).

6 weiteren Hunden (3 männl., 3 weibl., mittleres Alter: 2,6 ± 0,8 Jahre, mittleres Gewicht 26 ± 5 kg) wurde bei gleicher Versuchsanordnung 30 mg MST im Abstand von 6 h appliziert. Über 14 h wurde Liquor aus der Zisterna magna entnommen und ebenfalls eingefroren zur radioimmunologischen Bestimmung der Morphinkonzentration. Zur statistischen Berechnung wurde der t-Test für abhängige und unabhängige Stichproben herangezogen.


## ERGEBNISSE

Nach oraler Applikation von MST stellten sich dosisabhängig Plateaukonzentrationen um 7 ng/ml (30 mg MST), 14 ng/ml (60 mg MST) und 40 ng/ml (90 mg MST) im Liquor der Zisterna magna ein. Die Plateaukonzentrationen wurden nach 4,0 (30 mg MST), 2,5 (60 mg MST) und 4,5 (90 mg MST) h erreicht und hielten nach der 30 mg MST- und nach der 60 mg MST-Applikation über die 12. h nach Applikation hinaus an (Abb.1).

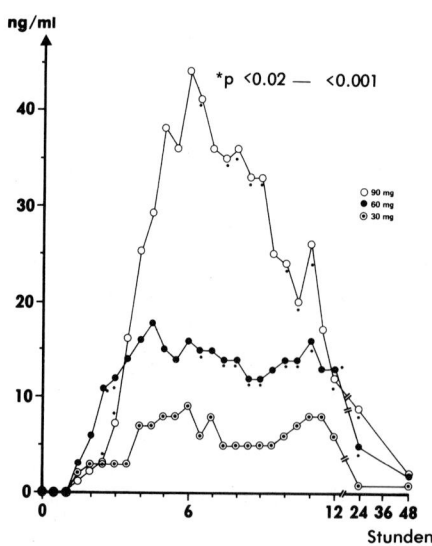

Abb.1.Morphinkonzentration im Liquor aus der Zisterna magna bei Hunden nach oraler Applikation von 30 mg (n=8), 60 mg (n=6) und 90 mg (n=7) MST (MW ± SEM)

46

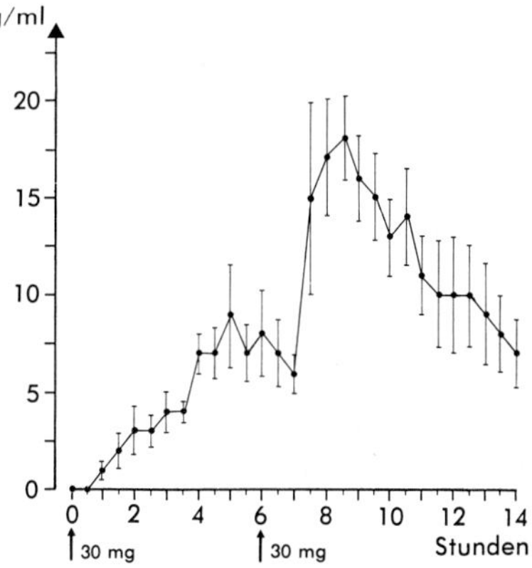

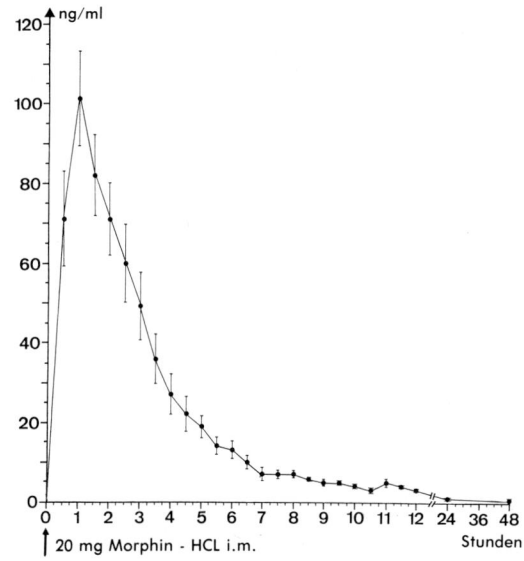

**Abb.2.** Morphinkonzentration im Liquor aus der Zisterna magna bei Hunden nach zwei- maliger Applikation von 30 mg MST per os im Abstand von 6 h (n=6, MW ± SEM)

**Abb.3.** Morphinkonzentration im Liquor aus der Zisterna magna bei Hunden nach Appli- kation von 20 mg Morphin-HCl i.m. (n=7, MW ± SEM)

Nach zweimaliger oraler Gabe von 30 mg MST im Abstand von 6 h wurden ebenfalls Plateaukonzentrationen um 7 ng/ml (nach 4 h) und um 14 ng/ml (nach 7,5 h) erreicht. Nach 12 h fiel die Liquormorphinkonzentration lang- sam ab und betrug 14 h nach Beginn der Untersuchung 7 ± 1,7 ng/ml (Abb.2).

Im Gegensatz dazu stieg die Morphinkonzentration in der Zisterna magna nach intramuskulärer Applikation von 20 mg Morphin-HCl innerhalb von 1 h auf 102 ± 12 ng/ml an und fiel im weiteren Verlauf multiexponentiell ab. Die Liquormorphinkonzentration betrug 24 h nach der Applikation 1 ± 0,3 ng/ml (Abb.3).

### Allgemeine Voraussetzungen zur Kumulationsberechnung

Es wird vorausgesetzt, daß zwischen der pharmakologischen Wirksamkeit eines Arzneistoffes bzw. dessen Konzentration am Rezeptor und der Arzneistoffkonzentration im Blut eine Beziehung besteht. Die nach Gabe einer Einzeldosis erhaltenen pharmakokinetischen Parameter können dabei zur Berechnung der erwarteten Blutspiegel-Zeit-Kurve bei multipler Dosierung herangezogen werden, d.h. wenn in bestimmten Zeitabständen gleich große Dosen verabreicht werden, ehe der Arzneistoff der vorher verabreichten Dosis aus dem Körper ausgeschieden ist. Die Berechnung dieser Kumulation basiert allerdings auf Annahmen und Voraussetzungen:

1. daß alle Dosisgrößen gleich sind,
2. daß das Dosierungsintervall während der gesamten Therapiedauer gleichbleibt,
3. daß die Kumulationskurve bei gleichbleibenden Werten der Dosisgrößen und Dosisintervalle zu einem asymptotischen Blutspiegel ansteigt und nach Erreichen des asymptotischen Kurvenverlaufes zwischen einem konstanten Maximalwert und einem konstanten Minimalwert fluktuiert.
4. Es wird außerdem angenommen, daß während der Kumulation alle pharmakokinetischen Parameter konstant bleiben (Verteilungsvolumen, Urin-pH, Nierenfunktion, Leberfunktion etc.) und daß eine lineare Pharmakokinetik vorliegt, da es andernfalls zu erheblichen Abweichungen zwischen den tatsächlich gefundenen von den berechneten Blutspiegelwerten kommen kann.

Wird eine zweite Dosis jeweils verabreicht, bevor die vorher gegebene Arzneistoffmenge ausgeschieden ist (d.h. in der Praxis in weniger als 10 Eliminationshalbwertszeiten), so kommt es zu einer Kumulierung. Diese hält an, bis ein Fließgleichgewicht (steady state) erreicht ist, bei dem Input und Output gleich sind (Abb.4). Die Kumulationskurve erreicht durch Fluk-

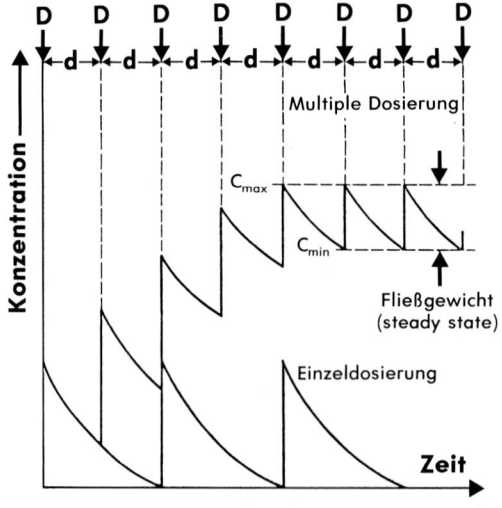

**Abb.4.** Schema der Serumkonzentrationskinetik unter multipler Dosierung bei intravenöser Applikation

D = Dosis i.v.  
d = Dosierungsintervall  
$C_{max}$ = konstante Maximalkonzentration  
$C_{min}$ = konstante Minimalkonzentration

tuation zwischen konstanten Maximal- und Minimalwerten ein Plateau. Das Kumulieren ist daher nicht eine spezifische Eigenschaft, sondern lediglich eine Frage der Eliminationshalbwertszeit und des Dosierungsintervalls.

## Berechnung der Liquormorphinkumulation unter MST

Die asymptotische maximale Liquormorphinkonzentration nach multipler Gabe von je 30 mg MST per os errechnet sich aus

$$y_{max} = a \times \frac{1}{1-e^{-bt}} = 12 \text{ ng/ml}$$

a = 10 ng/ml (maximale Konzentration nach einmaliger Gabe von 30 mg MST, entspricht etwa der minimalen graphischen Abschätzung aus den gemessenen Werten (Abb.1 u. 2).
t = 6 h (vorgegebenes Dosierungsintervall)

b = 2.777

b errechnet sich aus $\dfrac{\log 2}{t_{1/2}}$ ( $t_{1/2} = 2{,}5^h$; graph. Abschätzung aus Abb. 2)

Der asymptotische minimale Liquormorphinspiegel nach multipler Gabe von 30 mg MST per os errechnet sich aus:
$y_{max} - a = y_{min} = 2$ ng/ml

Für a = 15 ng/ml (maximale graphische Abschätzung, Abb.2), errechnet sich ein maximaler Liquormorphinspiegel von: $y_{max} = 18{,}5$ ng/ml, und ein minimaler Liquormorphinspiegel von: $y_{max} - a = 3{,}5$ ng/ml.

Die maximale Liquormorphinkonzentration nach der nten Teildosis vor Erreichen der asymptotischen Werte errechnet sich aus:

$$Y_n = a \times \frac{1-e^{-nbt}}{1-e^{-nbt}}$$

t = 6 h (vorgegeben), b = 0,277 (sh.o.).
Die maximale Sättigungskonzentration wird daher praktisch schon nach der 3. Applikation erreicht (Tab.1). Da die obige Rechnung auf einer vereinfachten kinetischen Vorstellung beruht (in Anlehnung an Bolusapplikationen), wurde zur genaueren Berechnung eine zwar ebenfalls vereinfachte Konzentrationsverlaufskurve herangezogen, die aber den Depoteffekt des Präparates berücksichtigt (Abb.5).

Der Kurvenverlauf berücksichtigt die Zeit bis zum Auftreten meßbarer Liquormorphinkonzentrationen (Totzeit) und die allmähliche Aufnahme der Substanz mit einem konstanten Fluß a unter Berücksichtigung der gleichzeitigen Elimination mit der konstanten Eliminationsrate b. Der Invasionsprozeß bei gleichzeitiger Elimination wird beschrieben durch:

$$Y_L = \frac{a}{b} (1 - e^{-b(t-t_0)})$$

$$\frac{a}{b} = 14\,ng/ml \quad t_0 = 1\,h \; (\text{Totzeit});$$

Die Plateauhöhe wurde von der Kurve nach einmaliger Gabe von 60 mg MST abgelesen durch Mittelung der Werte zwischen 6 und 12 h. Für die Meßwerte nach Applikation der halben MST-Dosis von 30 mg ergibt sich in gleicher Weise der Wert von 7 ng/ml, der auf Proportionalität zur Dosis schließen läßt.
Unter Beibehaltung von der bekannten Plateauhöhe, kann aus den Messungen im ansteigenden Kurvenbereich nach der Methode der kleinsten Quadrate der optimale Wert für a bzw. b ermittelt werden (Tab. 2 u. 3). Dies wurde mit den radioimmunologisch gemessenen Morphinkonzentrationen nach Applikation von 60 mg MST und den hochgerechneten (verdoppelten) Werten der radioimmu-

**Tabelle 1.** Berechnung der theoretischen Maximalwerte der multiplen Dosierungsreihe nach 60 mg MST Applikationen im Abstand 6 h (b=2,777)

| n | nbt | $1 - e^{-nbt}$ | $y_n$ (a=10ng/ml) | $y_n$ (a=15 ng/ml) |
|---|-----|----------------|-------------------|--------------------|
| 1 | 1,66 | 0,8099 | 10 | 15 |
| 2 | 3,32 | 0,9638 | 11,9 | 17,9 |
| 3 | 4,99 | 0,9933 | 12,3 | 18,4 |
| 4 | 6,65 | 0,9985 | 12,3 | 18,4 |
| 5 | 8,31 | 0,9998 | 12,4 | 18,6 |

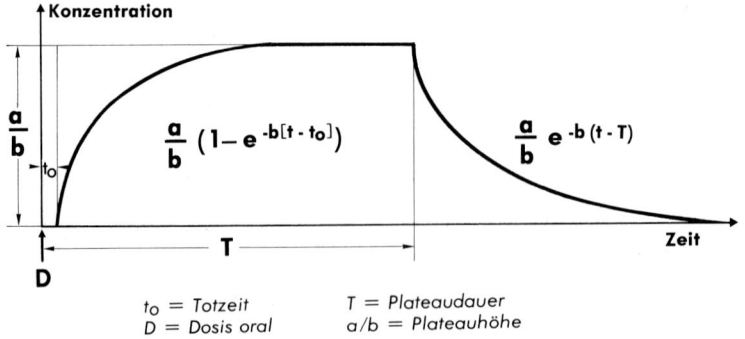

$t_0$ = Totzeit     T = Plateaudauer
D = Dosis oral     a/b = Plateauhöhe

**Abb.5.** Schematische Darstellung der Serumkonzentrationskinetik nach Einzeldosierung von MST

**Tabelle 2.** Berechnung der Summe der Abweichungsquadrate

für $b = 0,5$ und $a = 7$ bei $\dfrac{a}{b} = 14$ und

| t-to | 0,5 | 1,0 | 1,5 | 2,0 | 2,5 | 3,0 | 3,5 | 4,0 | 4,5 | 5,0 |
|---|---|---|---|---|---|---|---|---|---|---|
| Meßwerte (ng/ml) 60 mg MST | 3 | 6 | 11 | 12 | 14 | 16 | 18 | 15 | 14 | 16 |
| Meßwerte (ng/ml) 2x30 mg MST | 4 | 6 | 6 | 6 | 6 | 14 | 14 | 16 | 16 | 18 |
| $Y_L$ | 3,1 | 5,5 | 7,4 | 8,8 | 10,0 | 10,9 | 11,6 | 12,1 | 12,5 | 12,9 |

**Tabelle 3.** Summen SQ der Abweichungsquadrate in Abhängigkeit von b zur Ermittelung des minimalen SQ bzw. des optimalen Wertes für b

| b | 0,50 | 0,60 | 0,65 | 0,69 | 0,70 | 0,71 | 0,72 | 0,80 |
|---|---|---|---|---|---|---|---|---|
| SQ | 172,3 | 141,5 | 135,2 | 133,2 | 133,1 | 133,0 | 133,2 | 133,5 |

nologisch gemessenen Morphinkonzentrationen nach Applikation von 30 mg MST gemeinsam durchgeführt. Daraus ergab sich für $b = 0,71$ und für $a = 9,94$. Unter der Voraussetzung, daß gemäß der Kurve das Plateau mindestens 12 h (T) anhält, folgt anschließend die reine Elimination nach der Formel

$$\frac{a}{b} \times e^{-b(t-T)}$$

(Die Schätzung von T=12 h entspricht der unteren Grenze des Intervalls von 12-24 h, innerhalb dessen sich der Abbruchpunkt nicht genauer festlegen läßt, da keine Meßwerte vorliegen.)

Im Zuge der Akkumulation setzt sich auf den Konzentrationsverlauf nach der Einzeldosis (s.o. $y_L$) ein zweites Plateau auf, und zwar im vorgegebenen Intervall von d=6 h (= T/2) (Abb.6). Bei multipler Dosierung errechnen sich die zu den Zeitpunkten to und nd erreichten Werte nach der Näherungsformel:

$$Y_{to+nd} = \frac{a}{b} \left( \sum_{k=0}^{n-2} e^{-b(dk+to)} \right) + \frac{a}{b}$$

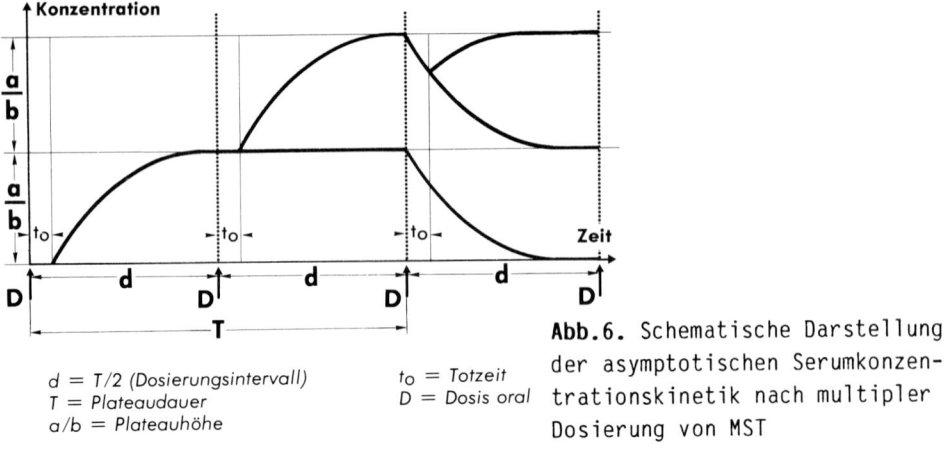

**Abb.6.** Schematische Darstellung der asymptotischen Serumkonzentrationskinetik nach multipler Dosierung von MST

d = T/2 (Dosierungsintervall)
T = Plateaudauer
a/b = Plateauhöhe

$t_O$ = Totzeit
D = Dosis oral

Ist das Dosieriungsintervall größer (zwischen T/2 und T), gilt:

$$Y_{to + nd} = \frac{a}{b}(\sum_{k=0}^{n-2} e^{-b(dk + to + 2d - T)}) + \frac{a}{b}$$

Ist das Dosierungsintervall wesentlich kleiner, läßt sich

$Y_{to + nd}$ abschätzen durch $\frac{T}{d} \times \frac{a}{b}$

Die Grenzwerte für n ⟶ unendlich entsprechen den asymptotischen Minimalwerten $y_{min}$, die Maximalwerte sind dann näherungsweise

$$Y_{max} = Y_{min} + \frac{a}{b}$$

Die asymptotischen Liquormorphinkonzentrationen für die verschiedenen Dosierungsintervalle bzw. die unterschiedlichen Einzeldosen sind in der Tab.4 dargestellt.

**Tabelle 4.** Asymptotische Liquormorphinkonzentrationen nach verschiedenen MST-Dosen und unterschiedlichen Dosierungsintervallen bei multipler Dosierung

| | $Y_{min}$ (ng/ml) | | | $Y_{max}$ (ng/ml) | | |
|---|---|---|---|---|---|---|
| Dosis (mg) | 30 | 60 | 90 | 30 | 60 | 90 |
| d = 3 h | 28 | 56 | 84 | 35 | 70 | 105 |
| d = 6 h | 11 | 21 | 32 | 18 | 35 | 53 |
| d = 8 h | 7 | 14 | 22 | 14 | 28 | 43 |

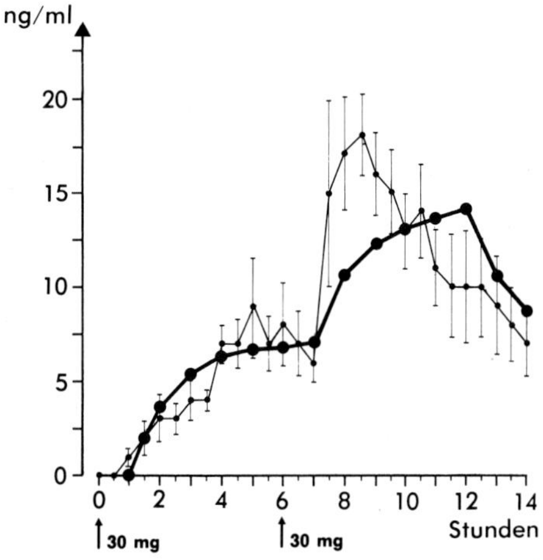

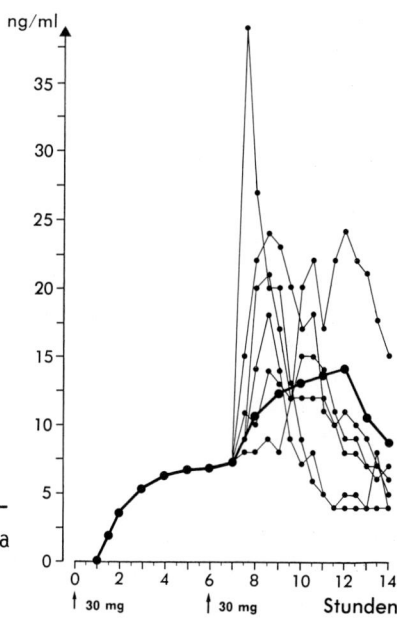

**Abb.7.** Gemessene (MW ± SEM) und errechnete Liquormorphinkonzentration
in der Zisterna magna nach zweimaliger Applikation von 30 mg MST im Abstand von 6 h

**Abb.8.** Errechnete und von der 6. h nach
Applikation an individuell gemessene Liquormorphinkonzentration in der Zisterna
magna nach zweimaliger Applikation von
30 mg MST im Abstand von 6 h

Das errechnete Plateau nach der 2. oralen Gabe von 30 mg MST ist in
Abb.7 dargestellt. Die durchaus tolerable Abweichung vom tatsächlich gemessenen Plateau ist bedingt durch die großen zufälligen Schwankungen, da
das Plateau die resultierende Mittelung der individuellen Verläufe ist,
die ihrerseits eine Kette zufälliger Gipfel sind (Abb.8).

53

# DISKUSSION

Die durch Morphin bedingte Atemdepression beruht nicht allein auf einer verminderten Ansprechbarkeit des Atemzentrums im Hirnstamm auf eine zunehmende Kohlendioxidspannung im Blut, zum Teil auch auf einer zentralen Beeinflussung der Regulationsmechanismen für Atemtiefe und Atemfrequenz [18]. Unter der Voraussetzung, daß keine anderen zentral wirksamen Substanzen appliziert werden, erlaubt jedoch die kontinuierliche Liquormorphinbestimmung in der Zisterana magna nach einmaliger Morphinapplikation durchaus eine Risikoabschätzung zum Auftreten einer Atemdepression nach Morphingabe [23]. Da das potentielle Risiko hinsichtlich des Auftretens einer Atemdepression von der oral oder parenteral applizierten Morphindosis abhängig ist [24], unterstützt der dosisabhängige Anstieg der Morphinkonzentration in der Zisterna magna bei Hunden nach oraler Gabe des Morphin-Retardpräparates MST (sh. Abb.1) diese These und weist darauf hin, daß bei äquivalenter Dosierung das Atemdepressionsrisiko nach einmaliger Applikation des oralen Retardpräparates geringer zu sein scheint als nach intramuskulärer Applikation von Morphin.

Empirisch hat sich gezeigt, daß im Falle hoher Morphinkonzentrationsunterschiede in der Zisterna magna [19] die Aussage über die Atemdepressionsgefährdung auch bei multipler Dosierung Gültigkeit besitzt. So werden nach periduralen [35] und intrathekalen [36] Bolusapplikationen von Morphin hohe Morphinkonzentrationen im lokalen Bereich des CSF-Kompartiments erreicht, die im Zuge der nicht abschätzbaren rostralen Ausbreitung zum Hirnstamm - auch bei spinaler Applikation geringer Morphinmengen - immer wieder zu lebensbedrohenden Atemdepressionszwischenfällen geführt haben [3,6,12,16,20]. Unter einer spinalen Morphininfusionsbehandlung dagegen wurden Atemdepressionen bisher nicht beobachtet [8,11,32]. Messungen der Morphinkonzentrationen in der Zisterna magna bei Hunden ergaben, daß die Morphinkonzentrationen unter einer periduralen Morphininfusionsbehandlung um ein Vielfaches geringer sind als unter periduralen Morphinbolusgaben [9]. Die Schnelligkeit des Morphinkonzentrationsanstieges im Bereich der Medulla oblongata ist hierbei sicher zusätzlich noch von entscheidender Bedeutung für das Auftreten einer Atemdepression [10,40].

Nach intramuskulärer bzw. oraler Applikation sind die Morphinkonzentrationsunterschiede in der Zisterna magna hingegen relativ gering, und es hat sich gezeigt, daß bei multipler Dosierung die konzentrationsabhängige Verminderung der Ansprechbarkeit des Atemzentrums auf zunehmende Kohlendioxidspannung nicht auslösender Faktor der Atemdepression sein kann. Denn überraschenderweise ist das Ausmaß der Morphinakkumulation in der Nähe des Atemzentrums auch bei kleinen Dosierungsintervallen, z.B. bei 3-stündiger Applikation von 90 mg MST, gering (Tab.4). Aufgrund der vom Menschen differierenden Morphin-Verteilungscharakteristik in den verschiedenen Kompartimenten können die bei den Hunden gewonnenen Ergebnisse nur als richtungsweisend auf den Menschen übertragen werden und lassen darauf schliessen, daß die aufgetretenen Atemdepressionszwischenfälle unter MST-Behand-

**Tabelle 5.** Perorale Retardsysteme (modifiziert nach [38])

| Prinzip | Freigabemechanismus | Hilfsstoffe, z.B. |
|---|---|---|
| Umhüllung | Abbau der Umhüllung | Cellulosederivate |
| | Freie Diffusion durch Poren von unlöslichen permeablen Hüllen | Cellulosederivate Polymethacrylsäurederivate, Nylon |
| | Diffusion durch eine Öffnung (osmot.Aktivität) semipermeable Hülle | Cellulosederivate |
| Einbettung | Abbau der Matrix | Cellulosederivate, Polyvinylpyrrolidon, Fette |
| | Auslaugung aus unlösl. Matrix | Polyäthylen, Polymethacrylate, unlösl. anorg. Salze, Wachse,Äthylcellulose |
| Chemische Verbindungen | Auflösung von Salzen | Embonsäure |
| | Hydrolyse von Estern | Palmitinsäure |
| | Spaltung von Ionenaustauscher-Wirkstoffkomplexen | Amberlite, Dowex |
| | Spaltung von Komplexen | Gerbsäure, Methylcellulose |

lung bei multipler Dosierung andere kausale Zusammenhänge in den Vordergrund treten lassen: die simultane Gabe anderer zentral dämpfender Substanzen [4,5,41] oder abnehmenden Schmerzinput [4,5,41]. Morphin reichert sich in der Hirnsubstanz zeitlich verzögert an [13,34,37], wird aber schneller eliminiert als es gemäß der pharmakologischen Wirkung zu vermuten wäre [14,37]. Der Effekt, der sich aus der gleichzeitigen Applikation zentral wirksamer Substanzen mit unterschiedlichem pharmakokinetischem Verhalten ergibt, ist nicht kalkulierbar [2,21]. Aus diesem Grund sollten Kombinationstherapien mit zentral wirksamen Substanzen bei akuten und chronischen Schmerzen möglichst vermieden werden, vor allem bei der Behandlung mit dem weniger gut steuerbaren Morphin-Retardpräparat MST. Die heute bekannten peroralen Retardsysteme sind in der Tab.5 zusammengefaßt.

55

Retardtabletten MST enthalten Granula aus einem Gemisch eines langkettigen Alkohols mit hydratisierter Hydroxyalkylzellulose, in die Morphinsulfatpentahydrat eingebettet ist. Der Wirkstoff wird pH-unabhängig während der Magen-Darm-Passage langsam und kontinuierlich freigesetzt und vollständig resorbiert [29]. Da keine Initialdosis freigesetzt wird, setzt der Beginn der analgetischen Wirkung nach der Applikation verzögert ein [22]. Unter Berücksichtigung dieser Tatsache lassen sich mit MST akute [17] und chronische [26,27] Schmerzen wirksam behandeln, und der erfolgreiche Einsatz des Präparates zur Prämedikation [25] ist beschrieben.

Besondere Vorsicht ist bei niereninsuffizienten Patienten geboten, da durch die Eliminationsverzögerung der Gehalt an bioverfügbarem Morphin relativ schnell Konzentrationen erreicht, unter denen mit dem Auftreten einer Atemdepression gerechnet werden muß [1,30,31].

## LITERATUR

1. Ball M, McQuay HJ, Moore RA, Allen MC, Fisher A, Sear J (1985) Renal failure and the use of morphine in intensive care. Lancet I:784
2. Barron DM, Strong JE (1981) Postoperative analgesia in major orthopaedic surgery. Anaesthesia 36:937
3. Baskoff JD, Watson RL, Muldoon SM (1980) Respiratory arrest after intrathecal morphine. Anesth Rev 7:12
4. Bigler D, Eriksen J, Christensen CB (1984) Prolonged respiratory depression caused by slow release morphine. Lancet I:1477
5. Brahams D (1984) Death of patient participating in trial of oral morphine for relief of postoperative pain. Lancet I:1083
6. Christensen V (1980) Respiratory arrest after extradural morphine. Br J Anaesth 52:841
7. Clarke IMC (1981) Slow-release morphine. Br Med J 283:1549
8. Chrubasik J (1984) Low-dose epidural morphine by infusion pump. Lancet I:738
9. Chrubasik J, Scholler KL, Wiemers K, Weigel K, Friedrich G (1984) Low-dose infusion of morphine prevents respiratory depression.Lancet I:793
10. Chrubasik J, Friedrich G: unveröffentlichte Ergebnisse
11. Coombs DW, Saunders RL, Gaylor M, Pageau MG (1984) Epidural narcotic infusion reservoir: implantation technique and efficacy. Anesthesiology 56:469
12. Crawford ME, Andersen HB, Augustenborg G, Bay J, Beck O,Benveniste D, Larsen LB, Carl P, Djernes M, Eriksen J, Grell AM, Henriksen H, Johansen SH, Jörgensen HOK, Möller IW, Pedersen JEP, Ravlo O (1983) Pain treatment on outpatient basis utilizing extradural opiates. A Danish multicenter study comprising 105 patients. Pain 16:41
13. Dahlström BE, Paalzow LK (1975) Pharmacokinetics of morphine in plasma and discrete areas of the rat brain.J Pharmacokin Biopharmacokin 3:293

14. Dahlström BE, Paalzow LK, Segre G, Agren AJ (1978) Relation between morphine pharmacokinetics and analgesia. J Pharmacokin Biopharmazeut 6:41
15. Dahlström BE, Paalzow L (1978) Pharmacokinetics of morphine in relation to analgesia. In: Adler ML, Manara L, Samanin R (eds) Factors affecting the action of narcotics. Raven Press, New York p 233
16. Davies GK, Tolhurst-Cleaver CL, James TL (1980) Respiratory depression after intrathecal narcotics. Anaesthesia 35:1080
17. Fell D, Chmielewski A, Smith G (1982) Postoperative analgesia with controlled-release morphine sulphate: comparison with intramuscular morphine. Br Med J 285:92
18. Florez J, McCarthy LE, Borison HL (1968) A comparative study in the cat of the respiratory effects of morphine injected intravenously and into the cerebrospinal fluid. J Pharmacol Exp Ther 163:448
19. Friedrich G, Chrubasik J, Scholler KL, Andreas P, Rupp HP, Weigel K, Roth H (1985) Peridurale Morphinapplikation: Zum Risiko der Atemdepression. Schmerz 1:10
20. Glass PSA (1984) Respiratory depression following only 0.4 mg of intrathecal morphine. Anesthesiology 60:256
21. Gustafsson LL, Schildt B, Jacobsen K (1982) Adverse effects of extradural and intrathecal opiates: report of a nationwide survey in Sweden. Br J Anaesth 54:479
22. Hanks GW, Rose NM, Aherne GW, Piall EM, Fairfield S, Trueman T (1980) Controlled-release morphine tablets. Br J Anaesth 53:1259
23. Hug CC, Murphy MR, Rigel EP, Olson WA (1981) Pharmacokinetics of morphine injected intravenously into the anaesthetized dog. Anesthesiology 54:38
24. Jaffe JH, Martin WR (1975) Narcotic analgesics and antagonists. In: Goodman LS, Gilman A (eds) The pharmacological basis of therapeutics. Mc Millan-Press, London 7. Aufl:491
25. Kay B, Healy TEJ (1984) Premedication by controlled-release morphine. Anaesthesia 39:587
26. Koßmann B, Hecht M, Bowdler I, Kilian J, Müller MR (im Druck) Therapie von Karzinomschmerzen. Vergleich einer wäßrigen Morphinlösung mit MST-Tabletten. Schmerz/Pain/Douleur
27. Lamerton RC (1984) Evaluation of the MST Continus tablets 60 mg and 100 mg in the treatment of pain in terminal illness - a hospice overview. In: Wilkes W, Levy J (eds) Advances in morphine therapy. ICSS 64:85
28. Leslie ST, Rhodes A, Black FM (1980) Controlled release morphine sulphate tablets - a study in normal volunteers. Br J Clin Pharmac 9:531
29. McQuay HJ, Moore RA, Bullingham RES, Carroll D, Baldwin D, Allen MC, Glynn CJ, Lloyd JW (1984) High systemic relative bioavailability of oral morphine in both solution and sustained-release formulation. In: Wilkes E, Levy J (eds) Advances in morphine therapy. ICSS 64:149
30. Michie C, Chapman JR, Sear J, Moore RA (1985) Opioid metabolism and the kidney. Lancet I:586

31. Moore A, Sear J, Baldwin D, Allen M, Hunniset A, Bullingham R, McQuay H (1984) Morphine kinetics during and after renal transplantation. Clin Pharmacol Ther 35:641

32. Müller H,Aigner K,Zierski J(1985)Behandlung von Tumorschmerz mit Pumpsystemen zur rückenmarknahen Opiatapplikation.Dtsch Ärztebl 82:2475

33. Neumann PB, Henriksen H, Grosman N, Christensen CB (1982) Plasma morphine concentrations during oral administration in patients with cancer pain. Pain 13:247

34. Nishitateno K, Ngai SH, Finck AD, Berkowitz BA (1979) Pharmacokinetics of morphine. Anesthesiology 50:520

35. Nordberg G, Hedner T, Mellstrand T, Dahlström B (1983) Pharmacokinetic aspects of epidural morphine analgesia. Anesthesiology 56:545

36. Nordberg G, Hedner T, Mellstrand T, Dahlström B (1984) Pharmacokinetic aspects of intrathecal morphine analgesia. Anesthesiology 60:448

37. Plomp GJJ, Maes RAA, van Ree JM (1981) Disposition of morphine in rat brain:relationship to biological activity.J Pharmacol Exp Ther 217:131

38. Stricker H (1978) Die relative biologische Verfügbarkeit von Arzneistoffen in peroralen Retardformen. Pharm Ind 40:374

39. Twycross RG, Fry DE, Wills PD (1974) The alimentary absorption of diamorphine and morphine in man as indicated by urinary excretion studies. Br J Clin Pharmac 1:491

40. Weigel K, Chrubasik J (unveröffentlichte Ergebnisse)

41. Wells CJ, Lipton S, Lahuerta J (1984) Respiratory depression after percutaneous cervical anterolateral cordotomy in patients on slow-release oral morphine. Lancet I:739

42. Welsh J, Stuart JFB, Habeshaw T, Blackie R, Whitehill D, Setanoians A, Milsted RAV, Calman KC (1983) A comparative pharmacokinetic study of morphine sulphate solution and MST Continus tablets 30 mg in conditions expected to allow steady-state drug levels. In: Stuart JFB (ed) Methods of morphine estimation in biological fluids and the concept of free morphine. ICCS 58:9

# Unterscheidungsmerkmale psychogener und somatogener Schmerzen im Interview

A. Radvila

Schmerz ist das häufigste Leitsymptom, das den Patienten zum Arzt führt. Da viele Schmerzbilder psychogen bedingt sind und deshalb andere diagnostische und therapeutische Maßnahmen erfordern als somatogene Schmerzen, ist es wichtig, psychogene Ursachen möglichst frühzeitig und zuverlässig zu erfassen. Damit können unnötige Abklärungen, Behandlungen, insbesondere operative Eingriffe, und die häufig angetroffene Chronifizierung psychogener Schmerzen verhindert werden. Das Erkennen primär somatogener Schmerzen bietet meist wenig Schwierigkeiten, wenn es sich um ein typisches, uniformes Bild handelt, wie z.B. eine Ureterkolik oder einen Pleuraschmerz. Bedeutend schwieriger ist die Diagnosestellung bei Schmerzen, die oft atypisch, mit wechselnder Lokalisation, Intensität und Periodizität auftreten, wie z.B. beim Ulcus pepticum, bei Pankreaserkrankungen, der koronaren Herzkrankheit und vielen anderen. Dazu kommt, daß bei vielen primär somatogen bedingten Krankheiten, wie der Colitis ulcerosa oder der Angina pectoris, psychosoziale Faktoren sowohl bei der Krankheitsentstehung als auch in ihrem Verlauf eine wichtige Rolle spielen. Andererseits sind auch bei den psychischen Syndromen mit Schmerzen oft somatogene Faktoren von Bedeutung, so vor allem die vom vegetativen Nervensystem gesteuerten Funktionen wie Puls, gastrointestinale Motilität, Hautfarbe, die Blasenentleerung und - ganz besonders - zentralnervöse und neuroendokrine Mechanismen (z.B. bei der Depression). Nicht selten findet man gleichzeitig ein somatogenes und ein psychogenes Schmerzbild, bei dem unter Umständen sogar dasselbe Organsystem involviert ist, wie wir dies hie und da bei Patienten mit koronarer Herzkrankheit sehen, die gleichzeitig unter einer psychisch bedingten Pseudoangina leiden, die manchmal subjektiv schlimmer als die "echte" Angina pectoris empfunden wird. Wir haben auch Patienten mit einem bekannten peptischen Ulcusleiden beobachten können, die die gleichen Schmerzen hatten wie bei früheren Episoden mit floridem Ulcus, obwohl sich endoskopisch kein Ulcus nachweisen ließ. Aus diesen Gründen sollte man aus der extrem dualistischen Grundhaltung, hier reine Psychogenie, dort reine Körperkrankheit, hinaustreten und Schmerzbilder wie alle anderen Symptomenkomplexe integrativ ganzheitlich beurteilen und behandeln, um dem subjektiven Charakter des Schmerzempfindens gerechter zu werden.

Die wichtigsten mehr somatogen bedingten Krankheiten, bei denen die Abgrenzung vom psychogenen Schmerz oft Schwierigkeiten bereitet, darunter die oft als psychosomatisch bezeichneten Krankheiten, sind in Tab.1 und die psychischen Erkrankungen und Zustände, die häufig Schmerzen verursachen, in Tab.2 aufgeführt.

**Tabelle 1.** Somatische und psychosomatische Krankheiten mit vorwiegend
somatogenen Schmerzen
------------------------------------------------------------------------
- Koronare Herzkrankheit (Angina pectoris, Myokardinfarkt)
- Ulcuskrankheit (Ulcus duodeni und ventriculi)
- Refluxoesophagitis
- Syndrom des irritablen Darms (Colon irritabile)
- Colitis ulcerosa und Morbus Crohn
- Prostatitis und andere Urogenitalinfekte
- Pankreatitis
- chronische Arthritiden, Rheuma
- akute Porphyrie
- diabetische und andere periphere Neuropathien
- Neuralgien
- Diskushernien
- Vaskulitiden
- Neoplasien
------------------------------------------------------------------------

**Tabelle 2.** Psychische Krankheiten und Zustände, die
zu Schmerzen führen können
----------------------------------------------------------
- Depression
- Angst (chronische Angstzustände, Panikattacken)
- psychovegetative Störungen
- Konversionsneurose
- Schizophrenie
- konditionierter Schmerz
- Hypochondrie, Masochismus
- (Simulation)
----------------------------------------------------------


Mit welchen **Instrumenten** können psychogene von somatogenen Schmerzen
differenziert werden? Da es sich beim Schmerz immer um eine subjektive
Empfindung handelt, kann seine Charakteristik am besten im **Gespräch**, im
Interview erfaßt werden. Eine englische Untersuchung hat gezeigt, daß das
ärztliche Gespräch ca. 80% der zur Diagnosestellung wichtigen Information
bringt [5]. Für mehr wissenschaftliche Untersuchungen haben sich Schmerzfragebogen wie der McGill Pain Questionnaire und der von uns entwickelte
Berner Schmerzfragebogen bewährt. Zur positiven Diagnosestellung bei somatogenen und als Ausschlußkriterien bei psychogenen Schmerzen dienen die
Befunde der körperlichen, der Labor-, Röntgen- und anderen Untersuchungen.
Es muß hier hervorgehoben werden, daß es sich dabei eigentlich meist nur
um Korrelationen handelt, die nur bedingte Aussagekraft haben. So stimmt
das Ausmaß der pathologischen Befunde einer Röntgenaufnahme der Wirbelsäu-

**Tabelle 3.** Für mehr psychogen bedingte Schmerzen sprechen:
(nach [1,2,3])

---

- lange Dauer des Schmerzsyndroms, viele operative Eingriffe
- vage Schmerzcharakteristik
- Gebrauch vieler und emotionaler Schmerzworte
- fehlende pathologische Befunde
- keine Abhängigkeit von Willkürmotorik
- fehlende Periodizität
- (psycho)vegetative Symptome (Hyperventilation)
- fehlende Gewichtsabnahme
- atypische Lokalisation
- emotionale Instabilität

---

le oft erstaunlich wenig mit den subjektiv empfundenen Schmerzen überein (ähnlich das oben erwähnte Beispiel des Ulcuspatienten), ebensowenig die Höhe des Amylasespiegels mit den Schmerzen einer Pankreatitis. Selbstverständlich bedeutet das Fehlen einer definierten Läsion bei einer ausgedehnten Abklärung noch lange nicht, daß es sich um eine psychische Ursache handelt. Bei allzu leichtfertiger psychogener Etikettierung eines Schmerzsyndroms findet man später doch eine sich deutlicher manifestierende somatische Erkrankung, dies vor allem im Bereiche der Neurologie oder bei malignen Prozessen. Für die positive Diagnosestellung psychogener Schmerzen wurden vor allem von Engel für die Konversionsneurose wie auch für die sogenannten "pain prone" Patienten Kriterien aufgestellt [3]. Sonst gibt es in der Literatur relativ wenig Arbeiten, die sich mit der Fragestellung psychogener versus somatogener Schmerzen befassen. Untersuchungen über Kreuzschmerzen (low back pain) stellen eine Ausnahme dar [6]. Psychologische Tests wie der MMPI oder der FPI können eine gewisse diagnostische Hilfe bieten [4], haben sich aber in der Praxis wegen des relativ großen Zeitaufwandes und der geringen Spezifität kaum bewährt. In Tab.3 sind die wichtigsten Unterscheidungskriterien psychogener und somatogener Schmerzen aufgeführt.

In unserer nun zu besprechenden Studie haben wir durch eine genaue Analyse von ärztlichen Gesprächen mit Schmerzpatienten versucht, diejenigen Kriterien zu eruieren, die eine Unterscheidung psychogener und somatogener Schmerzbilder erlauben. Wichtigstes Ziel dieser Untersuchung war, für den die Anamnese erhebenden Arzt lernbare Kriterien zu definieren, die zu einer frühzeitigen und möglichst sicheren Beurteilung unklarer Schmerzbilder führen.

## METHODEN

Wir untersuchten 20 auf Audiokassetten aufgenommene diagnostische Erstgespräche, die von einem psychosomatisch geschulten, erfahrenen Internisten mit 10 Patienten mit psychogenen und mit 10 Patienten mit somatogenen Schmerzen geführt wurden. IP Gespräche erfolgten nach der von Morgan und Engel beschriebenen Technik [7]. Alle Patienten wurden wegen unklarer Schmerzzustände von praktizierenden Ärzten in unser Universitätszentrum gewiesen. Alter, Geschlecht und Diagnose sind in Tab.4 zusammengefaßt.

Von den 30-60 min dauernden Gesprächen wurden lediglich die ersten 20 min analysiert, da sowohl in der internistischen als auch in der psychiatrischen Diagnostik der das Gespräch führende Arzt seine Diagnose bereits nach 5-10 min stellt [10] und in der täglichen Praxis oft nicht mehr Zeit zur Verfügung steht.


Tabelle 4. Patientendaten

------------------------------------------------------------------------

Psychogene Schmerzen

.......................................................................

| Nr. | Alter | Gechlecht | Diagnose |
|-----|-------|-----------|----------|
| 1 | 42 | w | Depression (Konversion?) |
| 2 | 42 | w | Konversionsneurose |
| 3 | 30 | m | Borderline-Störung |
| 4 | 66 | w | psychophysiologische Störung |
| 5 | 59 | w | Konversionsneurose |
| 6 | 30 | m | Angstzustände, Hyperventilation |
| 7 | 49 | w | Hypochondrie |
| 8 | 42 | w | Depression |
| 9 | 56 | w | Angst, Depression, Hyperventilation |
| 10 | 65 | w | Konversionsneurose |

.......................................................................

Somatogene Schmerzen

.......................................................................

| Nr. | Alter | Gechlecht | Diagnose |
|-----|-------|-----------|----------|
| 1 | 44 | m | Ulcus ventriculi |
| 2 | 19 | m | costoclaviculärer Engpaß |
| 3 | 24 | w | Arthropathie |
| 4 | 30 | w | Rotatorenmanschetten-Verletzung |
| 5 | 53 | w | Cervicobrachial-Syndrom |
| 6 | 61 | m | Trigeminusneuralgie |
| 7 | 29 | w | Ischiadicus-Neuralgie |
| 8 | 71 | w | Rektumkarzinom |
| 9 | 62 | m | koronare Herzkrankheit |
| 10 | 33 | w | Ileosakral-Verletzung |

------------------------------------------------------------------------

Die 20 min dauernden Gesprächsausschnitte wurden von 6 psychosomatisch orientierten Internisten, die die 20 Patienten nicht kannten, unabhängig beurteilt. Die Beurteilungskriterien wurden nach eigenen Erfahrungen und nach Angaben früherer Arbeiten zusammengestellt und in einem Probelauf mit 10 Patientengesprächen eingeübt und besprochen. Sie sind im Original auf Tab.5 zu sehen. Die Reliabilität zwischen den Beurteilern war gut, je nach "Item" zwischen 0,6-0,9, und wird wie andere psychometrische Details anderweitig publiziert.

## ERGEBNISSE

Sie sind in Tab.5 zusammengestellt. Die globale Zuordnung zu somatogenem oder psychogenem Schmerz (Ziffer 21) bereitete wenig Schwierigkeiten, einzig je ein Patient mit psychogenem und somatogenem Schmerz wurde der falschen Kategorie zugeteilt. Zwei Patienten, einer mit psychogenen und einer mit somatogenen Schmerzen, wurden in der Mitte zwischen somatogen und psychogen, d.h. als psychophysiologisch eingestuft. Es handelte sich dabei um Patienten mit ausgesprochener vegetativer Symptomatik und Hyperventilationssymptomen, die häufig auch bei somatogenen Schmerzpatienten gefunden werden.

Die Zuteilung somatogen (Spalte A) war eindeutiger und häufiger bei den somatogenen Schmerzpatienten als die Zuordnung psychogen (Spalte B) bei den psychogenen Schmerzen. Bei diesen konnten auch auffallend viele Kriterien nicht beurteilt werden, da sie im Gespräch gar nicht vorkamen (Spalte C, Ziffer 7a-10 und 15-17).

Von den einzelnen Kriterien waren die folgenden in abnehmender Stärke diskriminierend:
- durch Willkürmotorik verschlimmernde oder lindernde Faktoren (Ziffer 7b, 8b)
- andere verschlimmernde oder lindernde Faktoren (Ziffer 7a, 8a)
- eindeutige oder fehlende Periodizität (Ziffer 6)
- eindeutige oder vage Lokalisation (Ziffer 1)
- passender oder nicht passender Affekt (Ziffer 4)
- typische oder atypische Reaktion auf Medikamente (Ziffer 9)

Die mehr psychologischen Kriterien wie Abhängigkeit des Schmerzes von Objektbeziehungen (Ziffer 14) und die Bildhaftigkeit des geschilderten Schmerzes (Ziffer 15) konnten entweder nicht beurteilt werden oder trugen wenig zur Differenzierung somatogen-psychogen bei.

Patienten mit psychogenen Schmerzen zeigten eine Tendenz, ihre Schmerzen als stärker zu beschreiben als diejenigen mit somatogenen Schmerzen (Ziffer 3).

Die Interviews mit den somatogenen Schmerzpatienten lösten bei den Bewertern fast immer positive oder fehlende negative Affekte aus, während in der Gruppe mit psychogenen Schmerzen viele Beurteiler Ungeduld, Ärger

**Tabelle 5**

Zuordnung von 10 somatogenen und 10 psychogenen Schmerzanamnesen in Prozenten
(6 Bewerter)

Obere Zahl (Schwarzdruck) somatogen, Spalte A
Untere Zahl (Normaldruck) psychogen, Spalte B
Spalte C im Interview nicht erwähnt

| | | A | | B | C |
|---|---|---|---|---|---|
| 1 | Lokalisation eindeutig | 83 25 | Lokalisation vage | 13 70 | 3 5 |
| 2 | Schmerzqualität klar beschrieben | 78 42 | unklar | 15 55 | 7 3 |
| 3 | vom Patienten angegeben Schmerzintensität | ① unklar  2 ② 3 kein wenig  23 ③ 7 mässig  57 ④ 28 stark  17 ⑤ 43 sehr stark | | | |
| 4 | Affekt passt zu Schmerz | 82 30 | passt nicht | 13 65 | 3 5 |
| 5 | Dauer der Krankheit | 2 Jahre 4 | 10 Monate ....Wochen ....Tage 1 | | |
| 6 | Eindeutige Perioden des Schmerzes | 75 23 | Schmerz immer vorhanden | 17 60 | 8 17 |
| 7a | Verschlimmernde Faktoren: | 85 43 | nicht vorhanden | 8 30 | 7 27 |
| 7b | durch Willkürmotorik: verschlimmernde Faktoren | 93 22 | nicht vorhanden | 2 38 | 5 30 |
| 8a | Lindernde Faktoren: | 85 27 | nicht vorhanden | 5 35 | 10 38 |
| 8b | durch Willkürmotorik: lindernde Faktoren vorhanden | 70 12 | nicht vorhanden | 19 44 | 11 34 |
| 9 | Reaktion auf Medikamente typisch Welches? ...................... | 71 24 | atypisch | 14 29 | 14 46 |
| 10 | Symptome mit physiologischen und anatom. Gegebenheiten vereinbar | 71 30 | unvereinbar mit physiologischen + anatom. Gegebenheiten | 9 45 | 19 13 |
| 11 | Begleitsymptome: Anzahl | 4.4 | | 4.3 | 23 13 |

64

| 12 | **Begleitumstände:** | | | | 33 |
|----|----|----|----|----|----|
| | Anzahl | 2.5 | | 3.3 | 40 |

| 13 | Durch Schmerz in klar umschriebenen <u>Lebensbereichen</u> gestört: | 90 / 55 | nicht gestört | 10 / 45 | |
|----|----|----|----|----|----|
| 14 | Schmerz unabhängig von <u>Objektbeziehungen</u> geschildert: | 83 / 63 | Schmerz abhängig von Objektbeziehungen geschildert: | 16 / 27 | |
| 15 | <u>Bildhaft</u> dargestellter Schmerz: passend | 48 / 63 | Bildhaft dargestellter Schmerz nicht passend | 4 / 38 | 48 / 39 |
| 16 | <u>Psychische</u> Ursachen des Schmerzes betonend | 12 / 17 | <u>Somatische</u> Ursachen des Schmerzes betonend | 31 / 62 | 57 / 11 |
| 17 | <u>Sprache</u> einfach, klar, nüchtern, Umgangssprache | 90 / 52 | Sprache intelligenzlerisch, überheblich, theatralisch, Ärztejargon | 10 / 48 | |
| 18 | Erwähnte Schmerzbegriffe: Anzahl | 5.6 | | 6.6 | |

| 19 | Zahl der <u>Dimensionen</u>, in den ersten 10 Min. angegeben | Lokalisation ☐ Intensität ☐ Qualität ☐    Chronolog. ☐ |
|----|----|----|
| | | Faktoren    ☐ Begleitsy. ☐ Begleitumst. ☐ TOTAL ☐ |

| 20 | <u>Hauptaffekt des</u> <u>Zuhörers</u> in den ersten 10 Min. | | S | JA P | S | NEIN P |
|----|----|----|----|----|----|----|
| | | - Ruhe, Aufmerksamkeit | 90 | 35 | 10 | 65 |
| | | - Ärger, Wut | 9 | 30 | 91 | 70 |
| | | - Langeweile | 2 | 30 | 98 | 70 |
| | | - Lachen | 3 | 11 | 97 | 89 |
| | | - Ungeduld | 15 | 63 | 85 | 37 |
| | | - Hilflosigkeit | 36 | 28 | 64 | 72 |
| | | - Empathie | 95 | 57 | 5 | 43 |
| | | - Verwirrung | 12 | 30 | 88 | 70 |

21   Zuordnung zu diagnostischer Kategorie nach 10 Min.

    ①     ②     ③     ④     ⑤
  somatogen                       psychogen

nicht beurteilbar
Grund:

1.7 ± 1                            4.0 ± 0.9

<u>Bemerkungen:</u>

65

und Wut, Langeweile, Hilflosigkeit, Verwirrung und wenig Empathie und Ruhe verspürten (Ziffer 20).

## DISKUSSION

Mit den beschriebenen Kriterien lassen sich somatogene zuverlässig von psychogenen Schmerzen trennen. Einschränkend ist zu sagen, daß immerhin bei je einem Patienten der beiden Gruppen eine falsche Zuordnung erfolgte. Eine Patientin mit Cervicobrachial-Syndrom wurde wegen psychophysiologischer Symptome wie trockener Mund, Schluckstörungen und vor allem wegen hysterischer Züge als psychogen eingestuft. Eine offensichtlich psychische Störung, sei sie nun mehr neurotisch, psychotisch oder organisch bedingt, dürfte mit Abstand der wichtigste Grund dafür sein, daß somatogene Schmerzen bei diesen oft auffälligen Patienten als psychogen angeschaut werden, ähnlich wie bei Patienten mit endokrinen Störungen, die zu psychischen Veränderungen führen und dann nicht selten in psychiatrischen Kliniken eingewiesen werden. Bei der fälschlicherweise als somatogen eingestuften Patientin mit Konversionsneurose waren die ersten 20 min des Interviews insofern atypisch, als relativ wenig über die Schmerzen per se gesprochen wurde, so daß die meisten Kriterien gar nicht beurteilbar waren. Von den zwei Patienten, die in der Mitte zwischen somatogen und psychogen eingestuft wurden, wies derjenige mit somatogenem Schmerz einen präpsychotischen, depressiven Zustand auf, während der Patient mit psychogenem Schmerz viele vegetative Symptome wie Meteorismus, kalte Akren, Schwitzen und Hyperventilationszeichen aufwies. Patienten mit psychovegetativen Störungen stellen eine besonders schwer zu diagnostizierende Gruppe dar, da bei ihnen psychische und körperliche Beschwerden eng und untrennbar miteinander verknüpft sind. So leiden Patienten mit pathologischen Angstzuständen, sei dies in der generalisierten Form oder mit Panikattacken, fast obligat unter Körpersymptomen wie Palipatationen, Thoraxschmerzen, Schwitzen, kalten und verkrampften Akren, Atemnot, Schwindel und Harndrang [9]. Oft wird der Arzt nicht wegen der seelischen Beschwerden sondern wegen der körperlichen Symptome, z.B. wegen der Thorax- oder Herzschmerzen, aufgesucht.

Unsere Studie untermauert die bekannte Wichtigkeit der Anamneseserhebung, die, wie oben erwähnt, am meisten zur Diagnosestellung beiträgt. Leider wird sie heutzutage, sei es aus Zeitgründen, reiner Bequemlichkeit oder weil man sich auf sogenannte objektive Befunde verläßt, oft vernachlässigt und zu wenig kompetent durchgeführt [8]. Vor allem das genaue Ausleuchten aller sieben Dimensionen (Ziffern 1-8, 11, 12) eines Symptoms, insbesondere bei Schmerzzuständen, führt zu einer präziseren Diagnosestellung, wie wir es bei der Differenzierung psychogener von somatogenen Schmerzen gezeigt haben. Die mehr psychologischen Kriterien fielen weniger ins Gewicht. Dies dürfte darauf zurückzuführen sein, daß wir bewußt nur die ersten 20 min des Interviews analysierten, in denen meist mehr über die körperlichen Symptome gesprochen wurde. Zur positiven psychopathologischen Diagnose sind selbstverständlich längere und unter Umständen mehrere Gespräche notwendig.

Die affektive Reaktion der Beurteiler, wohl ähnlich der des Interviewers, auf die Patienten mit psychogenem Schmerz war eindeutig negativer als auf die Patienten mit somatogenem Schmerz. Einerseits scheint es sich hier um - psychoanalytisch gesprochen - Gegenübertragungsphänomene, andererseits um eine emotionale Reaktion in einer schwierigen, unklaren Situation zu handeln. Auf den Krankenhausabteilungen kann man immer wieder beobachten, daß Patienten mit psychogenen Krankheiten oft weniger aufmerksam oder mit Ablehnung und Aggression betreut werden, sowohl von ärztlicher wie auch von der pflegenden Seite.

Die frühzeitige Diagnosestellung im eingehenden Gespräch und die Besprechung der Situation mit allen Beteiligten würde dazu führen, daß der lange, mühselige Leidensweg dieser bedauernswerten Patienten effektiver verkürzt und gemildert werden kann.

Den an dieser Studie Mitbeteiligten, Prof. R. Adler, Dres Th. Hofer, R. Gerber, A. Gervasi, Ch. Hürni, K. Läderach, sowie dem diplomierten Psychologen W. Hemmeler möchte ich für ihren vorbildlichen Einsatz und die vielen anregenden Diskussionen meinen herzlichsten Dank aussprechen.

## LITERATUR

1. Adler R (1980) Über ein durch Anamnese erfaßbares Merkmal, das zwischen Symptomen organischer und psychischer Genese unterscheiden hilft. Schweiz Med Wochenschr 110:571
2. Conen D, Auf der Mauer H, Bertel O, Dubach UC (1983) Die Bedeutung von Brustschmerzen bei ambulanten Patienten. Eine prospektive Wertung der Anamnese. Schweiz Med Wochenschr 113:368
3. Engel GL (1959) "Psychogenic" pain and the pain prone patient. Am J Med 26:899
4. Fordyce WE, Brena SF, Holcomb RJ, Delateur BJ, Looser JD (1979) Relationship of patient semantic pain descriptions to physician diagnostic judgement, activity level measures and MMPI. Pain 5:293
5. Hampton JR, Harrison MJG, Mitchell JRA, Prichard JS, Seymour C (1975) Relative contributions of history-taking, physical examination, and laboratory investigation to diagnosis and management of medical outpatients. Br Med J 2:486
6. Leavitt F, Garron DC, D'Angelo CM, McNeill TW (1979) Low back pain in patients with and without demonstrable organic disease. Pain 6:191
7. Morgan WL, Engel GL (1969) The clinical aproach to the patient. Saunders, Philadelphia

8. Platt FW, McMath JC (1979) Clinical hypocompetence: The interview. Ann Intern Med 91:898
9. Radvila A (1984) Das Hyperventilationssyndrom. Schweiz Med Wochenschr 114:526
10. Sandifer MG, Hordern A, Green LM (1970) The psychiatric interview: The impact of the first three minutes. Am J Psychiat 126:968

# Patientenführung bei Krebsschmerz

J. Schara

## EINFÜHRUNG

Ein Krebskranker, der starke Schmerzen hat, ist vom Sterben bedroht. Er fühlt das instinktiv, auch wenn er seine Diagnose nicht weiß. Er sucht Hilfe nicht nur für seine körperliche, sondern auch für seine seelische Not. "Das Sterben ist ein Prozeß, an dem nicht nur der Sterbende, sondern auch alle Mitlebenden beteiligt sind: durch Nähe und Hilfe, durch Fluchtversuche, durch Bejahung und Protest, dadurch, daß sie ihre Ohnmacht miteinander teilen" [25]. Sterben ist ein zwischenmenschliches Geschehen, das zwischen dem Sterbenden und seinen Helfern stattfindet und beide fordert, weil das Sterben ein einmaliger Vorgang ist.

Senn nennt drei Gründe, weshalb wir alle vor dem Sterbebett ausweichen: "Die Angst vor dem eigenen Tod, die möglichen Fragen des Patienten, das plötzliche Erfassen der Grenzen unserer Medizin" [24]. "Der Tod ist ein Problem der Lebenden, tote Menschen haben keine Probleme", heißt es bei Norbert Elias [7, S.10]. Aber "weil der Tod (uns) als Mahnzeichen des eigenen Todes erscheint", sind wir gewöhnlich unfähig, "Sterbenden diejenige Hilfe zu geben, diejenige Zuneigung zu zeigen, die sie .... am meisten brauchen" [7, S.19]. Der Helfer selber hat Widerstände zu überwinden, wenn er einen Krebspatienten, der sichtbar an seinem Krebs stirbt, betreuen soll.

Der Krebsschmerz ist nicht nur ein körperliches Problem. Daher kann seine Therapie auch nicht allein mit Medikamenten erfolgen. Die Behandlung

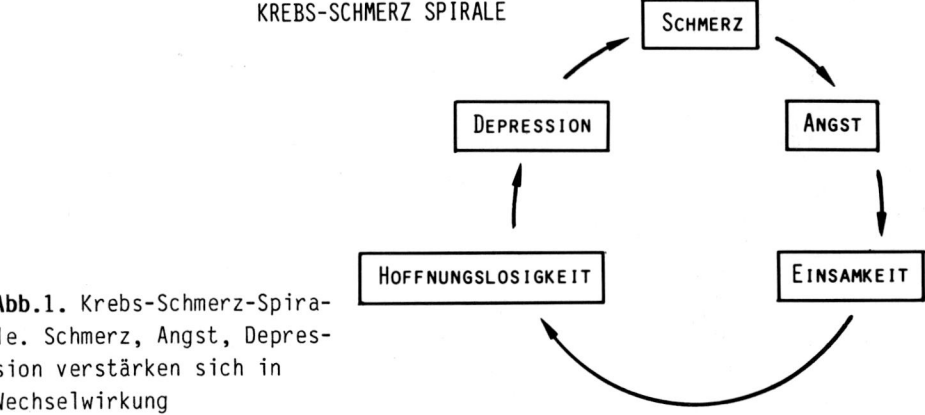

**Abb.1.** Krebs-Schmerz-Spirale. Schmerz, Angst, Depression verstärken sich in Wechselwirkung

KREBS-SCHMERZ SPIRALE

SCHMERZ · ANGST · EINSAMKEIT · HOFFNUNGSLOSIGKEIT · DEPRESSION

**Tabelle 1.** Beeinflussung der Schmerzschwelle (aus [29])

| Schmerzen verstärkt | Angst | soziale Abhängigkeit |
|---|---|---|
| | Traurigkeit | Sorgen |
| | Depression | Schlaflosigkeit |
| | Introversion | |
| | Isolation | |
| Schmerzen verringert | Sorglosigkeit | Zeit |
| | Schlaf | Beschäftigung |
| | Verständnis | Hoffnung |
| | Familie | Anxiolytika |
| | Zuwendung | Antidepressiva |

der emotionalen Befindlichkeit des Krebspatienten gehört dazu, wenn wir ihn aus der Krebs-Schmerz-Spirale: Schmerz, Angst, Einsamkeit, Hoffnungslosigkeit, Depression, Schmerzverstärkung, Angstverstärkung, Verstärkung der Hoffnungslosigkeit, der Depression usw. herausholen wollen (Abb.1). Wenn wir wissen, was Schmerz verstärkt, so können wir uns auch darauf einstellen, was die Schmerzen verringert (Tab.1). Nicht das Symptom Schmerz soll behandelt werden, sondern der Mensch, der Schmerzen hat. Wenn ein Leben zu Ende geht, sind nicht die seelenlosen Macher gefragt, sondern der Mitfühlende als Nächster. Wer als Arzt nur darauf aus ist, den Krebs auszurotten, gibt seinen Patienten Steine statt Brot.

## DIE PSYCHOLOGIE DES STERBENDEN

Die Psychologie des Sterbenden ist erfahrbar. Ich habe viel gelernt aus zwei Büchern: aus dem Bericht von Peter Noll "Diktate über Sterben und Tod" [19], und dem von Jean Cameron "Heute will ich leben" [4]. Es sind Aufzeichnungen von an Krebs Erkrankten, die um ihr Schicksal wußten und die daran gestorben sind. Bekannt sind die Arbeiten von Elisabeth Kübler-Ross [12,13]. In ihrem 1969 erschienenen Buch "On Death and Dying", deutsch: "Interviews mit Sterbenden" [12], berichtet sie von den Phasen, die ein Sterbender bis zur Annahme seines Sterbens durchläuft, wenn er mit der Wirklichkeit seines bevorstehenden Todes konfrontiert wird. Sie hat in ihren langen Gesprächen mit Sterbenden fünf Phasen herausgearbeitet (Tab.2). Von vielen ist sie deswegen hochgelobt worden, aber viele kritisieren sie auch: Diese Phasen seien willkürliche Konstruktionen, denn so liefe die psychische Annahme des Todes nicht ab. Elisabeth Kübler-Ross hat jedoch selber dargestellt, daß die Phasen des Sterbens Phasen sind, "die der Mensch durchzumachen hat, wenn er eine unheilvolle Nachricht erhält: Es sind Verteidigungsmechanismen im psychiatrischen Sinn, Mechanismen zur Bewältigung extrem schwieriger Situationen. Sie alle wirken unterschied-

70

**Tabelle 2.** Die fünf Phasen der Sterbens (Die Angst vor dem Tod)
(aus [12])

------------------------------------------------------------------

| | |
|---|---|
| Erste Phase: | **Nicht wahrhaben wollen** und Isolierung |
| Zweite Phase: | **Zorn** gegen Gott, gegen das Schicksal, (warum mir?) |
| Dritte Phase: | **Verhandeln**, Bitte um Aufschub (noch nicht, später) |
| Vierte Phase: | **Depression**, Hoffnungslosigkeit, Trauer |
| Fünfte Phase: | **Zustimmung**, Einwilligung in das Sterben |

------------------------------------------------------------------

lich lange Perioden hindurch, lösen einander oft ab, existieren aber auch nebeneinander" [12,S.94]. Es sind dies die psychologischen Mechanismen der Verlustbewältigung. Wenn ich etwas mir besonders Wertvolles verliere, so reagiere ich damit: "Das kann doch nicht wahr sein", und: "Warum passiert gerade mir das", und: "Hätte das nicht ein bißchen später kommen können", und erst nach langem komme ich dazu, mir zu sagen: "Weg ist weg".

Der Verlust des eigenen Lebens ist der größte Verlust, der uns treffen kann. Mit unserem Leben verlieren wir alles, alle Freunde, alle Verwandten und überhaupt alles, was uns das Leben lieb und teuer macht [4, S.131]. Sterbebewältigung ist Verlustbewältigung. Und da dies so schwierig ist, nehmen Verleugnung, Aggression und Trauer in dem psychischen Befinden der Sterbenden so großen Raum ein.

## ÜBER DIE EINSAMKEIT DES STERBENDEN

Der Sterbende selber ist einsam. Das war früher anders, als sich Geburt und Tod in der Großfamilie abspielten und so die Sterbenden in das tägliche Leben einbezogen wurden. Wir schieben den Tod heute in unsere Krankenhäuser ab. So sind Sterbende heute weitgehend deren Obhut überlassen, und oft kümmern sich auch nächste Angehörige nur am Rande um sie. Das hängt sicher zusammen mit der unbewältigten eigenen Angst vor dem Tode. Das muß nicht so sein. Wir erinnern uns an Mozarts Brief aus dessen letztem Lebensjahr: "Da der Tod der wahre Endzweck unseres Lebens ist, so habe ich mich mit diesem wahren, besten Freund des Menschen so bekannt gemacht, daß er nichts Schreckendes mehr für mich hat, sondern recht viel Beruhigendes und Tröstendes, und ich danke meinem Gott, daß er mir vergönnt hat, ihn als den Schlüssel zu unserer wahren Glückseligkeit kennenzulernen. Wird doch kein Mensch sagen, daß ich mürrisch oder traurig wäre" [9]. Nicht die Dauer unseres Lebens ist entscheidend, sondern ob es erfüllt war.

Ein erfülltes, dadurch in sich ruhendes Leben hat wenig Angstpotentiale. Aber nur wenige Menschen haben so viel Ruhe in sich, daß sie die weitergeben können. Daher sehen wir so oft in der Gegenwart eines Sterbenden eine eigentümliche Verlegenheit der Lebenden. "Sie wissen oft nicht recht, was zu sagen. Für die Sterbenden selbst kann das recht bitter sein, noch lebend, sind sie bereits verlassen" [7, S.39]. Einsamkeit bedeutet Alleinsein. Man kann auch allein sein mitten zwischen anderen, wenn man denen gleichgültig ist [7, S.98]. In der Einsamkeit zeigt sich, "wie fundamental die Bedeutung der Menschen für Menschen ist und wie Sterbende sich fühlen müssen, wenn sie von den Lebenden aus deren Gemeinschaft ausgeschlossen werden" [7, S.90].

## DIE BEDÜRFNISSE DES MENSCHEN IM STERBEN

Die Bedürfnisse der Sterbenden sind keine anderen als die der Lebenden. Aber beim Sterbenden sind diese Bedürfnisse intensiver, ihre Erfüllung ist lebensnotwendiger. Wenn das Leben plötzlich beschränkt ist, läßt sich die Erfüllung nicht mehr in die Zukunft projizieren. Der Sterbende muß seine Selbstbestätigung jetzt und hier erfahren. Die objektiven Bedürfnisse jedes Menschen sind die nach Achtung, nach Liebe, nach Sicherheit (Geborgenheit) und nach Selbstverwirklichung (Ichfindung) [21] (Tab.3). Für uns moderne Menschen ist unser Bedürfnis nach Selbstverwirklichung entschei-

**Tabelle 3.** Bedürfnisse der Sterbenden im engeren Sinne (aus [21])

| Bedürfnisse | Das Recht des Menschen auf seinen eigenen Tod und auf ein individuelles Sterben |
|---|---|
| des Körpers | Schmerzen/Atemnot/Durst<br>Respiratorpatient: Angst vor dem Aussetzen des Respirators |
| nach Sicherheit | Ängste (Intensive care syndrom)/Kompetenz/Notfallhilfe/Ehrlichkeit der Information<br>Herzpatient: Verunsicherung durch Miterleben des Sterbens anderer |
| nach Liebe | soziale Zärtlichkeit/Körperkontakt (die Körpersinne schwinden zuletzt)/Teilnahme der Familie und Freunde |
| nach Achtung | Ernstnahme des Todeswillens/Gleichwertigkeit des Sterbenden mit den Genesenden/Anerkennung als Mensch (auch geschlechtlich) |
| nach Selbstverwirklichung | Wahrheit am Krankenbett/Individuation/Entscheidungsfreiheit<br>Dialysepatient: Vermeidung zweifelhafter Lebensverlängerungen bzw. falscher Erwartungen |

dend. Wir fordern, solange wir entscheidungsfähig sind, auch Entscheidungsfreiheit. Charakteristisch dazu Peter Noll, der Schweizer Strafrechtler, der für ein bei ihm gefundenes Blasenkarzinom, zu dessen Sanierung eine einschneidende Operation erforderlich gewesen wäre, die Behandlung ablehnte in der Überlegung: "Ich will nicht in die chirurgisch-urologisch-radiologische Maschine hineinkommen, weil ich dann Stück um Stück meiner Freiheit verliere" [19, S.11]. Sein weit verbreitetes Buch "Diktate über Sterben und Tod" enthält seine Erfahrung mit dem bewußt bevorstehenden Tod und seine Auseinandersetzung mit der Ablehnung ärztlicher Behandlung.

## DAS ARBEITSBÜNDNIS ZWISCHEN ARZT UND PATIENT

"Der Tod des anderen" erscheint "als Mahnzeichen des eigenen Todes",und so ist "dessen Verdrängung" die Ursache für die Unfähigkeit, Sterbenden diejenige Hilfe zu geben und diejenige Zuneigung zu zeigen, die sie beim Abschied vom Menschen am meisten brauchen" [7, S.19]. Für die Betreuung von Sterbenden ist aber ein echtes "Arbeitsbündnis" zwischen Arzt und Patient erforderlich [1], besser noch ein "Arbeitsbündnis aus Patient, Familie und Behandlungsteam" [14]. Klapp hat die psychotherapeutischen Funktionen des Behandlungsteams aufgeschlüsselt. Sie lassen sich global vergleichen mit der Rolle der Mutter (Eltern) gegenüber ihrem Säugling, später ihrem rasch sich entwickelnden Kleinkind. Dabei gehe es um die "emotionale Präsenz" gegenüber dem Patienten. "Praktisch geht es um das Erkennen der emotionalen Befindlichkeit des Patienten, seiner Bedürfnisse, Ängste, Befürchtungen, seines Grolls und seines Haders, seiner jeweiligen Gefährdung, aber auch seiner jeweiligen Fortschritte, sowie um die Einnahme der jeweils angemessenen Haltungen gegenüber dem Patienten. Es gilt, die Angstbewältigungstechniken und -strategien des Patienten, seine 'Regression' auf frühere Stufen seiner psychischen Entwicklung, Mängel in seinen Möglichkeiten der Realitätsprüfung und -meisterung zu erkennen, sich darauf einzustellen und situationsgerecht zu handeln" [11, S.244]. Kurz, von seiten des Behandlungsteams geht es zuerst einmal um die Zuwendung zum Patienten, um die "Empathie", das sich Hineinfühlen, sich Hineinversetzen in seine Situation. Das klingt schwierig, ist aber einfach. Wir brauchen uns nur Zeit zu nehmen, müssen uns hinsetzen zum Patienten, müssen ihn ansehen, "Augenkontakt" aufnehmen, müssen vor allem zuhören. "Sorge und Mitgefühl müssen nicht in Worte gekleidet werden" [6, S.110]. Aber wenn wir etwas zu sagen haben, sollten wir deutsch sprechen und nicht lateinisch oder ein anderes Medizinwelsch. Für viele Kranke wird es "allein durch die Aussprache möglich, mehr Abstand zu ihren Problemen zu finden, so daß sie ihre Schwierigkeiten besser ordnen und rational verstehen können" [10]. Zuhören, Wahrnehmen, Dasein, "Empathie" = "einfühlendes Verstehen" [10] lassen sich lernen. Das bedingt aber einen Wandel der Arztpersönlichkeit, wie sie Michael Balint fordert. Der Arzt wird dann selber zur Arznei [2]. Die Umsetzung dieser Forderung in die heutige medizinische Ethik hat Paul Sporken, der holländische Medizinethiker, in dem Begriff "Begleitung" gültig zusammengefaßt. Der Helfer sei dazu da, den Hilfsbedürftigen zu begleiten, damit der nicht mehr allein sei. Es sei nicht seine Aufgabe, den anderen zu führen. Begleitung müsse so sein, wie in der Musik, wo der Begleiter ja auch nicht die Melodie spiele [25]. Das bedeutet also, daß man den Sterbenden als Person anerkennt, seine Wünsche respektiert, seine Bedürfnisse erkundet. Erst wenn der Kranke selber nicht mehr entscheiden kann, muß "Begleitung" durch die Aufforderung zur Fürsorge für den anderen ergänzt werden. Sie muß dann, so meine ich, zur "fürsorglichen Begleitung" werden. Notwendig wird dies bei fortgeschrittener Krankheit, wenn die zu Bewußtlosigkeit, zumindest zu ungenügender intellektueller Konzentrationsfähigkeit geführt hat [22]. Fürsorgliche Begleitung erfordert Aufrichtigkeit des Behandlers nicht nur gegenüber dem Kranken, sondern auch gegenüber sich selbst. Auch der Behandler muß sich über seine Motive klar werden [2].


## VON DER NOTWENDIGKEIT, MITEINANDER ZU REDEN

Bestmögliche Hilfe wird immer bestimmt von offener, gegenseitiger Aussprache. Daß Ärzte gewöhnlich so wenig dazu fähig sind, liegt daran, daß Ärzte heute so viel können. Der Arzt braucht nicht zu sprechen, denn er hat immer noch eine Behandlungsmöglichkeit parat. So bleibt das Gespräch weitgehend dem Seelsorger überlassen. "Der kommt in der Regel mit leeren Händen zum Patienten. Der Seelsorger hat .... am Kranken nichts zu hantieren (zu spritzen, zu messen etc.), Verrichtungen, hinter denen er sich verschanzen könnte, um so der persönlichen Begegnung auszuweichen. Er muß also reden" [27], muß zuhören, kann auch dem Patienten helfen bei der Erstellung seiner Lebensbilanz, ohne die Selbstverwirklichung nicht stattfinden kann. "In dem Maße, wie die Medizin Instrumente zur Behandlung von Krankheitssymptomen erhalten hat, hat sie in der Geschichte die Dimension der Begleitung verloren" [16]. Die Aufgaben des Seelsorgers subsumiert Christ, indem er auf das elementare Kriterium Jesu für das Bestehen im Weltgericht (Matthäus 25, 36) eingeht: "Ich bin krank gewesen, und ihr habt mich besucht". "Es heißt nicht" - so Christ - "ich bin krank gewesen, und ihr habt mich bekehrt, oder ich bin krank gewesen, und ihr habt meine Probleme gelöst", sondern "ihr habt mich besucht" [5, S.81]. "Vor dem Behandeln liegt das Kranke Besuchen im Sinne der Begegnung auch mit ihrem Leid. Instrumentenlosigkeit ist der Anfang allen Begleitens" [16]. Unsere Kranken sollten sich Ärzte wünschen, die sich ihre eigene Hilflosigkeit gegenüber dem terminalen Krankheitsstadium frühzeitig eingestehen, indem sie den Zeitpunkt des Terminalstadiums frühzeitig ansetzen, Ärzte, die nicht versuchen, dem begrenzten Leben Zeit hinzufügen, sondern alles daransetzen, der begrenzten Zeit Leben zu geben, Ärzte, die sich nicht an überflüssigen Maßnahmen versuchen. "Überflüssig", definieren Gallmeier et al., ist "diagnostisches oder therapeutisches Handeln dann, wenn es dem Kranken in seiner ganz individuellen Situation nicht nützt, d.h. keinen Vorteil in

seiner Krankheitsbewältigung mit sich bringt". Überflüssige Maßnahmen
bringen andererseits Belastungen und Belästigungen mit sich, die letztlich
seine Lebensqualität beeinträchtigen und unnötige Kosten verursachen [8].
"Es verwundert"...., daß "über derartige Selbstverständlichkeiten überhaupt geschrieben werden muß. Die Praxis allerdings lehrt, wie notwendig
diese Überlegungen sind und es gibt zu Besorgnis Anlaß, wenn wir hören,
daß der Cytostatika-Absatz jährlich um 20% steigt. Zum Begriff "Cytostati-
ka-Abusus" ist es nur noch ein kleiner Schritt" [8]. Therapeutische Möglichkeiten bei infausten Prognosen?: "Man kann noch viel tun, nämlich
human sein", sagt dazu mein Balint-Supervisor H. Molinski [17]. Auch der
Arzt sollte durch das Gespräch helfen und sollte die Ängste des Kranken
nicht nur der Schwester, dem Seelsorger, dem Besuchsdienst, dem Mitpatien-
ten oder der Putzfrau überlassen. Diese hierarchische Linie hat insofern
Bedeutung, als bisher Ärzte im Krankenhaus meist die schlechtesten Ge-
sprächspartner sind.


## ANGST UND SCHMERZ BEIM KREBSKRANKEN

Der terminal Kranke ist hilflos. Jean Cameron beschreibt das: "Ich erin-
nerte mich an Patienten und Angehörige, die davon gesprochen hatten, daß
sie von ihren Ärzten im Stich gelassen worden waren, und welche schreckli-
chen Gefühle der Hilflosigkeit und Hoffnungslosigkeit die Folge waren" [4,
S.45]. "Wenn Menschen trauern, bringen sie häufig alle möglichen starken
Gefühle zum Ausdruck: Wut, Schuldgefühl, Verzweiflung, Hilflosigkeit,
Hoffnungslosigkeit und Selbstmitleid. Man muß ruhig und geduldig zuhören
ohne zu urteilen, zu tadeln oder zu kritisieren. Danach haben die Leute
das Gefühl, daß es in Ordnung ist, offen und ehrlich zu reden. Sie spüren,
daß jemand Verständnis und Mitgefühl hat. Sie kommen zu der Überzeugung,
daß Weinen normal ist und daß sie sich dessen nicht zu schämen brauchen.
In dieser Zeit muß man die Menschen erst einmal beruhigen und ihnen zeigen, daß sie nicht allein sind. Später kann man vielleicht bei der Lösung
eventuell auftauchender praktischer Probleme mit Rat und Tat zur Seite
stehen" [4, S.108].
    Ein großes Problem ist die Angst. "Am Anfang gibt es viele Ängste. Die
Angst ist möglicherweise der ärgste Feind. Angst vor ungestillten Schmerzen und Leiden, Angst, die Kontrolle zu verlieren und Angst, zu einer physischen, seelischen oder finanziellen Belastung für diejenigen zu werden,
die wir lieben" [4, S.46].
    Das Hauptproblem bei einem Krebs im terminalen Stadium aber ist der
Schmerz. "Als sich meine Krankheit verschlimmerte, wurde der Schmerz
zunehmend zum Hauptproblem. Ihn unter Kontrolle zu bekommen, ist einer der
wichtigsten Aspekte der Pflege und Betreuung gewesen, die ich erhalten
habe. Dafür bin ich dankbarer als für alles andere. Die Krankheit breitete
sich aus, und die Schmerzen wurden schlimmer. Aber ich konnte mich nicht
entschließen, stärkere Mittel einzunehmen, da ich Angst hatte, benommen zu

werden, nicht mehr klar denken und normal reagieren zu können. Weil es mir
so wichtig war, möglichst lange mein gewohntes Leben zu führen, schob ich
die Einnahme der Medikamente lange Zeit vor mir her und durchlitt in dieser Zeit unendliche Qualen und Schmerzen. Eine Flasche mit einem speziellen Schmerzmittel (mit Morphin) stand beinahe einen Monat lang unberührt
auf meinem Nachttisch, während ich darum kämpfte, mit den Schmerzen fertig
zu werden und der Versuchung zu widerstehen" [4, S. 53 f.]. Jean Cameron
beschreibt, wie ihr ganzes Denken und Fühlen ausschließlich von Schmerzen
bestimmt war, die sie keine Nacht mehr schlafen ließen, die allgegenwärtig
waren. Als sie von diesen Schmerzen zermalmt wurde und das Gefühl hatte,
in einer Muschel eingesperrt zu sein und es unmöglich war, an etwas anderes oder jemand anderen zu denken, nahm sie schließlich doch die erste Dosis des Schmerzmittels. Schläfrigkeit überkam sie, genau wie sie befürch-
tet hatte. Aber die Schmerzen vergingen. Sie schlief 3 Tage, dann wachte
sie auf und merkte wenig von dem, was um sie vorging. Aber nach dem Schlaf
und dem Zustand des Dösens verschwand schließlich auch die Schläfrigkeit,
sie war hellwach und hatte keine Schmerzen mehr. "Ich finde kaum Worte",
schreibt sie, "um die Erleichterung und Dankbarkeit zu beschreiben, die
ich verspürte. Mein Kopf war klar, und ich war wieder voller Tatendrang.
Ich kam aus meinem Schneckenhaus heraus und nahm wieder Anteil an meiner
Umwelt". So ist es weitergegangen. Die Morphiumdosis hat sie allmählich
erhöht, aber, obwohl sie inzwischen fast 100 mg Morphium alle 4 Stunden
brauchte, und das seit mehr als einem Jahr, glaubte sie, daß ihr Denken
mehr oder weniger ungetrübt ist. Zwar ermüdet sie rascher, braucht mehr
Schlaf, aber auch ihr Körper ist jetzt stärker von Krankheit durchsetzt,
und manchmal hat sie Schmerzen, aber sie kann die Dosis so bemessen, daß
sie vollkommen schmerzfrei ist, wenn sie das will. Sie tut das, wenn sie
schlafen möchte, oder sie verringert die Dosis, wenn sie besonders wach
sein möchte [4, S.55 f.].

Ich glaube, es ist ganz wichtig zu wissen, wie schwer sich ein Patient
tut, bis er sich dem Morphium hingibt. Wir sehen das auch bei unseren
Patienten immer wieder, und wesentlicher Teil des Arbeitsbündnisses zwischen Behandlungsteam und Patient ist, den Patienten dahin zu führen, daß
er der Schmerztherapie zustimmt. Dies geht jedoch nicht ohne eingehende
Aufklärung.


## DER UMGANG MIT DER WAHRHEIT

Aufklärung ist für viele Therapeuten ein Problem, denn sie betrifft unser
Verhältnis zur Wahrheit. Wir erinnern uns an das Wort von Hufeland: "Den
Tod verkünden, heißt den Tod geben". Ich gebe zu, daß dies Wort für einen
Teil unserer Patienten immer noch gilt. Aber ich meine doch, die Mehrheit
unserer Patienten ist heute in ihrem Drang zur Selbständigkeit, zur
Selbstverantwortung, zur Selbstverwirklichung so motiviert, daß sie wissen
möchte, wie es um sie steht. Da dies jedoch nicht für alle gilt, wird man

einem Patienten die Wahrheit, die er nicht wissen will, auch nicht aufdrängen dürfen. "Man muß nicht alles sagen, was wahr ist, aber alles was man sagt, muß wahr sein" [6]. Für die Arzt-Patienten-Beziehung gibt es jedoch nichts Schlimmeres als die Lüge, und nur mit einer stabilen Arzt-Patienten-Beziehung können wir unsere Patienten führen. Nur dann ist das Arbeitsbündnis möglich, von dem Luban-Plozza und Drings [14] sowie Adler und Hemmeler [1] sprechen. So wird man um die Sache, um diese allerwesentlichste Sache, den bevorstehenden Tod, nicht herumreden dürfen. Der Patient fühlt doch, wie es um ihn steht. Und nichts ist schlimmer als die Unwahrheit, die sich von Gespräch zu Gespräch immer höher aufbaut und das gegenseitige Verhältnis trübt. Ich habe wiederholt erlebt, insbesondere, wenn Angehörige mich inständig gebeten haben, dem Sterbenden doch bitte nicht die Wahrheit zu sagen und ich die Diagnose zwar nicht gesagt, aber auch nichts beschönigt habe, daß wir, der Sterbende und ich, uns genau verstanden haben. Wiederholt habe ich dann gehört: "Herr Doktor, ich danke Ihnen, jetzt weiß ich doch, wie es um mich steht". Wir alle brauchen Zeit, um, wie E. Kübler-Ross es ausdrückt, "unfinished business" - was sie deutsch immer mit "unerledigte Geschäfte" übersetzt, was wir einfach "Unerledigtes" nennen sollten - wir alle brauchen Zeit, um Unerledigtes zu bewältigen, und wir müssen es bewältigt haben, bevor wir zur Ruhe kommen können.

Die Wahrheit zu wissen, wenn es um das eigene Ende geht, ist eine große Chance. Bei Noll finde ich die Gründe dafür: "Erstens muß man keine Rücksichten mehr nehmen, mehr als das Leben kann dir niemand nehmen. Zweitens kann man alles vorbereiten und abschließen. Der Tod tritt weder als scharfe Zäsur mitten ins Leben, noch kommt er auf seinen bösen, leisen Sohlen" [19, S.87 f.]. Beim "Leben aus der Todesperspektive.... wird alles sehr viel einfacher und klarer. Die zeitliche Begrenzung - daß die Uhr abläuft: das ist erfahrbar. Der Tod bleibt sich gleich, aber das Leben wird anders" [19, S.75]. "Die Zeit wird wertvoller" [19, S.81]. Und auch Jean Cameron schreibt, daß eine lebensbedrohende Krankheit neben vielerlei Kummer auch Gaben mit sich bringe, und - so paradox das klinge - eines der wichtigsten Geschenke sei Zeit, "Zeit, mit allen möglichen Dingen ins Reine zu kommen. Man stellt fest, welche Dinge im Leben wirklich von Bedeutung sind und welche unwichtig sind. Man kann die Prioritäten und Perspektiven bestimmen. Man lernt, niemanden und nichts für selbstverständlich zu nehmen. Jeder Tag ist wichtig" [4, S.48 f.]. Während eines unerwarteten Schneesturms denkt sie: "Wird dies das letzte Mal sein? Das war kein trauriges Erlebnis; es war eine Freude. Ich betrachtete diese Schneeflocken in einer Weise, wie ich das wirklich niemals zuvor getan hatte. Wenn ich keinen Krebs gehabt und nicht gewußt hätte, daß ich sterben würde, so bezweifle ich, daß ich irgendeinen weiteren Gedanken an diesen Tag verschwendet hätte" [4, S.49]. Das lesen wir auch bei Noll: "Sehen wir das Leben vom Tode her, werden wir freier. Vieles wird leichter, manches intensiver. Etwas zum letztenmal sehen, ist fast so gut, wie etwas zum erstenmal sehen" [19, S.83]. "Das Verhältnis zu den anderen wird anders.... mehr diejenigen lieben, die dich lieben, weniger dich denjenigen widmen, die dich nicht lieben, geduldiger werden, wo du zu ungeduldig warst, offener und härter, wo du zu nachgiebig und zu anpassungswillig warst" [19, S.83]. Und nach der Lektüre von Montaigne notiert er: "Die überlegte Vorstellung des Todes ist die überlegte Vorstellung von Freiheit. Wer gelernt hat zu sterben, hat verlernt untertänig zu sein: Es gibt kein Übel mehr für denjenigen, der gut begriffen hat, daß der Verlust des Lebens kein Übel ist: Das Wissen, daß wir sterben, befreit uns von jeder Unterwerfung und Zwang" [19, S.42]. "Es ist wirklich eine Chance, den Tod auf sich zukommen zu sehen.... Mehr als das Leben kann dir niemand nehmen" [19, S.27].

Die Wahrheit ist ein integrierender Faktor der Arzt-Patient-Beziehung. Einem Patienten, der wirklich wissen möchte, wie es um ihn steht, die Wahrheit zu verweigern, heißt ihn entmündigen. Aber die Frage nach der Wahrheit kann beim Todkranken zwei Gründe haben: Einmal daß er wirklich wissen möchte, wie es um ihn steht, damit er sein Leben darauf einrichte, zum anderen, daß jemand, der fürchtet, die todbringende Wahrheit zu erfahren, nach dieser Wahrheit fragt in der Hoffnung, seine Furcht sei grundlos. Ein solcher Patient möchte getäuscht werden. Trotzdem wird auch bei dieser sogenannten "barmherzigen Lüge" die Patient-Arzt-Beziehung erheblich gestört. Die eine Unwahrheit führt zu anderen, und schließlich wird sich die Kommunikation ganz im Bereich der einverständigen Lüge bewegen. Es wäre falsch, einem solchen Patienten die Wahrheit aufzuzwingen. Aber auch hier, so glaube ich, bedeutet die Lüge einen Vertrauensbruch, und auch hier kann eine bessere Beziehung aufgebaut werden durch die Wahrheit, bei der nur das entscheidende Wort nicht ausgesprochen wird. Diese Verhaltensweise kann man als "einvernehmliches Verschweigen" bezeichnen. Arzt und Patient sprechen dann so zueinander, als wüßte jeder Bescheid, und trotzdem braucht das schwerwiegende Wort vom Krebs, vom bevorstehenden Tod nicht ausgesprochen zu werden.


## DAS PRINZIP HOFFNUNG

Wo bleibt dann die Hoffnung? Opderbecke hat das alte Sprichwort "Der Mensch hofft, solange er lebt" für die Aufklärung umgeprägt in: "Der Mensch lebt, solange er hofft". Nehme man dem Patienten die Hoffnung, so werde er sterben [20]. Ich habe viele Gründe dafür, daß diese Überlegung in unserem Zusammenhang nicht relevant ist. Erstens, wenn dieser Patient sterben muß, wird auch die Hoffnung nichts daran ändern. Zweitens, worauf soll er denn hoffen, wenn sein Leben ohnehin durch die Natur der Erkrankung begrenzt ist. Drittens, welche Lebensverlängerung, denkt man an den existenziellen Sinn seines Lebens, an die Selbstverwirklichung des Menschen im Tode, läßt sich für den Patienten erreichen, wenn man ihn im unklaren läßt über die Natur seines Leidens, und viertens - dieser Grund ist für jeden unmittelbar einzusehen - nimmt man dem Patienten durch die Lebenslüge Hoffnung die Möglichkeit, sich mit seinem Tod zu befassen und sein Leben auch in seinen Äußerlichkeiten zu ordnen. Denken wir an Testamentverfügungen, Abschluß begonnener Arbeiten etc. Das Leben wird erst reich in seiner Begrenzung, und angesichts des Todes kann jeder noch erlebte Tag Gewinn bedeuten [23].

Auch wenn wir wissen, daß uns der Tod unmittelbar bevorsteht: Wann er kommt, das wissen wir nie. Hierin liegt Hoffnung, auch dann, wenn wir hoffnungslos dem Tod verfallen sind. Elisabeth Kübler-Ross spricht davon, daß ihre Stadien der Todesannahme sich oft einander ablösen, auch nebeneinander existieren, daß aber in jeder Phase fast immer die Hoffnung vorhanden ist, und "daß auch diejenigen, die sich mit ihrem Schicksal abgefunden haben und ihre Krankheit durchaus realistisch beurteilen, immer noch mit der Möglichkeit einer besonderen Heilung spielen, an die Entdeckung eines neuen Medikaments glauben. Der Hoffnungsschimmer hilft über Tage, Wochen und Monate des Leidens hinweg. Es ist die Hoffnung, daß sich alles am Ende als Alptraum herausstellen wird.... Diese Hoffnung hilft dem Todkranken, bei Verstand zu bleiben und alle Untersuchungen über sich ergehen zu lassen. Sie verspricht sozusagen eine Rechtfertigung des Leidens" [12, S.94 f.]. "Wenn der Kranke keine Hoffnung mehr zu erkennen gibt, ist es meistens ein Zeichen dafür, daß der Tod unmittelbar bevorsteht. Vielleicht sagt er: Doktor, ich glaube, ich habe es bald hinter mir, oder, nun ist es wohl so weit.... Wir hatten sie immer in ihrer Hoffnung bestärkt, aber die nicht mehr gewaltsam aufrecht erhalten, wenn die Patienten ergeben und ohne Verzweiflung selbst auf sie verzichteten" [12, S.96]. Hierzu wieder Jean Cameron: "Im Anfangsstadium der Krankheit hoffte ich, daß sie sich nicht ausbreiten würde. Aber sie hat sich ausgebreitet. Inzwischen ist Hoffnung etwas anderes. Für mich bedeutet Hoffnung, daß ich im nächsten Frühjahr vielleicht wieder aufs Land hinaus komme, um meinen Garten zu sehen. Hoffnung hat mich im letzten Herbst bewogen, in meinem Garten zu arbeiten und die Zwiebeln zu setzen, die im Frühjahr Blüten treiben werden. Warum mache ich mir die Arbeit? Die Antwort ist einfach. Ich liebe meinen Garten und liebe die Blumen. Ich weiß, selbst wenn ich nicht mehr hier sein sollte um sie anzuschauen, werden sie im Frühling aus der Erde herauskommen. Falls ich noch da sein sollte, wird es ein Geschenk sein, eine Freude, und ich schaue dem erwartungsvoll entgegen. Aber selbst wenn ich nicht mehr sein werde, werden sie sein" [4, S.139 f.]. Auch Luther wollte noch einen Apfelbaum pflanzen, bevor die Welt untergeht.

"Mehr als zuvor kann man heute hoffen, durch die Kunst der Ärzte, durch Diät und durch Medikamente den eigenen Tod hinauszuschieben " [7, S.74]. "Jede noch so infauste Wahrscheinlichkeit enthält ein Fünkchen Hoffnung". Denn selbst der prognostisch erfahrene Arzt hat keinen sicheren Blick in die Zukunft. "Davor steht die reale Erfahrung der unwahrscheinlichen Wendungen trotz infauster Prognose" [14].

Frage an Elisabeth Kübler-Ross: "Wie bereitet man sich auf die Betreuung
sterbender Patienten vor?" Ihre Antwort: "Man besucht sie, sitzt bei
ihnen, hört ihnen zu und lernt von ihnen" [13, S.110]. Man beobachtet sie,
man hört nicht nur darauf, was sie sagen, sondern sieht ihre Körperspra-
che. Nonverbale Mitteilungen sind wichtiger als verbale. Es geht darum,
den anderen zu beachten, indem wir ihn genau beobachten. "Der andere sagt
mir oft mit seiner Gestik und Mimik deutlicher, was er wünscht oder was er
ablehnt, als mit seinen Worten" [15, S.37]. Um den anderen dazu zu bringen
auszusprechen, was ihn bewegt, dazu genügt es oft, sich zu ihm zu setzen
und zu sagen: "Es ist schwer, nicht wahr?" Bei Elisabeth Kübler-Ross fragt
ein junges Mädchen: "Meine Großmutter ist nicht imstande über den Tod mei-
nes Großvaters, seine Krebserkrankung zu sprechen, obwohl er offensichtlich ein solches Gespräch herbeisehnt. Sie scheint alles nicht wahrhaben
zu wollen, während er ganz offen von diesem 'ekelhaften Krebs' redet. Wie
kann ich eine solche Aussprache herbeiführen?" Anwort: "Wenn Ihre Großmutter ihren Mann alleine läßt, können Sie in ihrem Beisein sagen 'Dein Krebs
ist schlimm, nicht wahr Großvater', damit geben Sie ihm die Möglichkeit,
Ihnen sein Bedürfnis nach einer Aussprache mitzuteilen. Vielleicht wird
ihre Großmutter dann das Zimmer verlassen, weil sie das Thema nicht er-
trägt oder verlangen, daß Sie es sofort fallen lassen, dann können Sie ihr
antworten, daß der Großvater vielleicht gern darüber sprechen möchte, und
er wird es bestätigen" [13, S.103].

R. Twycross und M. Zenz: Orales Morphin bei inkurablen Schmerzen

| Tabletten/Medizin | 2.00 | beim Aufwachen | 10.00 | 14.00 | 18.00 | vorm Einschl. | Zweck |
|---|---|---|---|---|---|---|---|
| Morphin Lösung (20 mg in 10 ml) | (10) | 10 | 10 | 10 | 10 | 10 | Schmerz |
| Aspirin Tabl. (500 mg) | | 1 | | 1 | | 1 | Schmerz |
| Prednisolon Tabl. (5 mg) | | | 1 | 1 | 1 | | Appetit |
| Prochlorperazin Tabl. (10 mg) | | 1 | | 1 | | 1 | Übelkeit |
| Laxantien Tabl. | | | | | | 2 | Verstopfung |
| Mogadon Tabl. (5 mg) | | | | | | 1 | Schlaf |
| Nystatin Tropf. (ml) | | | 2 | 2 | 2 | | Mund-belag |

Bei neuen Schmerzen 10 ml von der Schmerzmedizin extra nehmen!

Abb.2.Einnahmehilfe
für Verordnungen
bei Krebsschmerz
(aus [26])

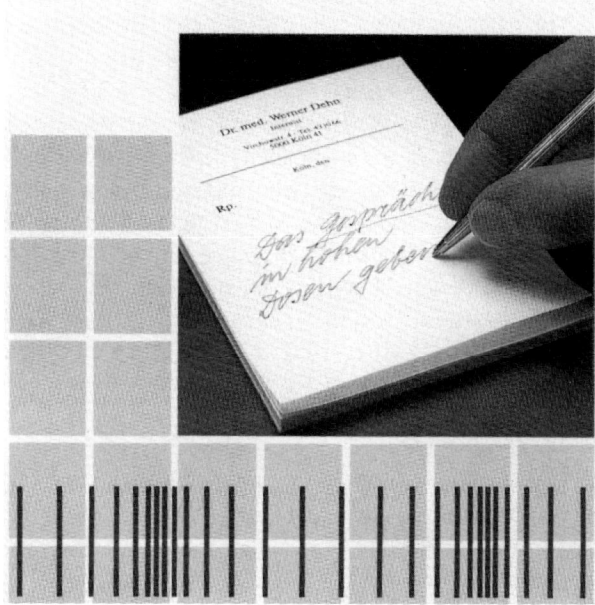

## Psychische Führung von Krebspatienten Schmerzbehandlung in der Praxis

**Abb.3.** Der Abbau von Angst und der Aufbau stabiler zwischenmenschlicher Beziehungen führen über das Gespräch (aus [3])

Die Compliance des Patienten mit unseren Anordnungen erreichen wir durch ein stabiles Patient-Arzt-Verhältnis, von unserer Seite gestützt durch unsere Empathie und Aufrichtigkeit gegenüber dem Kranken. Und da in der Arzneimitteltherapie das Einhalten der Zeitintervalle wichtig ist, geben wir ihm die Hilfen schriftlich dazu (Abb.2). Wir verordnen Neuroleptika und Antidepressiva zur Unterstützung unserer Bemühungen über das Gespräch. Das Gespräch selber geben wir in hohen Dosen (Abb.3) und so häufig, wie wir können, und wir geben dieses Gespräch nicht nur dem Kranken, sondern auch seinen Angehörigen. Angehörigenführung ist Teil der Patientenführung. Auch die Angehörigen müssen die Phasen der Verlustbewältigung durchmachen. Da der Tod des Kranken sie aber erst dann wirklich betrifft, wenn der Kranke tot ist, also erst, wenn er unwiederbringlich verloren ist, setzt dort der Verlauf von: 'Nicht Wahrhaben Wollen', 'Zorn', 'Depression', oft so heftig, weil so unvorbereitet schnell ein. Wir Ärzte sollten dann Verständnis haben für den Zorn, für die Brüskierung, für die Kränkung durch Angehörige. Grund für die Vorwürfe gegen andere kann aber auch die Umkehrung von Selbstvorwürfen sein. Daß zuerst "die Ärzte" von der Familie beschuldigt werden, wenn ein naher Angehöriger

81

gestorben ist, hat seine Ursachen oft in Schuldgefühlen diesem Toten gegenüber, die externalisiert, auf andere übertragen werden. Es ist "Unerledigtes". Dies zu wissen, hilft uns, dabei ruhig zu bleiben.

Neben dem Angstabbau durch das Gespräch ist die wichtigste Aufgabe des Helfers die Schmerzbekämpfung. Schrecklich, das sehen wir immer wieder, ist der schlimme Schmerz und fast noch schrecklicher die Angst davor. Aber darüber handelt morgen der ganze zweite Tag unseres Symposions.

Mir ging es heute vor allem darum, die Voraussetzungen aufzuzeigen, die der Therapeut mitbringen muß, wenn er Krebspatienten führen will. Denn, das ist meine Überzeugung, Patientenführung ist zuerst einmal Therapeutenführung. Hat der Therapeut die rechte Einstellung zum Patienten und zu dessen Tod, dann wird er auch seinem Patienten recht helfen können.

Patientenführung bei terminalen Erkrankungen ist ein Hinführen zum Tod. "Der Tod" aber, so sagte Rudolf Nissen, einer der bedeutendsten Chirurgen unserer Zeit, Schüler von Sauerbruch, lange Jahre Ordinarius in Basel, "der Tod ist der Horizont unseres Lebens, aber - der Horizont ist nichts anderes als das Ende unserer Sicht" [18 in 28].

## LITERATUR

1. Adler RH, Hemmeler W (1983) Psychologische Behandlungsmöglichkeiten des Schmerzes bei Krebspatienten. Schmerz 4:152
2. Balint M (1976) The doctor, his patient and the illnes. London 1964, deutsch: Der Arzt, sein Patient und die Krankheit. Klett, Stuttgart 4. Aufl
3. Boehringer Mannheim GmbH (1985) Psychische Führung von Krebspatienten. Reihe: Schmerzbehandlung in der Praxis
4. Cameron J (1983) For all that has been. Macmillan, New York, deutsch: Heute will ich leben. Kreuz, Stuttgart
5. Christ D (1983) Ich bin krank gewesen und ihr habt mich besucht. Z Humanist Psychologie 3/4:74
6. Eissler KR (1965) The psychiatrist and the dying patient. Int. Universities Press, New York 1955, deutsch: Der sterbende Patient: zur Psychologie des Todes. Fromann-Holzboog, Stuttgart Bad Cannstatt (Problemata 61)
7. Elias N (1982) Über die Einsamkeit der Sterbenden in unseren Tagen. Suhrkamp, Frankfurt
8. Gallmeier WM, Wetzlar M, Grunsch U, Rüttinger EM (1985) Überdiagnostik und Übertherapie in der Onkologie. Münch Med Wochenschr 127:383
9. Greiter A (1981) Mozarts Todeskrankheit, Symptome einer finalen Urämie. Dtsch Ärztebl 78:371, 431
10. Grünberg von HW (1985) Das psychotherapeutische Gespräch in der Sprechstunde des Hausarztes. Dtsch Ärztebl 82:666
11. Klapp BF (1985) Psychosoziale Intensivmedizin. Springer, Berlin Heidelberg New York Tokyo

12. Kübler-Ross E (1975) On death and dying. Macmillan, New York (1969). deutsch: Interviews mit Sterbenden. Kreuz Verlag, Stuttgart Berlin. Gütersloher Taschenbücher GTB 71 Gütersloh, 4. Aufl
13. Kübler-Ross E (1982) Was können wir noch tun? Gütersloher Taschenbücher GTB 369, Gütersloh 2. Aufl
14. Luban-Plozza B, Drings P (1984) Zum Umgang mit dem Tumorpatienten und seiner Familie. Z Allg Med  60:566
15. Lückel K (1981) Begegnung mit Sterbenden. Matthias-Grünewald, Mainz
16. Maier-Scheu J, zit. nach Christ (1983) S 81
17. Molinski H, pers. Mitteilung
18. Nissen R, zit. nach Wachsmuth W (1982)
19. Noll P (1984) Diktate über Sterben und Tod. Pendo, Zürich
20. Opderbecke HW (1976) Grenzen der ärztlichen Behandlungspflicht. In: Eser A (Hrsg) Suicid und Euthanasie. Medizin und Recht, Bd 1, Enke, Stuttgart S 136-142
21. Rest FHO (1982) Die Bedürfnisse des Patienten im Sterben. In: Schara J (Hrsg) Humane Intensivtherapie. Perimed, Erlangen S 69-78
22. Schara J (1982 a) Entscheidungen in der Intensivtherapie. In: Schara J (Hrsg) Humane Intensivtherapie. Perimed, Erlangen S 57-68
23. Schara J (1982 b) Die Zustimmung des Kranken zur Therapie - Risikoaufklärung und Selbstverwirklichungsaufklärung. In: Schara J (Hrsg) Humane Intensivtherapie. Perimed, Erlangen S 147-156
24. Senn HJ (1981) Leiden und Sterben bei chronischen internmedizinischen Krankheiten. Rhein Ärztebl 2:33
25. Sporken P (1981) Hast Du denn bejaht, daß ich sterben muß? Patmos, Düsseldorf
26. Twycross R, Zenz M (1983) Die Anwendung von oralem Morphin bei inkurablen Schmerzen. Anaesthesist  32:279
27. Wachsmuth HJ (1980) Intensivpflege aus der Sicht eines evangelischen Seelsorgers. Die Schwester - der Pfleger 19:710
28. Wachsmuth W (1982) In memoriam Rudolf Nissen. Dtsch Ges Chirurgie, Mitteilungen 11:6
29. Zenz M (1984) Schmerztherapie mit Opiaten. In: Zimmermann M, Handwerker HO (Hrsg) Schmerz, Konzepte und ärztliches Handeln. Springer, Berlin Heidelberg New York Tokyo

# Schmerz und Leiden, Glück und Freude

M. Eisner

## Schmerz: ein Teil des Lebens

Schmerz ist nur eine der vielen Arten des Leidens und Leiden ist nur eine Möglichkeit im Leben des Menschen (Tab.1).

Glück und Freude sind hier als Gegenspieler von Leiden und Schmerz begriffen. Langfristig ist Schmerztherapie immer auch Wachsenlassen von Gegenkräften, von der Kraft des Glücks und der Kraft der Freude.

Die Idee ist neu: daß nämlich der Arzt auf zwei Wegen die Schmerzen bekämpft: Verminderung der Schmerzen einerseits und Aufbau der Freude andererseits. Eine sichere Methode, wie dies geschehen soll, kann ich nicht anbieten. Ich kann Ihnen nur Wege zeigen; und besonders versuche ich zu zeigen, welchen Gewinn Sie und Ihre Patienten von solchem Vorgehen haben.

Wir wollen uns zuerst damit befassen, wie wir den Schmerz nicht als Symptom, sondern als Teil des Lebens behandeln können, und dann, in einem 2. Teil, möchte ich Hinweise geben, wie wir die Kräfte mobilisieren und fördern können, die Glück und Freude im Leben des Patienten vermehren.

Wenn der Schmerz kommt, ist er das Zentrum des Seins; wenn er aber weggeht, bleibt die Erinnerung als Angst und Bedrohung zurück.

**Tabelle 1.** Schmerz und Leiden - Glück und Freude

| Symptome des Leidens | | Reaktionen auf das Leiden |
|---|---|---|
| Schwäche | | Angst |
| Fehlende Lebensenergie | | Wut |
| Inappetenz | ← Schmerz → | Trauer |
| Übelkeit | | Verzweiflung |
| Gestörte Funktionen | | Hoffnungslosigkeit |
| **Zeichen des Glücks** | | **Gefühle des Glücks** |
| Gesundheit | | Lebenslust |
| Lebensenergie | | Fröhlich |
| Kraft | ← Freude → | Ausgeglichen |
| Appetit | | Entspannt |
| Intakte Funktionen | | Erwartungsvoll |
| | | Verliebt |

## Holistische Schmerztherapie

Die effektive Therapie des Schmerzes ist die unbedingte Voraussetzung zur Behandlung des Patienten. Die Bewältigung des Schmerzes, womit das Leben-können mit der Angst und der Bedrohung durch den Schmerz gemeint ist, ist eine Aufgabe, die alle Kräfte des Patienten erfordert. Die Mithilfe des Arztes bei diesem Prozeß ist nur durch ganzheitliche oder holistische Medizin möglich (Tab.2). Dabei müssen die Fähigkeiten, auf den Patienten einzugehen, kombiniert werden mit den medizinischen Kenntnissen über heutige Schmerztherapie, wie sie am Symposium gelehrt werden wird. Überlassen wir die holistische Medizin nicht den Scharlatanen, die ihre Ignoranz in medizinischen Kenntnissen raffiniert als mystische Fähigkeiten ausgeben.

**Tabelle 2.** Holistische Medizin
--------------------------------------------------------

|  | verbinde |  |
|---|---|---|
| Wissenschaft |  | ärztliche |
| und | und |  |
| Technologie |  | Kunst |

...........................................................

| Palpation | Einfühlen |
|---|---|
| Perkussion | Zuhören |
| Statistik | Berühren |
| Pharmakologie | Heilen |
| Pathophysiologie | Begleiten |
| usw. | Beraten |

Schmerz-Therapie
--------------------------------------------------------


## Regeln zur Behandlung von Patienten mit akuten Schmerzen (Tab.3)

Wer Schmerzen hat, ist überaus dankbar für rasche und sachkundige Hilfe. Gleichzeitig ist er übersensibel und hellhörig für jede Kritik oder Zweifel an seinen Schmerzen oder seinem Verhalten.

Die ersten 4 Punkte der angegebenen Regeln haben zum Ziel, den Arzt unverzüglich zum Verbündeten des Patienten im Kampf gegen den Schmerz zu machen. Die anderen 6 Punkte weisen bereits über den akuten Schmerz hinaus und sollen helfen, schon frühzeitig eine gute Vertrauensbeziehung zum Patienten aufzubauen. Später, wenn das Bündnis zwischen Patient und Arzt betreffend Schmerzbekämpfung besiegelt ist, ist Zeit, die Bedingungen festzulegen.

**Tabelle 3.** Regeln zur Behandlung von Patienten mit akuten Schmerzen

---

1. Glaube den Angaben des Patienten
   Zweifle nicht an seinen Schmerzen
2. Lasse den Patienten nicht warten
3. Handle rasch. Halte Dich nicht mit langen Befragungen auf
4. Appliziere eine sicher wirksame Schmerzmittel-Dosis
5. Versuche zielbewußt und nicht hastig zu wirken
   Gib zu verstehen, daß Du Zeit hast
6. Verweile, bis Du sicher bist, daß die Schmerzen nachlassen
7. Nach der Gabe der Schmerzmedikamente mußt Du dafür sorgen, daß
   der Patient
   - gut liegt: hilf ihn betten
   - warm hat: zudecken
   - zu trinken bekommt
8. Gib Anweisungen, was weiter zu tun ist
9. Informiere Angehörige
10. Erkundige Dich - telefoniere - wenig später, um zu fragen,
    wie es geht

---

**Empfehlung zur Behandlung von Patienten mit chronischen Schmerzen** (Tab.4)

Auch wenn die Diagnose scheinbar klar ist, ist es zweckmäßig zu überprü-
fen, ob auch wirklich alle Symptome durch die Diagnose hinreichend erklärt
sind. Ein Consilium dient zur Beruhigung des Patienten und zur Entlastung
des behandelnden Arztes. Der Aufbau einer Vertrauensbeziehung und die
Behandlung der psychosozialen Hintergründe sind häufig schwierig zu erfül-
lende Aufgaben.
    Ob ein Vertrauensverhältnis zum Arzt und ob die Erarbeitung der psycho-
sozialen Umstände den Heilungsverlauf entscheidend verbessern können, ist
nicht zu entscheiden. Sicher ist das Erlebnis der Krankheit für den Patienten ein ganz anderes, wenn der Patient weiß, daß er bei seinem Arzt
gut aufgehoben ist.Im weiteren Verlauf der Arbeit mit dem Patienten stellt
sich bald heraus, ob eine tragfähige Beziehung angebahnt ist. Damit ist
gemeint, daß der Patient spürt, ob der Arzt ihm Stütze ist in seiner Auseinandersetzung mit der Krankheit. Der Prozeß der Arzt-Patienten-Beziehung
ist ein intuitiver.

**Die Intuition in der Arzt-Patienten-Beziehung** (Tab.5)

Nicht alle Menschen sind gleich intuitiv veranlagt. Jeder aber hat intuitive Fähigkeiten, und gerade in der Arzt-Patienten-Beziehung ist auf die
Intuition Verlaß. Bestehen (intuitive) Antipathien, so gibt es zwei Aus-
wege: entweder Verzicht auf die Behandlung dieses Patienten oder Auseinan-

**Tabelle 4.** Empfehlungen zur Behandlung von Patienten mit chronischen Schmerzen

--------------------------------------------------------------------------------

1. Kläre die Ursache ab!
   Überprüfe die Diagnose von Zeit zu Zeit!
2. Mache einen Therapie-Plan!
   Erkläre und besprich ihn mit dem Patienten!
3. Ordne Consilien an!
4. Baue eine stabile Vertrauensbeziehung auf!
5. Behandle die psychologischen und sozialen Hintergründe!
6. Höre zu! Versuche zu verstehen!
7. Halte zurück mit Ratschlägen und Lebensregeln!
8. Hilf Schuldgefühle abbauen!
9. Wende Dich nicht ab vom Patienten, auch wenn Du scheinbar
   nichts für ihn tun kannst!
10. Mißtraue allen Empfehlungen - auch diesen!

--------------------------------------------------------------------------------


**Tabelle 5.** Intuition

--------------------------------------------------------------------------------

| | Arzt | Patient |
| --- | --- | --- |
| **Erfassen** | Er erfaßt den Patienten in seiner Gesamtheit | Er erfaßt, wie es um ihn steht |
| **Spüren** | Er spürt, was der Kranke braucht | Er spürt, was und wieviel der Arzt ihm helfen kann (und will) |
| **Mut** | Er hat den Mut, aus dem Schema auszubrechen | Er hat den Mut, die Krankheit zu bewältigen |
| **Ich + Du** | Gegenseitiges Offensein und Rücksichtnahme | |

--------------------------------------------------------------------------------


dersetzung mit sich selbst über die Ursachen der Antipathie. Die intuitive Kommunikation geschieht averbal.

**Patienten-Zeichnungen: Ausdruck der Intuition** (Abb.1a u. b und 2)

Susan Bach, jetzt in London, hat seit 30 Jahren spontane Zeichnungen von kranken Kindern analysiert und dabei zeigen können, wieviel Kinder über ihre Krankheit und ihre Prognose intuitiv wissen, obwohl sie es intellektuell gar nicht wissen können [1,2].

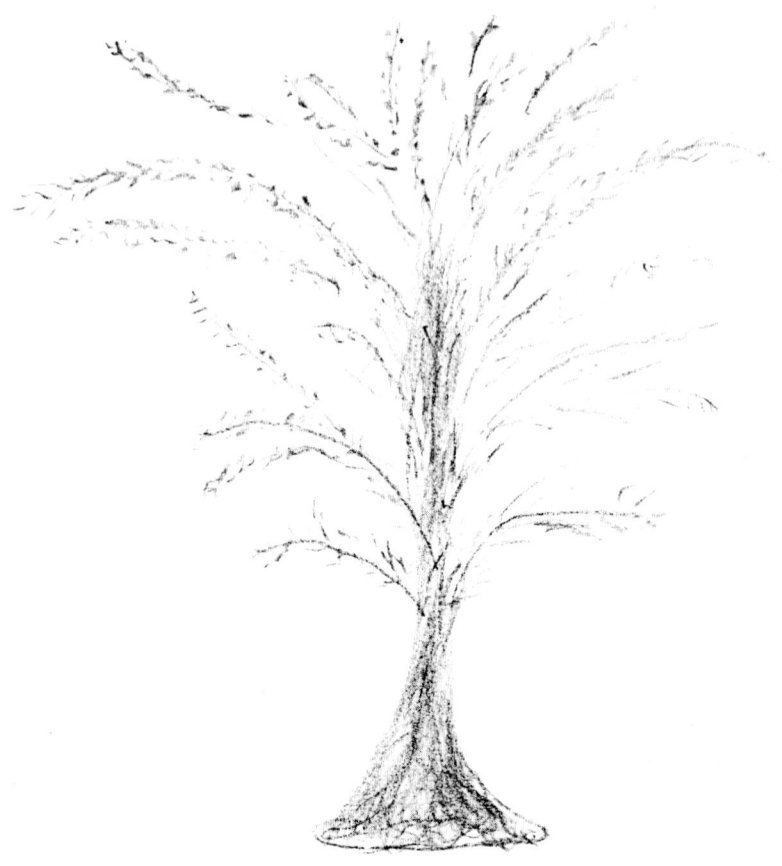

**Abb.1a u.b.** 70 jährige Frau. Rezidivierende und stenosierende Divertikulitis. Seit 2 Jahren unentschlossen, ob sie sich operieren lassen soll. Die Zeichnungen zeigen, wie ihr Leben aussehen wird, wenn sie sich: **a**-nicht, **b**-ja operieren läßt. Die Operation verlief unkompliziert, und die Patientin ist jetzt, 3 Jahre später, gesund

---

**Abb.2.** 66-jährige Patientin, 9 Monate nach scheinbar radikal operiertem Colonkarzinom. Klinisch war zum Zeitpunkt der Zeichnung kein Rezidiv bekannt. Die Zeichen des geahnten Todes sind: Verschiebung des Bildes aus der Mitte nach links oben (so Ausführung der Zeichnung im Original). 2 Vögel, 2 leere Stühle ohne Boden. Geknickte Blumen ohne Wurzeln.
Die drei Blumen in der Vase deuten darauf hin, daß die Patientin noch drei Jahre leben wird. Ebenfalls auf den in drei Jahre erfolgenden Tod weisen die geknickten Blätter hin; beidseits des Stengels ist es jeweils das 3. Blatt, welches geknickt ist. Die Patientin starb 2 Jahre und 9 Monate nach Anfertigung des Bildes

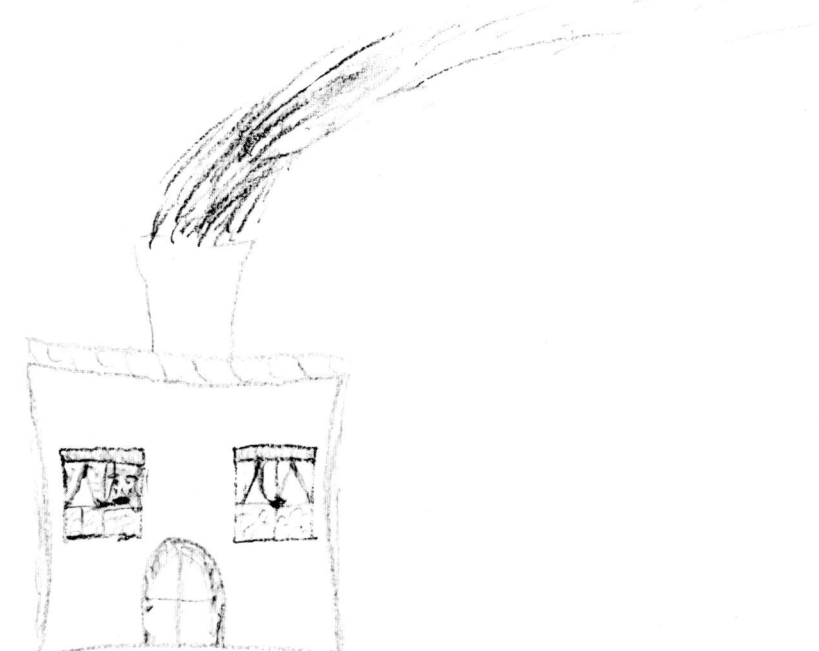

Abb.1 b.

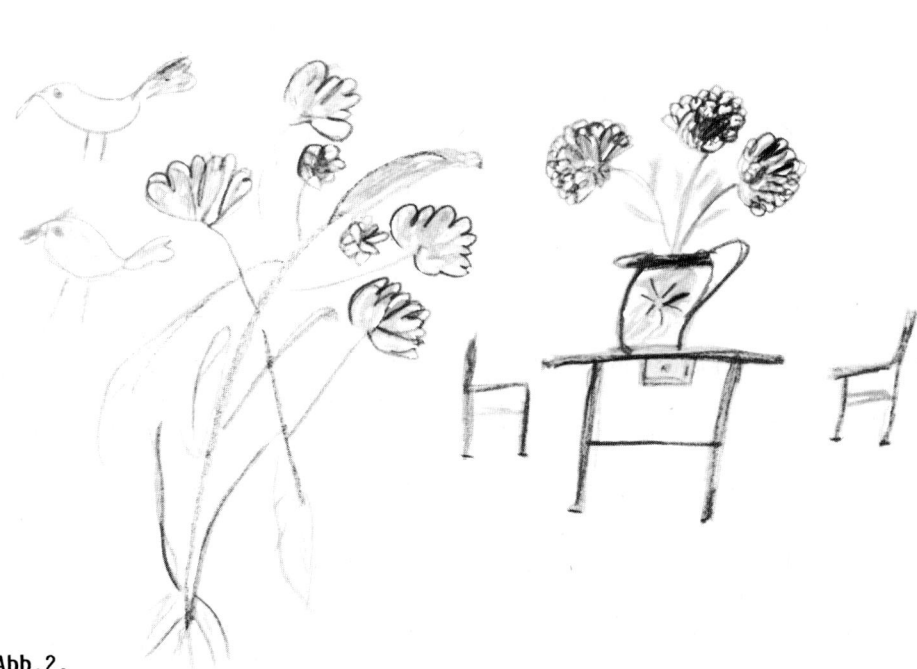

Abb.2.

Gregg Furth [3] und Elisabeth Kübler-Ross [4] haben diese Methode bei Erwachsenen angewandt und ähnliche Einblicke erhalten können.

Spontane Zeichnungen werden ohne Vorbereitung, ohne Thema und in höchstens 10 min angefertigt mit Farbstiften oder Ölkreiden. Der Zeichner wird ermuntert, unbekümmert zu malen, was die Hand malt und das kritische Denken möglichst auszuschalten. Anschließend an das Zeichnen erfolgt die Besprechung und Interpretation, welche mindestens 1/2 Stunde Zeit in Anspruch nimmt.

Nicht Hinein-interpretieren!, sondern Herauslesen und den Zeichner führen lassen! Nach den Gefühlen beim Malen und beim Besprechen fragen!

## Spontane Zeichnungen als Entscheidungshilfe (Abb.1a u.b)

Die Interpretation dieser beiden Zeichnungen ist auch ohne Vorkenntnisse einfach: Der blühende Baum verspricht ein fröhlicheres Leben als das schwarze, innerlich verbrennende Haus. Ähnliche Bildpaare sind immer wieder zu bekommen von Patienten, welche vor einer Wahloperation stehen oder welche zwischen verschiedenen Formen einer Behandlung wählen können, insbesondere auch bei Krebsbehandlung, wenn sie entscheiden sollen, ob operative Therapie, Bestrahlung oder Chemotherapie angezeigt ist.

## Spontane Zeichnungen als Hinweis auf intuitives Wissen um den Krankheitsverlauf (Abb.2)

Das Bild dieser Patientin ist ein Lehrbeispiel für Menschen, die ihren Tod vorausahnen. Diese Zeichnung veranlaßte mich, trotz scheinbarem Wohlergehen, die Patientin einer gründlichen Untersuchung zu unterziehen. Dabei ließen sich erst mit ausgeklügelten Untersuchungen die Metastasen nachweisen.

So klare Beispiele sind selten. Statistische Angaben liegen nicht vor, da die Erfahrung mit spontanen Zeichnungen bei Erwachsenen limitiert ist.

Auf die Details der Bildinterpretation kann hier nicht eingegangen werden. Schon die erste Blickdiagnose bringt viel Information. Darüber hinaus führt das Gespräch im Anschluß an das Zeichnen in neue und unerwartete Richtungen.

## Der Zugang zu Glück und Freude

Im Gespräch nach dem Zeichnen, aber auch bei anderen nicht symptomzentrierten Gesprächen, kommen Gebiete aus dem Leben des Patienten ins Blickfeld, die darauf hinweisen, wo die Energien und Kräfte des Patienten sind. Es genügt, dem Patienten zu zeigen, wo seine eigenen Kräfte sind und diese ihm sichtbar zu machen - er kann sie im Bild ja selber erkennen. Wenn im ersten Bild wenig Ansätze da sind, so können wir subtil vortasten, anregen und aufbauen. Unbedingt muß eine Lehrer-Schüler-Beziehung vermieden werden.

**Tabelle 6.** Quellen der Lebensenergie

------------------------------------------------------------------------

| | |
|---|---|
| Primäre, naturgegebene Quellen: | Lebenstrieb<br>Sonne, Wasser, Luft<br>Nahrung und Umwelt |
| Innerer Energie-Vorrat: | Selbstvertrauen und Motivation<br>Erlebtes und Durchgestandenes<br>Erinnerungen<br>Religion |
| Äußere Quellen: | Familie und Freunde<br>Erziehung und Kultur<br>Ökonomische Basis<br>Beruf und Freizeit<br>Religiöse und politische Bindung |

------------------------------------------------------------------------

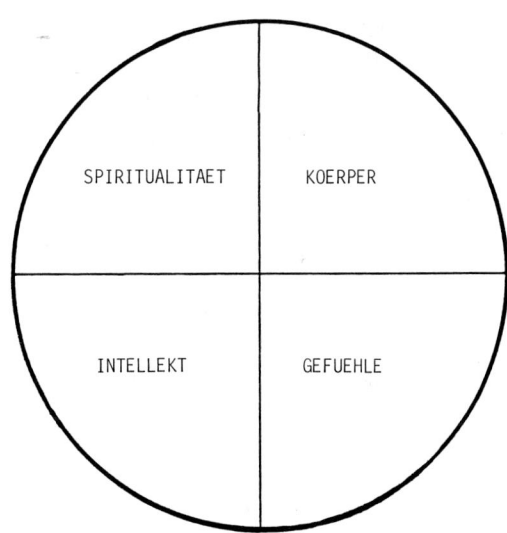

**Abb.**3. Der Mensch als Ganzes und seine 4 Quadranten (nach [5])

Nicht nur über die Zeichnungen, auch über das Gespräch mit dem Patienten, auch über das Einbeziehen der Angehörigen ist es möglich, Zugang zu den **Quellen der Lebensenergie zu finden** (Tab.6).

Ein guter Ansatz ist es, den Patienten von schönen Augenblicken des Tages berichten zu lassen und ihn zu ermuntern, diese aufzuschreiben. Nicht über Schmerzen und Beschwerden nur möge er ausführlich berichten, sondern auch über die positiven Aspekte seines Tages.

Nach einem Schema von Elisabeth Kübler-Ross (Abb.3) ist der ganze Mensch aus vier gleichwertigen Quadranten aufgebaut. Über jede dieser

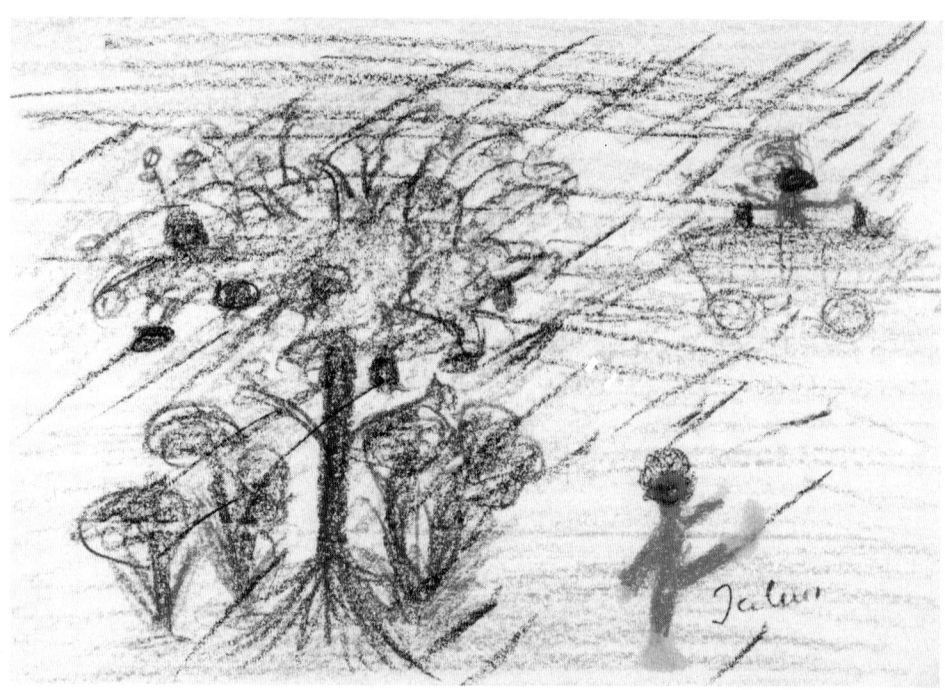

**Abb.4.** Zeichnung eines Mannes 3 Tage vor dem plötzlichen und unerwarteten Tod seines Vaters. Heftiger schwarzer Regen hüllt die Szene ein. Die Abfahrt des Leiterwagens (mit dem Sarg?) wird von einem Ausruf der Freude begleitet. Bei der Besprechung fühlte der Zeichner, daß intensive Trauer auf ihn zukommen werde, die ihm gleichzeitig Lebensenergie und Befreiung bringe

Grundstrukturen der Persönlichkeit ist der Zugang zum Patienten möglich. Der Weg über die Spiritualität ist für uns Rationalisten der fremdeste. Die spirituelle Seite des Menschen ist aber eine Realität. Offenheit und Empfänglichkeit für mysteriöse und mystische Phänomene ist für den Arzt lehrreich und für den Patienten eine Erlösung (Abb.4).

Vorahnungen und parapsychologische Phänomene machen den meisten Menschen Angst. Sie befürchten die vermeintlich drohende geistige Verwirrung; daher teilen sie mystische Erlebnisse spontan nur selten mit.

Offenheit, Zuwendung, Zuhören führen immer zu einem vertieften Verständnis für den Patienten und damit zur Möglichkeit einer ganzheitlichen Therapie. Es ist ihnen erlaubt zu sagen: "Das will ich gar nicht, und das kann ich auch nicht. Ich will die Schmerzen bekämpfen, und das übrige ist nicht meine Aufgabe."

Die Folgen einer solchen Einstellung sind Frustration auf seiten des Patienten und auf seiten des Arztes. Chronische Schmerzpatienten erfordern von uns häufige Einsätze. Die Erfolge der medikamentösen Behandlung sind beschränkt und unvoraussehbar; das immer erneute Begegnen mit Schmerz und Leiden zehrt auch an den Kräften des Arztes. Sie haben die Möglichkeit, sich anderweitig von den Strapazen Ihrer Tätigkeit zu erholen. Sie haben aber die bessere Möglichkeit, wenn Sie Ihren Patienten als Partner akzeptieren und gemeinsam einen Reifeprozeß durchmachen. Was Sie und Ihr Patient in gemeinsamer Zeit erarbeiten, geht ein in Ihre eigenen Lebensenergievorräte. Es gibt Ihnen mehr Befriedigung und wird Ihnen bei der Bewältigung eigenen Leidens und eigenen Schmerzes später helfen.

## LITERATUR

1. Bach Susan (1966) Spontanes Malen schwerkranker Patienten. Acta Psychosomatica No 8, Geigy, Basel
2. Bach Susan (1985) Und wer denkt an den Arzt? Hexagon 'Roche' 13, No 4, S 15-21, Basel
3. Furth Gregg M (1982) Die Verwendung von Zeichnungen, angefertigt in einer Lebenskrise. In: Kübler-Ross Elisabeth (Hrsg) Verstehen was Sterbende sagen wollen. Kreuz, Stuttgart Kap. 2
4. Kübler-Ross Elisabeth (1983) Befreiung aus der Angst.Kreuz, Stuttgart
5. Kübler-Ross Elisabeth (1984) Kinder und Tod. Kreuz, Stuttgart

# Stufenweise systemische medikamentöse Schmerztherapie bei Tumorpatienten

E. Aulbert

## EINLEITUNG

Die Fortschritte in der Behandlung maligner Tumorerkrankungen haben bei einigen Tumoren echte Heilungsmöglichkeiten, bei anderen Tumoren deutlich längere Überlebenszeiten oder auch befriedigendere Palliationsmöglichkeiten geschaffen. So ist aus früher oft schnell zum Tode führenden malignen Erkrankungen ein chronisches Leiden mit oft langen Krankheitsverläufen geworden, die von schweren physischen und psychischen Belastungen gezeichnet sind [1].

Es ist daher verständlich, daß in den letzen Jahren in zunehmendem Maße die Frage nach der "Lebensqualität" zum Schwerpunkt in der Behandlung und Betreuung von Patienten mit malignen Tumoren geworden ist. Dabei kommt dem chronischen Krebsschmerz eine besondere Bedeutung zu: Man kann davon ausgehen, daß etwa 40% der Patienten in fortgeschrittenen Stadien und 60% der Patienten im terminalen Stadium der Krebserkrankung unter schwereren Schmerzen leiden. Offenbar ist dabei gar nicht so sehr die Heftigkeit als vielmehr das ständige Vorhandensein der Schmerzen ein Problem, da der Tumorpatient durch sie fortwährend an seine lebensbeendende Krankheit erinnert wird [7]. Es ist daher zu verstehen, daß der Grad der Schmerzfreiheit ganz entscheidend die Lebensqualität bestimmt. Und so ist es beonders tragisch, daß gerade die Behandlung des chronischen Krebsschmerzes für den Patienten und den Arzt immer wieder ein unbefriedigend beherrschtes Problem darstellt.

## DIE BESONDERE PROBLEMATIK DES CHRONISCHEN KREBSSCHMERZES

Die oft nur unbefriedigende Schmerzbehandlung bei Patienten mit fortgeschrittenen Tumorerkrankungen mag zum einen daran liegen, daß die Schmerzen des terminalen Tumorpatienten für den an seiner Heilungsaufgabe orientierten Arzt ein Zeichen des Versagens seiner kurativ-therapeutischen Möglichkeiten darstellen. Der Patient wird als "ausbehandelt" empfunden. Die Aufmerksamkeit bei Anamnese und Untersuchung sowie die Sorgfalt bei der Differentialdiagnose des Schmerzphänomens werden abgezogen zugunsten von Patienten, bei denen "noch etwas zu machen ist" [16]. Aber auch in der aktiven Tumorbehandlung wird oft die antineoplastische Therapie einseitig betrieben und dabei die supportive Schmerzbehandlung vernachlässigt. Die-

94

ses liegt nicht zuletzt daran, daß der Arzt oft nicht die notwendigen
Kenntnisse über die medikamentösen Möglichkeiten einer Schmerzbehandlung
besitzt oder die pharmakodynamischen Grundlagen der eingesetzten Analgetika nicht vor Augen hat.

Darüberhinaus mag ein Problem darin bestehen, daß die persönliche
Schmerzerfahrung des Arztes für diesen eine wesentliche, unbewußte Leit-
schnur ist, nach der er seine therapeutischen Bemühungen bei dem Patienten
ausrichtet. Die eigenen Erfahrungen beziehen sich aber fast immer auf akute Schmerzerlebnisse, die sich von chronischen Schmerzen wesentlich und
grundsätzlich unterscheiden: Dem chronischen Schmerz fehlt ein erkennbarer
Sinn, ein Ende des Schmerzes ist nicht vorherzusehen, der Schmerz nimmt
meistens mit der Zeit zu und geht oft mit physischem und psychischem Ver-
fall einher [5].

Auch innerhalb der verschiedenen chronischen Schmerzzustände nimmt der
chronische Krebsschmerz eine Sonderstellung ein, da er nicht losgelöst gesehen werden kann von der ihm zugrunde liegenden malignen Tumorerkrankung
mit ihren physischen und psychischen Beeinträchtigungen. So besitzt der
Schmerz für den Tumorpatienten einen zweifachen Signalcharakter: Er erinnert ihn andauernd an das Fortbestehen oder auch Fortschreiten der bös-
artigen Erkrankung. Darüberhinaus wird der Schmerz und seine Beeinfluß-
barkeit für den Patienten zum Maßstab dafür, wie erfolgreich der Arzt seine Erkrankung behandelt.

Bei fortgeschrittenen Tumorerkrankungen nehmen ungenügend behandelte
Schmerzen oft die ganze Aufmerksamkeit des Patienten in Anspruch und können dadurch einen eigenständigen Krankheitswert bekommen. Und so wird häufig ein circulus vitiosus in Gang gesetzt, in dem Angst, Depression, Verzweiflung, Trauer, Isolation und Verlust der Unabhängigkeit die Schmerzen
verstärken. Man bedenke hierbei auch, wie überdimensional in unserer
Gesellschaft gerade Krebs und Schmerz nebeneinandergestellt und mit Leid
und Tod assoziiert werden [18].

Diese psychische und emotionale Dimension des Krebsschmerzes wird oft
durch den Arzt unterschätzt. Es kann nicht deutlich genug gesagt werden,
daß eine Schmerzbehandlung des Tumorpatienten eine besonders geduldige und
einfühlsame psychische Mitbetreuung voraussetzt, ist doch der Patient einer zweifachen Belastung ausgesetzt, der tumorbedingten wie der schmerzbedingten. So wird man immer wieder erleben, wie die persönliche Zuwendung
des Arztes und das tröstende Wort an den Kranken zur Schmerzlinderung beiträgt. Jedoch erfordern das Gespräch und die persönliche Zuwendung die
Überwindung der eigenen Hemmung vor einem todkranken Menschen [3]. Wenn
wir uns umgekehrt von dem Patienten zurückziehen und das tröstende Wort
vermeiden, liefern wir ihn der Ausweglosigkeit und Hoffnungslosigkeit aus,
worüber auch die Verordnung von Analgetika nicht hinwegtäuschen kann.

## DIE URSACHEN DES TUMORSCHMERZES

Die Differenziertheit des tumorbedingten Schmerzes schlägt sich in einer
Vielfalt pathologisch-anatomischer Korrelate nieder. Die verschiedenen
Schmerzursachen bei malignen Tumorerkrankungen sind in Tab.1 aufgeführt.
Nur durch eine sehr sorgfältige, differenzierte Diagnostik ist eine sinnvolle und möglicherweise auch gezielte Schmerztherapie möglich. Dabei
erfordert die Behandlung des Tumorschmerzes neben den Kenntnissen einer
rational orientierten Schmerztherapie in erhöhtem Maße eine onkologische
Kompetenz, die eine für den einzelnen Patienten sinnvolle Abwägung zwischen eventuell noch nicht voll ausgeschöpften antineoplastischen Maßnahmen und der reinen Schmerzbehandlung ermöglicht.

Wo die Möglichkeit besteht und wo es hinsichtlich der Belastung und Nebenwirkungen vertretbar ist, sollte eine direkte spezifische Therapie des
Tumors auch in fortgeschrittenen Krankheitsstadien stets der erste Schritt
zur Bekämpfung tumorbedingter Schmerzen sein. So kann bereits eine Ver-
langsamung des Tumorwachstums oder das Erreichen eines Wachstumsstillstan-
des durch eine Chemotherapie schmerzlindernd wirken. Dieses gilt auch für
palliative Maßnahmen, wie entlastende Operationen von Stenosen, Entla-
stungspunktionen von Ergüssen, Bestrahlung schmerzhafter oder frakturge-
fährdeter Osteolysen sowie die antibiotische Behandlung von Begleitinfek-
tionen. Derartige palliative Eingriffe können die Lebensqualität erheblich
verbessern, setzen jedoch eine gute interdisziplinäre Zusammenarbeit des
Chirurgen, Strahlentherapeuten, internistischen Onkologen etc. voraus.


## GRUNDÄTZLICHE REGELN IN DER TUMORSCHMERZBEHANDLUNG

Nach Ausschöpfen derartiger spezifischer Maßnahmen verbleibt in fortgeschrittenen Tumorstadien meist nur noch die Möglichkeit des Einsatzes von
Analgetika zur Behandlung des chronischen Tumorschmerzes. Die Erfahrungen
mit einer konsequent nach einem Stufenplan durchgeführten systemischen
medikamentösen Schmerzbehandlung zeigen jedoch, daß es bei bis zu 90% der
Patienten mit Krebsschmerzen möglich ist, eine gute Schmerzbeseitigung zu
erreichen. Dieses setzt jedoch die Beachtung einer Reihe grundsätzlicher
Erfahrungsregeln voraus (Tab.2).

1. Ziel der Bemühungen ist eine dauernde Schmerzfreiheit oder wesentliche
   Schmerzlinderung. Daher sollte die Analgetikagabe nicht sporadisch
   erfolgen und nicht nur auf den Bedarfsfall beschränkt sein (Verordnung
   "auf Abruf"), da das jeweilige Wiedereintreten der Schmerzen den
   Patienten unnötig physisch und psychisch belastet und die erneute
   Schmerzbeeinflussung erschwert. Vielmehr soll die Analgetikagabe regelmäßig nach festgelegten Zeitintervallen erfolgen (Verordnung nach Zeit-
   plan). Dieses wird dem Ziel der analgetischen Therapie, nämlich den
   Patienten im Sinne einer Schmerzprophylaxe schmerzfrei zu halten, eher

**Tabelle 1.** Pathologisch-anatomische Korrelate für tumorbedingte Schmerzen [16]

---

1. Tumorbefall enkapsulierter Organe mit Volumenvermehrung und Binnen-drucksteigerung sowie gegebenenfalls unphysiologischer Belastung der Aufhängung.
   Beispiele: tumorbedingte Vergrößerung von Leber und Niere, Tumoren im ZNS und in dessen Häuten

2. Tumorbefall peripherer Nerven
   Beispiele: peri- und endoneurale Infiltration

3. Tumorbefall von Weichgeweben
   Beispiele: Metastasen in der Skelettmuskulatur, Infiltration des Retro-peritoneums

4. Tumorbefall von Knochen
   Beispiele: primäre und sekundäre Knochentumoren, Pancoast-Tumor

5. Tumorbefall von Hohlorganen der Eingeweide mit Ulzeration, Stenose, Penetration oder Perforation
   Beispiele: Lymphome und Karzinome des Magen-Darm-Traktes, Harnblasen-karzinom

6. Neoplastische und entzündliche Prozesse an serösen Häuten
   Beispiele: Peritonitis, Peritonealkarzinose

7. Durch Tumorbefall ausgelöste, entzündliche Prozesse bzw. Nekrosen soli-der Organe
   Beispiel: Pankreasmetastasen mit tryptischer Pankreatitis

8. Durchblutungsstörungen infolge von Blutgefäßverlegungen durch direkte Tumorinfiltration oder durch entzündliche Reaktionen
   Beispiele: Tumorinfiltration von Venen, Arteriitis

9. Komplikationen der Therapie
   Beispiele: lokale Nekrose, Strahlenenteritis, Lymphödem, traumatisches Neurom, narbige Fremdkörperreaktion

---

gerecht. Die Schmerzfreiheit soll das Schmerzgedächtnis auslöschen und damit vermeiden, daß der Patient aus Angst vor dem Wiedereintritt des Schmerzes und aus Sorge um die rechtzeitige nächste Medikation seine ganze Aufmerksamkeit auf diesen Schmerz richtet.

**Tabelle 2.** Grundsätze zum Einsatz medikamentös-analgetischer Behandlung bei tumorbedingten Schmerzen [16]

----------------------------------------------------------------------

1. Möglichst exakte Abklärung der Schmerzätiologie
2. Einsatz kausaler und spezifischer Therapiemaßnahmen
3. Schmerzprävention
4. Auslöschen des Schmerzgedächtnisses
5. Erhaltung von Sensorium und affektivem Verhalten
6. Medikation nach pharmakologischen Gesichtspunkten:
   - ausreichende Dosierung
   - regelmäßige Gabe nach Wirkdauer
   - leichte Applizierbarkeit (oral)
   - stufenweiser Aufbau der Therapie
   - Einsatz von Narkotika nicht nur terminal (Abhängigkeit stellt keine
     schwerwiegende Gefahr bei Karzinomschmerz-Patienten dar)
   - kein Plazebo

----------------------------------------------------------------------

2. Die Dosis der Schmerzmedikamente muß individuell titriert werden,sollte jedoch initial ausreichend hoch gewählt sein, um mehrere vergebliche Therapieanläufe zu vermeiden. Dieses hat den Vorteil, daß durch eine deutliche initiale Schmerzlinderung der Patient das notwendige Vertrauen in die Möglichkeiten der analgetischen Therapie gewinnt. Oft kehrt hierdurch auch die Hoffnung in die Therapierbarkeit seiner Erkrankung zurück [8]. Wichtig ist in diesem Zusammenhang auch die Frage der Dosisintervalle, die kurz genug sein müssen, damit die Serumkonzentration nicht unter die Wirkgrenze abfällt und dadurch wieder erneut Schmerzen auftreten. Dieses gilt besonders auch für das nächtliche Dosierungsintervall (es ist also wichtig, daß der Verordnungsplan nicht auf die üblichen 12 Stunden beschränkt ist). Durch ein möglichst kurz gehaltenes nächtliches Intervall oder gegebenenfalls auch eine nächtliche Analgetikagabe kann einem Aufwachen des Patienten vor Schmerzen vorgebeugt werden.

3. Es ist aus mehreren Gründen eine orale Applikationsform vorzuziehen. Die orale Gabe verhindert toxische Konzentrationsspitzen, die im allgemeinen für die Nebenwirkungen verantwortlich sind. Darüberhinaus ergeben sich geringere Schwankungen des Plasmawirkspiegels mit einem längeren Verbleiben im therapeutischen Bereich. Dieses erleichtert eine dauerhafte Schmerzbefreiung. Eine routinemäßige parenterale Gabe von Analgetika ist bei dem überwiegenden Teil der Patienten unnötig. Darüberhinaus ist die Wirkungsdauer bei parenteraler Gabe wesentlich kürzer, und die Stimmungsschwankungen erscheinen stärker (Abb.1). Auch bringt die parenterale Applikationsweise - in Verbindung mit einer Verordnung auf Abruf - den Patienten oft in eine betreuerische Abhängigkeit und bietet Anlaß zu fortschreitender psychischer und sozialer Re-

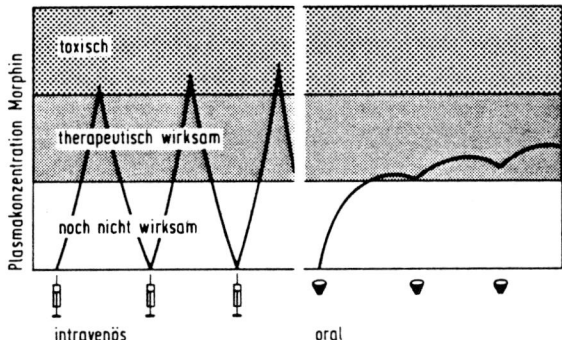

**Abb.1.** Vergleich der oralen und der intravenösen Opiatverabreichung (nach [8])

gression [18]. Durch eine orale Applikationsform kann der Patient seine Schmerzen dagegen selber beeinflussen, ist nicht abhängig von Pflegepersonal oder Arzt. Auf diese Weise kann oft eine ambulante Schmerzbehandlung erreicht werden, oder der Patient kann sich selber zu Hause behandeln, wo Familienangehörige und Freunde in die Therapie einbezogen werden können und durch emotionale Zuwendung und durch Verhinderung einer gesellschaftlichen Isolierung wesentlich zur Beherrschung des Schmerzproblems beitragen können.

4. Das Prinzip der regelmäßig angeordneten Analgetikagabe sowohl für den leichter beeinflußbaren, wie auch für den schweren chronischen Krebsschmerz erfordert einen stufenweisen Aufbau der analgetischen Medikation. Hierbei werden zunächst schwächere, dann stärkere Analgetika bis hin zu den Opiaten in pharmakologisch wirksamer Dosierung eingesetzt. Es ist dabei aus Gründen der Erfahrung und Vertrautheit mit den einzelnen Medikamenten zu empfehlen, die Zahl der verwendeten Analgetika gering zu halten und Mischpräparate zu vermeiden. Insbesondere das "Herumprobieren" mit ständig wechselnden Medikamenten entmutigt nämlich den Patienten und signalisiert ihm eine Unsicherheit des Arztes.

5. Eine Kontrolle des subjektiven Therapieerfolges durch den Patienten selbst hat sich mit Hilfe eines Schmerztagebuches oder einer visuellen Analogskala als sehr günstig erwiesen [17,21]. Dieses Vorgehen zeigt dem Patienten, daß sein Schmerzproblem ernst genommen wird und gibt ihm das Gefühl des Betreutwerdens, was zur Stabilisierung seines psychischen Zustandes beiträgt. Es ermöglicht darüberhinaus dem Arzt die Einschätzung der Wirksamkeit einer eingeleiteten Schmerzbehandlung und gibt ihm eine Hilfestellung bei der Entscheidung, ob eine Dosisanpassung nach oben oder unten oder ein Wechsel des Präparates bzw. ein Wechsel der Therapiestufe erforderlich ist, oder auch ob Nebenwirkungen zu behandeln sind.

6. Die Gabe von Plazebo im Rahmen der Schmerzbehandlung bei Patienten mit fortgeschrittenen Tumorerkrankungen muß als ungeeignet angesehen werden [15].

7. Die Kombination von Schmerzmitteln mit Psychopharmaka dagegen ist in der Schmerzbehandlung von Tumorpatienten heute weitgehend anerkannt. So kann der circulus vitiosus "Schmerz - Angst - Depression - Schmerz" durch eine kombinierte Behandlung mit Antidepressiva oder Neuroleptika durchbrochen werden, wodurch die Schmerzbeherrschung oft erleichtert wird [9]. Je mehr der Tumorschmerz von einer Störung des emotionalen, psychischen und vegetativen Gleichgewichts begleitet wird, um so mehr profitiert der Patient vom gleichzeitigen Einsatz von Psychopharmaka. Darüberhinaus scheinen verschiedene Psychopharmaka auch eine eigene analgetische Wirkung zu haben [10].

## SUBSTANZEN, DIE SICH IN DER TUMORSCHMERZBEHANDLUNG BEWÄHRT HABEN (TAB.3)

### 1. Peripher angreifende Analgetika

Der Begriff "leichte Analgetika" für diese Stoffgruppe ist unglücklich, da er impliziert, daß diese Schmerzmittel nur für leichte Schmerzen einsetzbar sind. Leider wird in diesem Sinne die analgetische Wirksamkeit dieser heterogenen Stoffgruppe häufig unterschätzt. Im Gegenteil ist vielfach nachgewiesen, daß diese Analgetika bei verschiedenen Formen schwererer tumorbedingter Schmerzen mit Erfolg eingesetzt werden können [6]. Wir sehen sie - wenn sie in genügend hoher Dosierung verabreicht werden - als ausgezeichnete Basisschmerzmittel für eine große Gruppe von Tumorpatienten mit mäßig starken und in einzelnen Fällen auch sehr ausgeprägten Schmerzen an.

Nach unserem heutigen Wissen liegt der Wirkungsmechanismus der peripher angreifenden Schmerzmittel in erster Linie in einer Hemmung der Prostaglandinsynthese bzw. -freisetzung. Prostaglandine haben nämlich eine sensibilisierende Wirkung auf die Schmerzrezeptoren, die durch schmerzauslösende Substanzen erregt werden (Histamin, Kinine), die in geschädigten Geweben freigesetzt werden. Prostaglandine werden auch durch die Anwesenheit entzündlicher Exsudate verstärkt freigesetzt, wie sie in der Umgebung infiltrierend wachsender Tumoren zu beobachten sind. Darüberhinaus scheinen bestimmte Tumoren, wie beispielsweise Knochentumoren und Knochenmetastasen, im Zusammenhang mit dem osteolytischen Prozeß selber Prostaglandine zu synthetisieren. Die peripher wirkenden Analgetika haben daher insbesondere bei Vorliegen einer entzündlichen Begleitkomponente bei der Tumorinfiltration sowie bei einer ossären Metastasierung eine gute schmerzbefreiende Wirkung.

Bei den Prostaglandinsynthesehemmern handelt es sich um eine heterogene Gruppe von Analgetika mit mehr oder weniger antipyretisch-antiphlogistischer Wirkung. Repräsentanten dieser Gruppe sind die Acetylsalicylsäure (Aspirin), Paracetamol (Benuron), Metamizol/Novaminsulfon (Novalgin), Phenylbutazon (Butazolidin), Indometacin (Amuno), Diclofenac (Voltaren).

Die Dosierung dieser Substanzen liegt im Rahmen der Tumorschmerztherapie deutlich höher als normalerweise empfohlen wird. So ist es meistens sinnlos, Acetylsalicylsäure, Paracetamol oder Metamizol in Einzeldosen un-

100

**Tabelle 3.** Medikamentöse Schmerzbehandlung von Tumorpatienten. Modifiz. nach Med Welt Bd. 31/Heft 26 (1980). $F_M$=Wirkungsfaktor im Vergleich zu Morphin

| Freiname | Handelsname | $F_M$ | Dosierung (mg) oral | Dosierungs-intervall (=Wirkungs-dauer in h) |
|----------|-------------|-------|---------------------|----------------------------------------------|
| **Einfache Analgetika** | | | | |
| Acetylsalicylsäure | (Asprin, Aspisol, Colfarit) | | 750-1250 | 3-4 |
| Paracetamol | (Ben-u-ron) | | 500-1000 | 3-4 |
| Metamizol | (Novalgin) | | 750-1000 | 4-5 |
| Buprofen | (Brufen) | | 200-400 | 4 |
| | | | | |
| **Mischpräparate mit Kodein und Phenacetin** (z.B. Contraneural, Dolomo, Gelonida, Treupel) | | | Je nach Präparat | |
| | | | | |
| **Synthetische, stark wirkende Analgetika** | | | | |
| Pentazozin | (Fortral Kps.) | 0,5 | 50 | 4 |
| Tramadol-HCl | (Tramal) | 0,3 | 100 | 6 |
| Tilidin-HCl | (Valoron-N) | | 50-100 | 6 |
| Buprenorphin | (Temgesic) | 20 | 0,3 | 6 |
| | | | | |
| **Morphin und morphin-artige Substanzen** | | | | |
| Morphinhydrochlorid | | 1 | 5,0-100 | 4 |
| Levomethadon-HCl | (L-Polamidon) | 2 | 2,5- 5 | 8-12 |
| Levorphanol | (Dromoran) | 3 | 1,5- 3 | 6-12 |
| Dextromoramid | (Palfium) | 3 | 6,9 | 2-4 |
| | | | | |
| **Neuroleptika** | | | | |
| Chlorpromazin | (Megaphen) | | 75-500 | |
| Laevopromazin | (Neurocil) | | 75-300 | |
| Thioridazin | (Melleril) | | 50-500 | |
| Perazin | (Taxilan) | | 75-600 | |
| Chlorprothixen | (Truxal) | | 15-300 | |
| Haloperidol | (Haldol) | | 2- 6 | |
| Flupentixol | (Fluanxol) | | 1- 3 | |

**Tabelle 3.** (Fortsetzung)

----

| Freiname | Handelsname | $F_M$ | Dosierung (mg) oral | Dosierungs-intervall (=Wirkungs-dauer in h) |
|----------|-------------|-------|---------------------|---------------------------------------------|

........................................................................

**Antidepressiva**

| | | | | |
|----------|-------------|-------|---------------------|-----|
| Clomipramin | (Anafranil) | | 50-300 | |
| Maprotilin | (Ludiomil) | | 30-300 | |
| Amitriptylin | (Laroxyl, Limbatril: Kombination mit Chlordiazepoxid) | | 30-200 | |

----

ter 500-1.000 mg zu geben. Die notwendigen Einzeldosen beim Phenylbutazon liegen zwischen 200-400 mg und beim Indometacin zwischen 50 und 100 mg [6].

Darüberhinaus darf auch das Dosierungsintervall nicht zu groß gewählt werden, da sonst die therapeutischen Plasmakonzentrationen bis zur Wirkungslosigkeit abfallen. Es sollte die jeweils nächste Dosis verabreicht werden, bevor die Plasmakonzentration wieder unter die therapeutische Breite abgefallen ist. Es wird dadurch deutlich weniger Schmerzmittel benötigt, als wenn man wartet, bis wieder neue Schmerzen aufgetreten sind, und dann erneut der starke Schmerzanfall kupiert werden muß. Die optimalen Dosisintervalle liegen bei den genannten Substanzen zwischen 3 und 4 Stunden mit Ausnahme des Phenylbutazons, welches ein Dosisintervall von 12 Stunden notwendig macht.

Von der Verwendung von Kombinationspräparaten wird nahezu ausnahmslos abgeraten, da sie hinsichtlich der analgetischen Wirkung keinen Vorteil bringen gegenüber der Verwendung von Monosubstanzen, während sich die Nebenwirkungen addieren. Lediglich scheint die Kombination mit Codein eine Verstärkung des analgetischen Effekts zu bringen. Sie wird deshalb häufiger angewandt.

Die Nebenwirkungen der peripher wirkenden Analgetika unterscheiden sich spezifisch von Substanz zu Substanz und sind in der Tab.4 zusammengestellt. Wegen dieser Nebenwirkungen sowie wegen des möglichen Medikamentenmißbrauchs wird von manchen Autoren ein Wechsel der Analgetika nach 6-8 Wochen bei den peripher wirkenden und nach 3 Wochen bei den zentral wirkenden Analgetika empfohlen [6]. Wir selber neigen dazu, ein mit Erfolg eingesetztes Präparat so lange weiter zu verabreichen, wie die Wirksamkeit anhält und die Nebenwirkungen beherrscht werden können ("don't change a winning horse").

Die hier aufgeführten peripher wirksamen Analgetika sollten stets zur Erstbehandlung von tumorbedingten Schmerzen und dabei so lange wie möglich

**Tabelle 4.** Nebenwirkungen der einfachen Analgetika (vorwiegend bei Lang-zeitanwendung) [6]

| Substanzen | relativ häufige Neben-wirkungen | seltene Nebenwirkungen |
|---|---|---|
| **A. antipyretisch-antiphlogistische Säuren** | | |
| Acetylsalicylsäure | Übelkeit, Erbrechen, Magen-irritation, geringfügige Blutungen aus der Magen-Darm-Schleimhaut, Unver-träglichkeit bis zu 2,5% der Nichtallergiker, bis zu 6% bei Allergikern, Verzögerung der Blutge-rinnung | Exantheme, Urtikaria Asthma bronchiale massive Magen-Darm-Blutungen, Ulzera Anämie, Schwerhörig-keit, Ohrensausen |
| Phenylbutazon | gastrointestinale Irrita-tion, Kopfschmerzen, Natrium- und Wasserreten-tion (Ödeme, Gewichts-zunahme) | Leukopenie, Agranulo-zytose, toxische Hepatitis, Nephritis mit Hämaturie, Urämie |
| Indometacin | Schwindel, Müdigkeit, Übelkeit, Erbrechen, Kopfschmerzen, Appetit-losigkeit | Ulzera, Magen-Darm-Blutungen, Verwirrt-heit, Depression, Leukopenie, Agrunolo-zytose, Ödeme Anämie |
| Benzydamin | Reizung der Magen-Darm-Schleimhaut | Sehstörungen |
| Nifluminsäure Flufenaminsäure Phenylessigsäure | gastrointestinale Reizung, Diarrhoe | Magen-Darm-Blutungen, Hautallergien, Akti-vierung von Magen-Darm-Ulzera, Leber- und Nierenschädigun-gen |
| Allofenac, Ibuprofen | gastrointestinale Reizung, Allergien | Aktivierung von Ulzera, Leberfunk-tionsstörungen |

**Tabelle 4.** (Fortsetzung)

| Substanzen | relativ häufige Neben-<br>wirkungen | seltene Nebenwirkungen |
|---|---|---|
| Naproxen | gastrointestinale Reizung,<br>Magen-Darm-Blutungen,<br>Schwindelgefühl | massive Magen-Darm-<br>Blutungen |
| **B. nicht-saure antipyretische Analgetika** | | |
| Metamizol | Hautallergien | Leukopenie, Agranulo-<br>zytose (1:200.000) |
| Propyphenazon | gastrointestinale Irrita-<br>tion | bisher nicht bekannt,<br>da geringer Verbrauch |
| Paracetamol | keine | Kopfschmerz, Hautal-<br>lergien, hämolytische<br>Anämie, Nierenschäden<br>Lebernekrosen |

eingesetzt werden. Dieses muß besonders deshalb empfohlen werden, weil peripher wirkende Analgetika praktisch keinen Einfluß auf die Persönlichkeitsstruktur des Patienten haben. Darüberhinaus haben sie auch in fortgeschrittenen und von stärkeren Schmerzen begleiteten Krankheitsstadien ihren Stellenwert und tragen oft in Kombination mit anderen Substanzen bis zur terminalen Phase zur Schmerzreduktion bei.

## 2. Adjuvantien der Schmerztherapie

Wird der Schmerz durch eine spastische Komponente im Bereich des Darmes oder anderer Hohlorgane mitbedingt oder verstärkt, wie es beispielsweise bei enteralem oder peritonealem oder urogenitalem Tumorbefall häufig ist, so kann die zusätzliche Gabe von Spasmolytika die analgetische Wirkung verbessern (z.B. Buscopan 3-4 x 10-20 mg) [14].

Das gleiche gilt für schmerzhafte Tonuserhöhungen der quergestreiften Muskulatur im Schulter-, Arm- und Rückenbereich, wie sie bei Knochenmetastasen begleitend auftreten können. Auch hier trägt der Einsatz von Muskelrelaxantien zusätzlich zu der systemischen Schmerztherapie oft wesentlich zur Linderung der Schmerzen bei (z.B.Muskel-Trancopal 4 x 200-400 mg)[14].

## 3. Psychopharmaka

Bereits bei der Anamneseerhebung, jedoch auch später im Laufe der weiteren Betreuung des Tumorpatienten wird ein besonderes Augenmerk darauf zu richten sein, ob und in welchem Ausmaß psychische und emotionale Mechanismen die Schmerzintensität, oder besser die Schmerzempfindung, mitbestimmen. So ist es immer wieder zu beachten, daß sich bei chronischen Schmerzzuständen die Schmerzwahrnehmung zu einem intensiven und quälenden Schmerzerleben ausweiten kann, welches den Betroffenen gänzlich ausfüllen und in seiner Persönlichkeit deformieren, ja sogar bis in die Suizidalität treiben kann [13].

Persönlichkeitsstruktur und psychische Verfassung können aufgrund unterschiedlicher Steuerung und emotionaler Kontrolle die Schmerzwahrnehmung akzentuieren oder abschwächen und so für das Schmerzerleben eine entscheidende Rolle spielen. Dabei können sich immer wieder circuli vitiosi wie "Schmerz - Angst - Depression - Schmerz" oder "Schmerz - vegetative Erregbarkeit - psychische Entgleisung - Schmerz" herausbilden, die die Schmerzbehandlung zu einem nahezu unlösbaren Problem machen [9]. Man sollte in solchen Fällen keine Scheu haben, gegebenenfalls auch einen psychosomatisch ausgebildeten Kollegen mit in die Betreuung des Patienten einzubeziehen. In derartigen Situationen erweist sich der zusätzliche Einsatz von Psychopharmaka als außerordentlich günstig. So sind vor allen Dingen Antidepressiva und Neuroleptika zu einem festen Bestandteil in der Behandlung chronischer Tumorschmerzen geworden. Sie wirken analgetisch, analgetikapotenzierend und analgetika-sparend. Sie wirken auch, wenn ein ungenügendes Ansprechen auf die üblichen Analgetika vorliegt. Eine Medikamentenabhängigkeit kommt nicht vor.

Die schmerzlindernde Wirkung dieser Medikamente erfolgt über eine Beeinflussung des zentralen Schmerzerlebnisses im Sinne einer Verfremdung des Schmerzerlebens und einer inneren Distanzierung vom Schmerz. Die Patienten gewinnen dabei eine andere Einstellung zu ihrem chronischen Schmerz: er wird ihnen weniger bewußt, er kann leichter verarbeitet werden und wird gleichsam der subjektiven Erlebnissphäre entrückt. Anstelle der die Patienten beherrschenden Unruhe, Angst und Spannung tritt innere Ruhe und Ausgeglichenheit [10]. Über diese psychische Wirkung hinaus scheinen Antidepressiva und Neuroleptika auch eine eigene analgetische Wirkung zu besitzen.

Je nach Stimmungslage und Antriebsverhalten stehen uns verschiedene Substanzen mit unterschiedlichem Wirkprofil zur Auswahl: Handelt es sich um einen depressiven und antriebsgehemmten Patienten ("schmerzerfüllt - gequält - apathisch"), so ist ein antriebssteigerndes Antidepressivum indiziert. Ist der Patient depressiv und eher unruhig-agitiert ("schmerzgetrieben"), so sollte auf ein sedierendes Antidepressivum zurückgegriffen werden. Bei unruhigen, aber nur wenig stimmungsmäßig veränderten Patienten ("schmerzbelästigt-nervös"), bieten sich Neuroleptika an [13].

Unter den stimmungsaufhellenden, angstlösenden Antidepressiva haben sich vor allen Dingen folgende Substanzen bewährt: Imipramin (Tofranil), Clomipramin (Anafranil), Maprotilin (Ludiomil). Unter den eher dämpfenden Antidepressiva können folgende Substanzen mit Erfolg angewendet werden: Amitriptylin (Saroten), Doxepin (Aponal). Als bewährte Neuroleptika mit ebenfalls leicht dämpfender Komponente stehen uns Substanzen zur Verfügung wie: Levomepromazin (Neurocil), Thioridazin (Melleril), Chlorpromazin (Megaphen), Haloperidol (Haldol).

Als Dosierungsempfehlung sollte bei einschleichender Dosierung und unter kontinuierlicher Dosissteigerung zunächst der Therapieerfolg über 1-2 Wochen abgewartet werden, bevor man langsam auf eine Erhaltungsdosis reduziert: Diese liegt im Schnitt bei den genannten Substanzen zwischen 50 und 100 mg täglich (d.h. 3 x 25 mg täglich) mit Ausnahme des Haloperidol, welches mit einer täglichen Dosis von 3-6 mg (d.h. 3 x 1-2 mg täglich) zu dosieren ist.

Bei einer kombinierten Gabe von Antidepressiva und Neuroleptika, bei der eher niedrigere Dosen der Einzelsubstanzen genügen, bietet sich der Vorteil eines gleichzeitigen antidepressiven und neuroleptischen Effektes, was eine Verbreiterung des Wirkungsspektrums bedeutet (z.B. Anafranil 3 x 25 mg täglich p.o. plus Haldol 3 x 0,5-1 mg täglich p.o.) [9]. Hierdurch läßt sich in den meisten Fällen eine emotionale Beruhigung, eine affektive Resonanzdämpfung sowie eine gewisse Distanzierung von Schmerz und Leiden erreichen. Das Auftreten von Nebenwirkungen wie Dyskinesien kann durch Zugabe von Biperiden (Akineton) verhindert werden. Insgesamt werden jedoch relativ wenig Nebenwirkungen beobachtet (Mundtrockenheit, Orthostase, Schwitzen, Akkommodationsstörungen).


## 4. Zentral angreifende Analgetika

Die Gruppe der Narkotika hat einen festen Stellenwert in der Schmerzbehandlung bei fortgeschrittenen Tumorerkrankungen, wenn der Schmerz durch peripher wirkende Analgetika nicht mehr ausreichend beherrscht werden kann. Prototyp dieser Substanzgruppe ist das Morphin, welches sich nach wie vor immer wieder als ein vielseitiges, zuverlässiges und sicheres Medikament erweist. An seiner Seite stehen verschiedene andere Opiate und synthetische Opioide.

Die Wirkung dieser Substanzen liegt in einer Reflexhemmung und Dämpfung der repetitiven Erregungsvorgänge bei der Schmerzleitung. Darüberhinaus wird die weitere Verarbeitung der Schmerzimpulse in übergeordneten Zentren modifiziert, so daß auch die Schmerzwahrnehmung verändert erlebt wird. Der Schmerz wird anders gewertet, er wird "entpersonalisiert" und "verfremdet".

Es lassen sich die zentral angreifenden Analgetika entsprechend ihren unterschiedlichen Eigenschaften folgendermaßen unterteilen:

a) Schwache bzw. kurz wirkende zentrale Analgetika: Propoxyphen (Develin ret.), Pethidin (Dolantin).

b) Partiell opiat-antagonistisch wirkende zentrale Analgetika: Pentazocin (Fortral), Tramadol (Tramal), Tilidin (Valoron), Buprenorphin (Temgesic).

c) Stark wirkende und sedierende zentrale Analgetika: Hydromorphon (Dilaudid).

106

d) Stark wirkende und euphorisierende zentrale Analgetika: Morphin (MST), Cetobemidon (Cliradon).

Die hier aufgeführten Substanzen unterscheiden sich hinsichtlich ihrer Wirkstärke und Wirkdauer teilweise erheblich. So ist die analgetische Potenz von Pethidin (Dolantin) und Pentazocin (Fortral) etwa 1/8 bzw. 1/4 des Morphins, während Dextromoramid (Jetrium) etwa 2mal und Buprenorphin (Temgesic) sogar 10 bis 20 mal so wirksam ist wie Morphin (Tab.5). Durch eine regelmäßige orale Morphinanwendung kann etwa in 85% der Patienten eine Schmerzfreiheit erreicht werden [20]. Jedoch muß die wirksame Dosis für eine ausreichende Analgesie individuell festgelegt und empirisch bestimmt werden. Die optimale Dosis ist erreicht, wenn der Patient für mindestens 3-4 Stunden schmerzfrei ist. Die gewöhnliche Anfangsdosis liegt dabei im Falle des Morphins bei 10 mg alle 4 Stunden. Die meisten Patienten sind gut eingestellt mit Dosierungen zwischen 10 und 30 mg alle 4 Stunden. Für diese zentral wirkenden Schmerzmittel ist jedoch ein individuell sehr unterschiedliches Ansprechen bekannt. Ein einmaliger Präparatwechsel kann sinnvoll sein, das Durchprobieren der gesamten Gruppe jedoch nicht.

**Tabelle 5.** Eigenschaften und durchschnittliche analgetische Dosierung einiger morphinartig wirkender Substanzen

| Substanz | Handels-präparat (Beispiel) | rel. analget. Wirkung (Morphin = 1) | Verhält-nis d.or. zur par-enteralen Wirksam-keit | durch-schnittl. analget. Dosis (mg) | Wir-kungs-dauer (h) |
|---|---|---|---|---|---|
| Morphin | Amphiolen | 1 | 0,15 | 10 i.m. | 4-5 |
| Levorphanol | Dromoran-Roche | 3 | 0,25 | 2,0 i.m. | 4-5 |
| Dextromoramid | Jetrium, Palfium | 3 | 0,5 | 5,0 or. | 3-4 |
| Levomethadon | Polamidon | 2 | 0,45 | 5,0 or. | 6-8 |
| Hydromorphon | Dilandid | - | - | 1-2 i.m. | 6-8 |
| Piritramid | Dipidolor | 0,7 | - | 15 i.m. | 4-6 |
| Pentazocin | Fortral | 0,5 | 0,4 | 50 or. | 3-4 |
| Tramadol | Tramal | 0,3-0,4 | 0,8-0,9 | 50-100 i.m. | 3-5 |
| Pethidin | Dolantin | 0,1 | 0,8 | 50 or. | 1-4 |
| Dextropropoxy-phen | Develin-retard | 0,04 | 0,3 | 150 or. | 3-5 |
| Tilidin | Valaron | - | - | 50-100 or. | 3-4 |
| Buprenorphin | Temgesic | 20 | 0,8 | 0,3 or. | 5-6 |

Die Einstellung eines Tumorpatienten auf die individuell richtige Dosis erfordert 1-2 Wochen. Bei einem Wechsel auf ein anderes Opiat müssen die Äquivalenzdosen berücksichtigt werden (Tab.5). Das bedeutet im Einzelfall folgende Dosierungen:

Pethidin (Dolantin) 6 x 50-100 mg täglich,
Pentazocin (Fortral Kaps.) 6 x 50 mg täglich,
Tilidin (Valoron) 6 x 50-100 mg täglich,
Buprenorphin (Temgesic) 4 x 0,3 mg täglich,
Hydromorphon (Dilaudid) 3 x 1-2 mg täglich,
Morphin (Lösung) 4 x 10-30 mg täglich,
Morphin (MST-Tabletten) 2 x 10-60 mg täglich.


Für die Festlegung der richtigen Dosierintervalle muß auch die unterschiedliche Wirkdauer der verschiedenen Substanzen berücksichtigt werden. So beträgt die Wirkdauer beim Morphin etwa 4 Stunden, beim Methadon (Polamidon) oder Buprenorphin (Temgesic) etwa 6-8 Stunden. Beim Pethidin (Dolantin) sind es dagegen nur 2-3 Stunden. Es muß darauf geachtet werden, daß die auf das jeweilige Präparat zugeschnittenen Einnahmezeiten fest eingehalten werden.

Ein Problem dabei kann das nächtliche Intervall sein. Oft läßt es sich überbrücken, indem man vor dem Einschlafen die 1 1/2 bis 2-fache Dosis verabreicht. In Anbetracht des häufig zu beobachtenden nächtlichen Schmerzmaximums ist jedoch oft auch durchaus eine nächtliche Schmerzmitteleinnahme indiziert. Erfahrungsgemäß belastet die Krebskranken eine kurze Unterbrechung der Nachtruhe zur Tabletteneinnahme weniger, als das Aufwachen durch ein erneutes Auftreten schwerer Schmerzen. Wird ein Patient zu Hause behandelt, sollte ihm eine detaillierte Einnahmeanleitung mit exakten Zeitangaben, Medikamentennamen und Mengenangaben mitgegeben werden [19]. Leider muß festgestellt werden, daß die aufgeführten Substanzen in den meisten Fällen deutlich unterdosiert und dadurch die Möglichkeiten der medikamentösen Analgesie unzureichend ausgeschöpft werden. Dieses liegt offenbar an einer vorurteilhaften Überbewertung der Nebenwirkungen. Im allgemeinen wird hierbei in erster Linie die Furcht vor einer psychischen Abhängigkeit angesprochen. Dieses führt dazu, daß oft ein zu später Einsatz, eine zu niedrige Dosierung, die Wahl der falschen Applikationsform sowie eine zögernde Verabreichung nur "bei Bedarf" die segensreichen therapeutischen Möglichkeiten der zentral wirkenden Analgetika vergeuden [11].

Die klinisch relevanteren Nebenwirkungen der Opiate sind in erster Linie: Übelkeit, Erbrechen, Obstipation, Benommenheit, Desorientiertheit, Schwitzen, Atemdepression, Toleranzentwicklung und selten auch psychische Abhängigkeit mit den damit verbundenen Persönlichkeitsveränderungen (Tab.6). Im Prinzip können alle Opiate - auch speziell entwickelte Substanzen mit partiell opiat-antagonistischen Eigenschaften - mit graduellen Unterschieden diese Nebenwirkungen aufweisen. Aus diesem Grund ist der Einsatz der Opiate sicher erst indiziert,wenn peripher wirksame Analgetika

**Tabelle 6.** Wirkungen des Morphins

---

A. Zentrale Wirkungen

---

Dämpfende Wirkungen
Hirnrinde:              Analgesie
Hirnstamm:              sedative Wirkung
                        hypnotisch-narkotische Wirkung
Medulla oblongata:      Atemdepression
                        antitussive Wirkung
                        antiemetische Wirkung (Späteffekt)

........................................................................

Erregende Wirkungen
Medulla oblongata:      emetische Wirkung (Früheffekt)
                        Miosis


Euphorie und Dysphorie je nach Reaktionslage

---

B. Periphere Wirkungen

---

Tonussteigerung der glatten Muskulatur
Magen:                  Pyloruskonstriktion
Darm:                   segmentale Einschnürungen
Uterus:                 Konstriktion
Harnblase:              Kontraktion der Blasenmuskulatur und des
                        Sphinkter vesicae
Gallenblase:            Kontraktion der Blasenmuskulatur und des
                        Sphinkter Oddi


Verminderung des Tonus der Blutgefäßmuskulatur
Neigung zum orthostatischen Kollaps

---

für die individuelle Schmerzsituation des Patienten nicht mehr ausreichend
sind.

Das Auftreten von opiattypischen Nebenwirkungen ist von Beginn der
Therapie an einzukalkulieren und dem Patienten vorher mitzuteilen. Tritt
eine belastendere Übelkeit mit Erbrechen oder Obstipation auf, sind schon
frühzeitig Antiemetika (z.B. 2-3 x 0,5 mg Haldol oder 4-6 x 10 mg Paspertin) bzw. Laxantien einzusetzen. Manchmal erweist sich bereits die prophylaktische Gabe als sinnvoll. Mit dem Auftreten einer Atemdepression ist
hingegen bei oraler Gabe kaum zu rechnen. Auch die Toleranzentwicklung ist
erfahrungsgemäß nur unerheblich, und das Problem der psychischen Abhängigkeit spielt bei terminalen Tumorschmerzen eine nur untergeordnete Rolle,
da die meisten Tumorpatienten mit der Schmerzmitteleinnahme eher zurück-
haltend sind.

## STUFENPLAN FÜR DIE SCHMERZBEHANDLUNG VON TUMORPATIENTEN

Faßt man das bisher Gesagte zusammen, so läßt sich daraus ein in Stufen aufgebauter Therapieplan für die Schmerzbehandlung von Tumorpatienten erstellen. Wir empfehlen dabei folgenden Stufenplan, welcher in den wesentlichen Punkten mit früher vorgestellten Therapieplänen übereinstimmt [8, 12,16]. Es ist mit Absicht die Zahl der verwendeten Analgetika gering gehalten. Mischpräparate sind vermieden worden (Tab.7).

1. Wir leiten regelhaft die Schmerzbehandlung in der 1. Stufe mit peripher wirkenden Analgetika wie Acetylsalicylsäure (Aspirin), Paracetamol (Benuron), Metamizol (Novalgin) oder Indometacin (Amuno) in oraler Darreichungsform ein. Die Einzeldosis wird von Anfang an hoch angesetzt und in 4-6 stündlichen Dosisintervallen verabreicht. Bei Vorliegen spastischer Schmerzen durch Befall von Hohlorganen kombinieren wir gerne mit Spasmolytika wie beispielsweise Buscopan.

2. Aufgrund der Vorstellung, daß die maligne Grunderkrankung für den aufgeklärten Patienten praktisch immer eine außerordentliche psychische Belastung darstellt, auf die er mit mehr oder minder ersichtlicher Angst und Depression reagiert, setzen wir nahezu grundsätzlich als 2. Stufe der Schmerzbehandlung - d.h. im Falle einer nicht genügenden Schmerzlinderung durch die vorher eingesetzten peripheren Analgetika - zusätzlich Psychopharmaka ein. Üblicherweise verwenden wir dabei als Antidepressivum Anafranil (3 x 25 mg p.o.) oder als Neuroleptikum Haloperidol (3 x 1-2 mg p.o.) [4]. Es muß dabei der verzögerte Wirkungseintritt der Psychopharmaka berücksichtigt werden.

3. Bei starken Schmerzen, die sich durch peripher wirkende Analgetika in Kombination mit Psychopharmaka nicht mehr ausreichend beherrschen lassen, sollten zusätzlich zentral wirkende Analgetika eingesetzt werden, wobei wir die Opioide Valoron, Tramal oder Temgesic in oraler bzw. sublingualer Applikationsform bevorzugen. Auch hier ist auf die Einhaltung regelmäßiger 4-6 stündiger Dosierungsintervalle zu achten. Unter dieser Dreifachtherapie läßt sich in den allermeisten Fällen eine gute Schmerzlinderung erreichen.

4. Bei schwersten Schmerzzuständen, bei denen die genannten Kombinationen nicht mehr ausreichen, setzen wir Morphin (oral) in Kombination mit Psychopharmaka ein. Es steht uns hierfür einerseits ein oraler "Morphin-Cocktail" zur Verfügung, der neben Morphinum hydrochloricum auch Neurocil Tropfen enthält [8]. Die Applikation sollte hierbei streng 4-stündlich erfolgen. Andererseits stellt das neue MST (Mundipharma) ein Depotpräparat dar, welches mit Einzeldosen zwischen 10-60 mg nur in 12-stündlichem Abstand verabreicht zu werden braucht. In diesem Fall geben wir zusätzlich als Neuroleptikum Haloperidol. Auch bei dem Morphin ist die volle Wirkung erst am 3.-4. Tag zu erwarten. Deshalb sollte nicht vorschnell die Therapie gewechselt werden.

**Tabelle 7.** Stufenplan für Schmerzbehandlung (nach [8])

---

1. (Peripheres) Schmerzmittel:
   
   | | |
   |---|---|
   | Metamizol (Novalgin®) | bis 1250 mg x 4 |
   | ASS (Aspirin®) | bis 1250 mg x 4 |
   | Paracetamol (Benuron®) | bis 800 mg x 3 |

2. (Peripheres) Schmerzmittel
   + Psychopharmakon:
   
   | | | |
   |---|---|---|
   | Antidepressivum | Anafranil® | 25 mg x 3 |
   | | Ludiomil® | 25 mg x 3 |
   | Neuroleptikum | Haldol® | 0,5-2,0 mg x 3 |
   | | Neurocil® | 25 mg x 3 |

3. (Peripheres) Schmerzmittel
   + Psychopharmakon
   + zentrales Schmerzmittel:
   
   | | |
   |---|---|
   | Valoron®-N | bis 100 mg x 6 |
   | Tramal® | bis 100 mg x 6 |
   | Develin® ret. | bis 600 mg x 4 |
   | Temgesic® (sublingual) | bis 0,4 mg x 4 |

4. Opiat oral + Psychopharmakon:
   
   | | |
   |---|---|
   | Morph. hydrochl. | 10-20 mg x 5 |
   | Polamidon® | - 5 mg x 3 |
   | MST-Mundipharma® | 10-60 mg x 2 |
   | + Neurocil®/Haldol® | |

5. Zentrales Pharmakon als Dauerinfusion:
   Temgesic®/Anafranil®

---

5. Möglichst erst in der Terminalphase der Schmerzbehandlung wechseln wir von der oralen Schmerzmittelgabe auf eine Dauerinfusion um. Hier bietet sich vor allen Dingen Temgesic (2 Amp. in 1.000 ml NaCl über 24 h) sowie Anafranil (25-50 mg in 250 ml 5% Glukose während 3-4 h) an [9]. Bei konsequenter Anwendung dieses Stufenplans läßt sich bei der überwiegenden Mehrzahl der Tumorpatienten eine gute Schmerzlinderung als Grundlage einer befriedigenden Lebensqualität erzielen.

Abschließend verbleibt zu sagen, daß die Schmerzbehandlung des krebskranken Patienten, insbesondere in seiner terminalen Phase, eine der persönlichsten und im Grunde genommen intimsten Aufgaben ist, weil sie die Auseinandersetzung mit dem eigenen Tode und somit die eigenen Ängste gegenüber Leiden und Tod berührt. Den Patienten menschlich zu stützen, Gelegen-

heiten für ein tröstendes Gespräch zu finden und ihn nicht der Ausweglosigkeit und Hoffnungslosigkeit auszuliefern, ist dabei der wohl wichtigste
Teil der Betreuung. Unsicherheit und Angst auf seiten desjenigen, der mit
Todkranken spricht, werden von dem Patienten schnell wahrgenommen und führen zu einem gegenseitigen Rückzug. Übrig bleibt dann oft nur eine distan-
zierte, patientenferne Verordnung von Schmerzmitteln. Nur wenn wir selbst
eine Position gegenüber dem Leiden und Sterben beziehen, sind wir in der
Lage, für den Patienten bei seiner Bewältigung des Leidens oder Sterbens
hilfreich zu sein [2].

## LITERATUR

1. Aulbert E (1983) Die Betreuung tod- und schwerstkranker Patienten.
   Dtsch Krankenpflegezeitschrift 6:314
2. Aulbert E (1985) Die Nachsorge onkologischer Patienten.Med Welt 36:77
3. Bastert G (1984) Die Krebskranke und ihr Schmerz. Frauenarzt 1:23
4. Bortz W (1967) Über die Behandlung schwerer Schmerzzustände bei Karzinompatienten. Med Welt 36:26
5. Bruntsch U, Gallmeier WM (1980) Schmerztherapie im fortgeschrittenen
   Krebsstadium. Münch Med Wochenschr 122:7
6. Gerbershagen U (1980) Schmerztherapie mit einfachen Analgetika. Dtsch
   Med Wochenschr 105:28
7. Hoffmann L (1983) Schmerzbehandlung von Tumorkranken. Münch Med
   Wochenschr 125:114
8. Hoffmann L (1984) Behandlung von Tumorschmerzen. Onkologie 7, Suppl 1:
   62
9. Kocher R (1981) Psychopharmaka bei chronischen Schmerzen. Schweiz Med
   Wochenschr 111:1946
10. Kocher R (1984) The use of psychotropic drugs in the treatment of can-
    cer pain. In: Zimmermann M, Drings P, Wagner G (eds) Pain in the can-
    cer patient. Springer, Berlin Heidelberg New York Tokyo p 118
11. Marks RM, Sachar EJ (1973) Undertreatment of medical inpatients with
    narcotic drugs. Ann Int Med 78:173
12. Moertel CG (1980) Treatment of cancer pain with orally administered
    medications. JAMA 244:2448
13. Payk ThR (1979) Schmerzbehandlung mit Psychopharmaka.Med Welt 30:1039
14. Pichlmayr I, Pohl S (1984) Schmerzbehandlung bei Patientinnen mit ter-
    minalen Genital- und Mammakarzinomen. In: Bender HG (Hrsg) Gynäkologi-
    sche Onkologie für die Praxis. Thieme, Stuttgart New York S 98
15. Schreml W, Merkle W, Heimpel H (1981) Medikamentöse Schmerztherapie
    bei Krebspatienten. Med Klin 76:43
16. Schreml W (1983) Supportive Maßnahmen bei der internistischen Tumorbe-
    handlung. In: Drings P (Hrsg) Akutelle Onkologie, 7. Zuckschwerdt,
    München Bern Wien S 48

17. Schreml W, Hügl W, Kossmann B, Heimpel H (1983) Stufenplan der medikamentösen analgetischen Therapie bei Tumorpatienten - eine prospektive Studie. Tumor Diagnostik Therapie 4:189
18. Senn HJ, Glaus A (1982) Schmerzen und Schmerzbekämpfung bei Tumorkrankheiten. Schweiz Med Wochenschr 112:1158
19. Twycross R, Lenz M (1983) Die Anwendung von oralem Morphin bei inkurablen Schmerzen. Anaesthesist 32:279
20. Walsh TD, Saunders CM (1984) Hospice care: The treatment of pain in advanced cancer. In: Zimmermann M, Drings P, Wagner G (eds) Pain in the cancer patient. Springer, Berlin Heidelberg New York Tokyo p 201
21. Zimmermann M, Drings P (1984) Guidelines for therapy of pain in cancer patients. In: Zimmermann M, Drings P, Wagner G (eds) Pain in the cancer patient. Springer, Berlin Heidelberg New York Tokyo p 1

# Erfahrungen mit MST bei Karzinompatienten

B. Koßmann, I. Bowdler

"Viele Patienten verbinden mit der Diagnose Krebs neben der Unheilbarkeit vor allem den Schmerz, von dem sie nur der qualvolle Tod erlösen kann" [15]. Diese Ängste sind infolge einer weit verbreiteten inadäquaten Schmerztherapie nicht unbegründet.

Nach Bonica [3] sind für eine ungenügende und unbefriedigende Behandlung des chronischen Krebsschmerzes unter anderem
- der Nihilismus des Therapeuten gegenüber dem Patienten,
- die deshalb geringe Aufmerksamkeit bei Anamnese und Untersuchung,
- die daraus folgende geringe Sorgfalt bei der Differentialdiagnose des Schmerzphänomens,
- die Anwendung von Routinemaßnahmen ohne Eingehen auf die individuellen Bedürfnisse des Patienten und
- die Verdrängung der psychologischen und emotionalen Dimensionen des Krebsschmerzes durch den Arzt
verantwortlich.

Nur durch eine interdisziplinäre Zusammenarbeit mit den operativen Fächern, der internistischen Onkologie, der Strahlentherapie zur Ausschöpfung aller spezifischen Methoden gegen den Krebsschmerz, sowie der Anaesthesie, der Neurochirurgie und der Pharmakologie mit Einsatz aller unspezifischen Methoden, können die Schmerzen adäquat behandelt werden (Tab.1) [16].

Dabei lassen sich unter Einsatz von Medikamenten die Tumorschmerzen in den meisten Fällen auf ein erträgliches Maß reduzieren [7,8,9,15]. Ein medikamentöser Stufenplan, der sich an Schmerzintensität und Schmerzursache orientiert, hat sich dabei bewährt (Tab.2). Dabei werden bei passager auftretenden Schmerzen peripher wirkende Analgetika bei Bedarf eingesetzt. Treten, wie in der Mehrzahl der Patienten, die in unserer Schmerzambulanz vorgestellt werden, kontinuierliche Schmerzen auf, erhalten diese ihre Medikation nach einem festen Zeitschema. Peripher wirkende Analgetika werden dabei vor allem bei Knochenschmerzen, aber auch wenn die Schmerzursache eine antiphlogistische Wirkung wünschenswert erscheinen läßt, eingesetzt. Bei allen anderen Schmerzformen setzen wir, je nach Schmerzintensität, Opioide ein, wobei wir häufig die Gabe von Morphin vorziehen. Bei der Mehrzahl unserer Patienten, vor allem wenn bisher keine Opioide verabreicht wurden, beginnen wir mit einer Initialdosis von 60 mg/Tag, d.h. zwei Tabletten MST 30. Bei Wechsel von starken Opioiden auf Morphin muß eine entsprechende Tagesdosis auf das Äquivalent von Morphin umgerechnet werden [19].

**Tabelle 1.** Methoden der interdisziplinären Therapie des Krebsschmerzes

---

**1. Spezifische Methoden**

Gegen den Tumor gerichtet
(z.B. Chirurgie, Strahlentherapie, systemische Therapie)

Gegen den Pathomechanismus des Schmerzes gerichtet
(z.B. palliative Chirurgie, orthopädische Chirurgie,
antimikrobielle Chemotherapie)

**2. Unspezifische Methoden**

Anaesthesiologische Methoden
- Infiltrationen mit Lokalanaesthetika
- Leitungsanaesthesien
- Peridurale Opiatanalgesie

Neurochirurgische Methoden
- Dorsale Rhizotomie
- Kommissurale Myelotomie
- Anterolaterale Chordotomie

Neurostimulation

Medikamentöse Schmerztherapie

---

**Tabelle 2.** Stufenplan der medikamentösen Schmerztherapie bei Tumorpatienten (modifiziert nach [16])

---

| Stufe | Therapie |
|-------|----------|
| I | peripher wirkendes Analgetikum nach Bedarf Acetylsalicylsäure, Paracetamol, Benorilat |
| II | peripher wirkendes Analgetikum regelmäßig |
| III | Stufe II + Agonist-Antagonist-Opioid |
| IV | Stufe III + Psychopharmaka: Amitriptylin, Haloperidol |
| V | orales Morphin MST-Tabletten, Morphium-Cocktail |

---

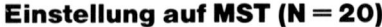

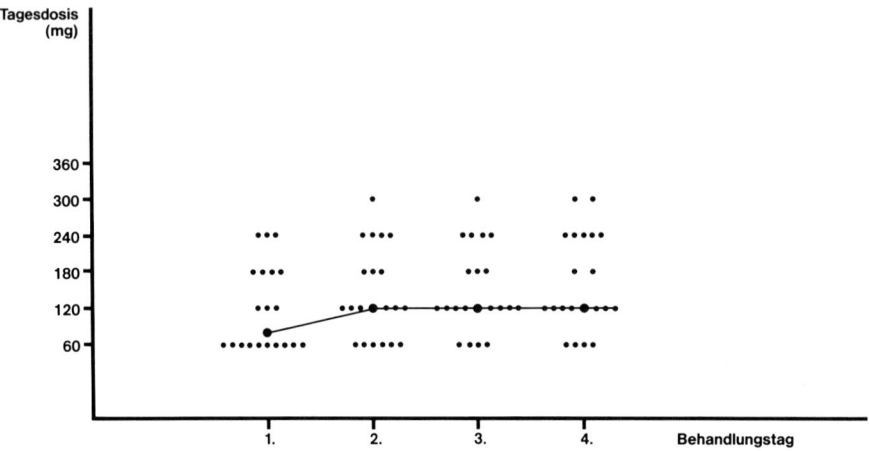

**Abb.1.** Dosisfindung bei der medikamentösen Einstellung von Karzinom-
schmerzpatienten. Dargestellt sind die Einzelwerte und Mediane der Tagesdosis von MST-Tabletten in den ersten vier Behandlungstagen. Innerhalb
dieses Zeitabschnittes war es möglich, eine ausreichende Schmerzlinderung
zu erhalten

Ist die erste Morphingabe nicht wirksamer als die bisherige Medikation
und der Schmerz nicht zu wenigstens 90% beherrscht, sollte die Dosis um
50% erhöht werden. Unter wiederholten Kontrollen läßt sich die Mehrzahl
der Patienten innerhalb von wenigen Tagen auf die individuell angepaßte
Morphinmenge einstellen. So konnten in einer unserer Untersuchungen
Patienten mit ausgeprägter Schmerzsymptomatik innerhalb von vier Tagen auf
Dosen zwischen 60 und 360 mg Morphin pro Tag eingestellt werden (Abb.1).
Beispielhaft für viele andere Patienten ist der in Abb.2 aufgezeigte
weitere Verlauf der MST-Dosierung. In der Initialphase war eine Dosiskor-
rektur bei diesem Patienten zur Einstellung notwendig. Unter dieser Dosierung lebte der Patient einige Monate völlig beschwerdefrei. Nach 10 Monaten kam es aufgrund der Progredienz des Leidens zu einer erneuten Intensi-
vierung der Schmerzen, die eine nochmalige Dosiserhöhung notwendig machte.
Unter dieser Behandlung blieb er bis zu seinem Tode völlig schmerzfrei.
Die Forderung, ohne Furcht vor Toleranzentwicklung frühzeitig eine suf-
fiziente Schmerztherapie mit Morphin einzuleiten, läßt sich daraus leicht
ableiten. Dosissteigerungen in dieser Größenordnung konnten wir bei den
meisten unserer Patienten beobachten, die eine Erhöhung in der Regel um
nicht mehr als 100% der Initialdosis notwendig machte (Abb.3). Diese Ergebnisse zeigen auch in Übereinstimmung mit anderen Untersuchern [18,23],
daß die rasche Toleranzentwicklung, die sich auf Tierexperimente, Untersuchungen gesunder Probanden, Entwöhnter und Patienten mit akuten Schmerzen

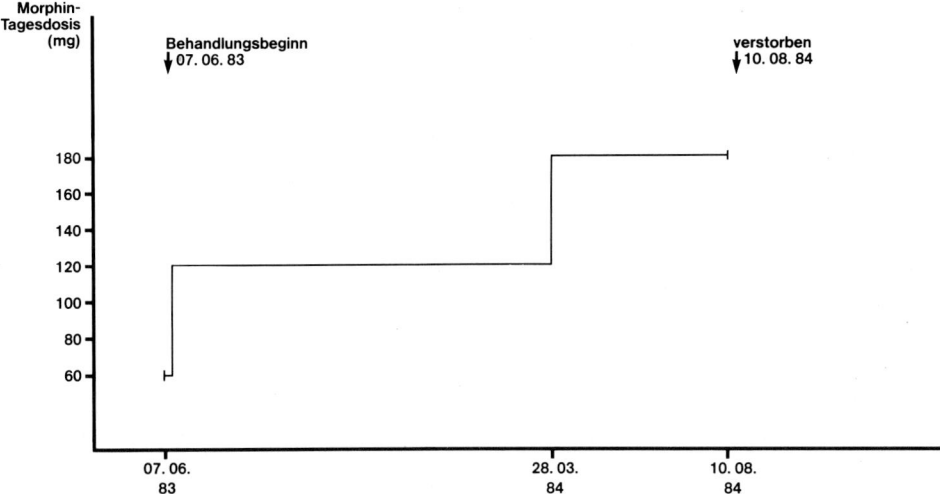

**Abb.2.** Exemplarisches Patientenbeispiel mit der Behandlung von MST über einen Zeitraum von 14 Monaten. Nach initialer Dosisfindung gleichbleibender Bedarf an Morphin über fast 10 Monate. Nach erneuter Dosissteigerung ausreichende Analgesie bis zu seinem Tode

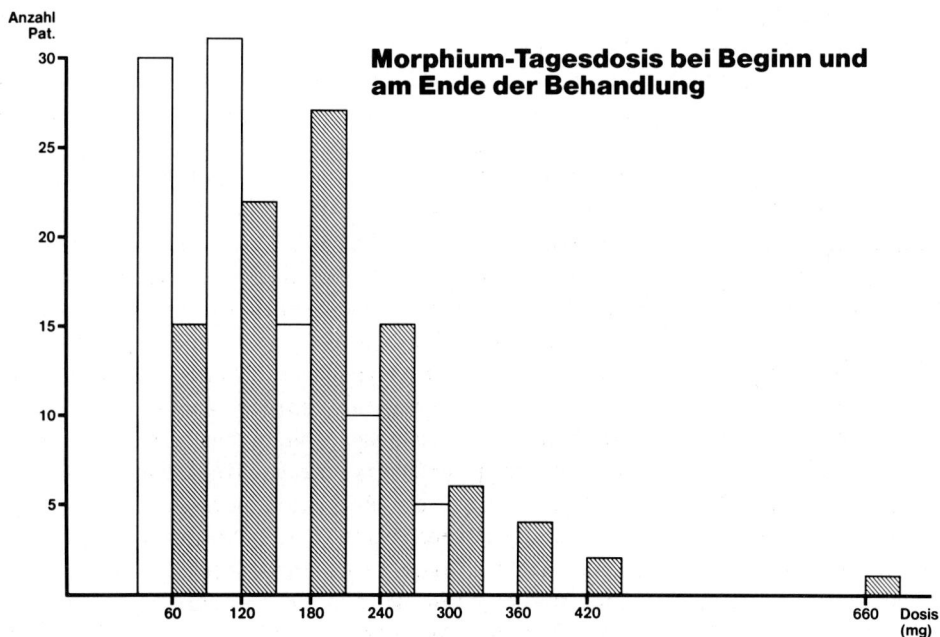

**Abb.3.** Dargestellt sind die Morphin-Tagesdosen zu Beginn (offene Säulen) und am Ende der Behandlung (schraffierte Säulen). Bei einem Großteil der Patienten war während des Krankheitsverlaufes eine Dosissteigerung notwendig

117

stützt, unbegründet ist und sich nicht auf Patienten mit chronischen Karzinomschmerzen übertragen läßt. So wurden bei diesem Patientengut nach anfänglichen Dosissteigerungen sogar allmähliche Dosisreduktionen berichtet [7,17]. Entscheidendes Kriterium dafür ist wohl, daß diese Patienten Morphin nicht wegen der psychischen Wirkung einnehmen, sondern aus Gründen der Schmerzerleichterung.

Werden die Schmerzen durch eine Dosiserhöhung um 50-100% nicht beherrscht, so liegen vermutlich Schmerzen vor, die nicht auf Morphin ansprechen [20]. Beispielhaft seien Knochenschmerzen, Nervenkompressionsschmerzen sowie Folgen von Begleiterkrankungen und eingeleiteter Tumortherapie (Lymphödem, Neuropathie) genannt.

Atemdepression ist eine weitere Nebenwirkung, die als Grund einer zu niedrigen Dosierung und damit ungenügenden Behandlung angeführt wird. Walsh et al. [21] sowie Twycross und Zenz [20] betonen, daß eine klinisch manifeste Atemdepression selbst bei hohen Morphindosen sehr selten beobachtet wird. Schmerz wird als Antagonist der opiatbedingten Atemdepression betrachtet. In einer eigenen Untersuchung [10] konnten wir anhand von Blutgasanalysen zeigen, daß klinisch relevante $pCO_2$-Veränderungen selbst unter höheren Morphindosen bei Karzinompatienten mit Schmerzen nicht auftraten.

Schläfrigkeit, Obstipation, Übelkeit, Erbrechen, Schwindel, trockener Mund, Flush, Halluzinationen oder Veränderungen des Appetits wurden nach wiederholter oraler Morphingabe beobachtet (Tab.3). Am häufigsten beobachteten wir Schläfrigkeit, wobei sich diese im Laufe der Therapie besserte. Der zweithäuftigsten Nebenwirkung, der Obstipation, sollte durch regelmäßige Laxantiengabe vorgebeugt werden. Die Obstipation kann so lästig werden, daß Patienten eine Schmerztherapie abbrechen. Halluzinatorische oder gar psychotische Störungen, wie zum Teil in der Literatur beschrieben [12], konnten wir bisher bei keinem unserer mit MST behandelten Patienten beobachten. Bei der Behandlung mit oralem Morphin von zwischenzeitlich wohl über 100 Patienten traten psychische Nebenwirkungen bei zwei Patientinnen auf. Bei einer dieser Patientinnen mußte deshalb die Therapie abgesetzt werden, obwohl ein unmittelbarer Zusammenhang mit der Morphintherapie nicht wahrscheinlich war. Eine Meningoenzephalitis bzw. ein erhöhter Hirndruck aufgrund Fortschreitens der Primärerkrankung wurde für diesen Zustand differentialdiagnostisch in Erwägung gezogen. Eine weitere Diagnostik wurde wegen der fortgeschrittenen Grunderkrankung nicht durchgeführt. Unter polypragmatischen Maßnahmen klarte die Patientin auf.

Bei einer anderen Patientin trat ebenfalls ein psychotisches Krankheitsbild auf, das sich primär nicht klären ließ. Bei dieser Patientin bestand eine Niereninsuffizienz mit Kreatininwerten um 300 µmol/l. Da in den letzten Jahren Niereninsuffizienz und Morphingaben stark diskutiert wird [1,2,5,6,13], haben wir bei dieser Patientin Gesamt-Morphin und freies Morphin bestimmt (Abb.4). Die Patientin erhielt 120 mg Morphin pro Tag in wäßriger Lösung. Freies Morphin lag dabei in einer Größenordnung, wie wir es bei nierengesunden Patienten ebenfalls gefunden hatten (Abb.5). Im

**Tabelle 3.** Vergleich der Nebenwirkungen nach wiederholter oraler Morphingabe mit MST-30-Tabletten bzw. Morphin in wäßriger Lösung aus eigenem Patientengut und Literaturberichten

| Nebenwirkung | eigene Studie | | Rane et al.[12] | Säwe et al.[14] | Pannuti et al.[11] |
|---|---|---|---|---|---|
| | wäßrige Lösung | MST-30-Tabletten | wäßrige Lösung | wäßrige Lösung | wäßrige Lösung |
| Schläfrigkeit | 8 | 6 | 4 | 1 | 22 |
| Obstipation | 4 | 5 | 4 | - | 30 |
| Übelkeit | 3 | 5 | 2 | - | - |
| Erbrechen | 1 | 2 | - | 1 | 11 |
| Schwindel | 2 | 3 | - | - | - |
| Trockener Mund | - | - | - | - | 17 |
| Flush | - | - | 4 | - | - |
| Halluzination | - | - | 2 | - | - |
| Appetit- abnahme | 5 | 1 | - | - | - |
| Anzahl unter- suchter Pat. | 10 | 10 | 10 | 7 | 37 |

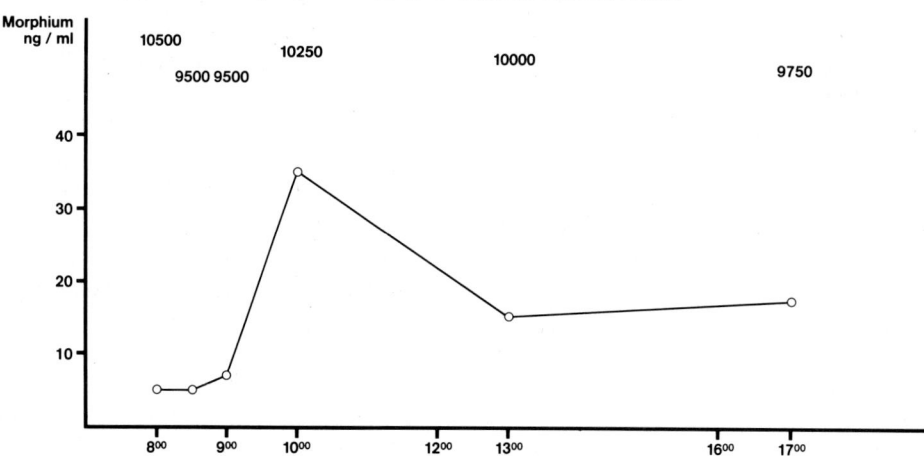

**Gesamt-Morphium und freies Morphium im Serum bei einer Patientin mit Niereninsuffizienz**

(Tagesdosis: 120 mg Morphium in wässriger Lösung Serum-Kreatinin: 341μmol)

**Abb.4.** Gesamt-Morphin (Zahlenangabe) und freies Morphin im Serum einer Patientin mit Niereninsuffizienz. Freies Morphin liegt in einer Größenordnung wie bei nierengesunden Patienten (sh. Abb.5). Gesamt-Morphin liegt um den Faktor 15 höher als bei den Kontroll-Patienten

119

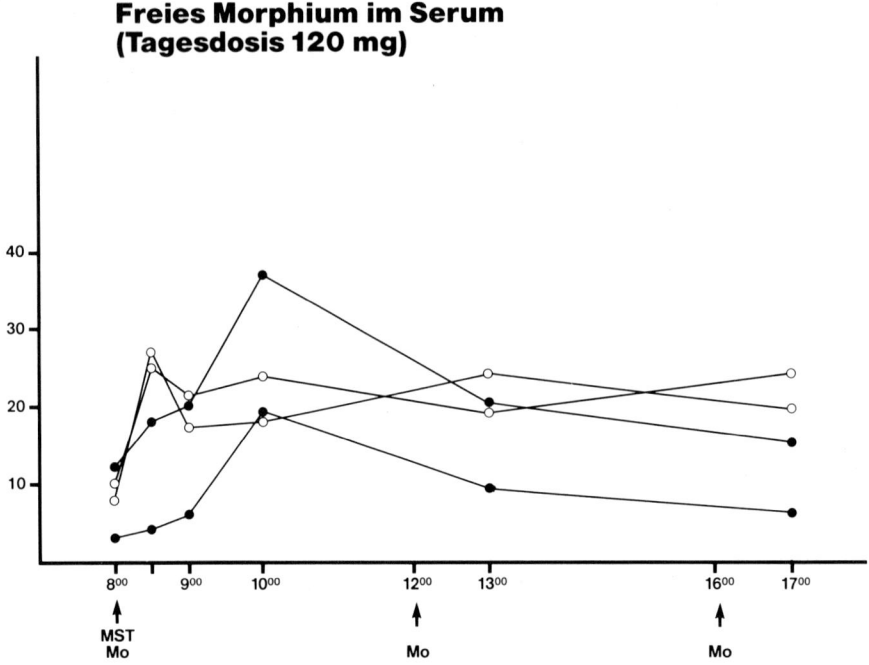

**Freies Morphium im Serum
(Tagesdosis 120 mg)**

**Abb.5.** Im Vergleich zu Abb.4 sind die freien Morphin-Serumspiegel von 2
Patienten mit wäßriger Morphinlösung (120 mg Tagesdosis) und 2 Patienten
mit MST-30-Tabletten (120 mg Tagesdosis) dargestellt (Angabe in ng/ml).
Die Gesamt-Morphinserumspiegel wurden der Übersichtlichkeit halber nicht
aufgezeichnet. Sie schwankten zwischen 400 und 600 ng/ml

Gegensatz zu den Patienten mit ausreichender Nierenleistung wies diese
Patientin einen Gesamt-Morphin-Spiegel mit Werten um 10.000 ng/ml auf, der
somit ca. um den Faktor 15 höher lag.

Die Ursache dafür liegt in der Pharmakokinetik des Morphins. Morphin
unterliegt nach oraler Einzelgabe einem ausgeprägten First-pass-Metabolis-
mus in der Leber zu inaktiven Glukuroniden. Diese Glukuronidierung ist
vermutlich dosisabhängig [21]. Ebenfalls dosisabhängig fanden Garret und
Jackson [4] die Gesamt-Morphinclearance. McQuay und Moore [5] konnten bei
Niereninsuffizienten eine gute Korrelation zwischen Morphinclearance und
Kreatininclearance aufzeigen. Dabei ist allerdings nach Way und Adler [22]
die Ausscheidung des Morphins für das Abklingen der pharmakologischen Wirkung unbedeutend, da der Anteil des freien Morphins im Urin ca. 3-10%, der
des konjugierten jedoch zwischen 66 und 70% beträgt. So können auch die
von uns gefundenen Werte als Anstieg des glukuronidierten Morphins mit
möglicherweise dadurch bedingten psychischen Veränderungen ohne weitere
Nebenwirkungen interpretiert werden. Bei der Patientin haben wir uns dabei
in der Behandlung nach der Schmerzintensität orientiert, ohne die Behandlung abzubrechen. Eine ungenügende Beachtung der Schmerzintensität führte

in Kombination mit einer Niereninsuffizienz bei einer 83-jährigen Patientin, die von dänischen Schmerztherapeuten wegen einer chronischen Pankreatitis mit MST behandelt wurde, zu einer Naloxon bedürftigen Atemdepression. Im Gegensatz dazu berichten Regnard und Twycross [13] von 23 Patienten mit Kreatininwerten zwischen 197 µmol/l und 1394 µmol/l, die im Vergleich zu den anderen Patienten mit reduzierten Dosen von Morphin behandelt wurden. Sie weisen dabei besonders auf die Titration der Schmerzen als notwendige Voraussetzung jeder Schmerztherapie hin. Entsprechend vorsichtige Dosissteigerungen sollten deshalb gerade bei Niereninsuffizienten durchgeführt werden.

Nicht die Nebenwirkungen, sondern die Wirkungen sollten uns bei der Schmerztherapie der Karzinompatienten leiten. So ist eine Schmerzprophylaxe, die zu einer Auslöschung des Schmerzgedächtnisses führt, und nicht eine Schmerzbekämpfung notwendig. Durch rechtzeitigen Einsatz, adäquate Dosierung und zeitgerechte Einnahmen von Morphin kommen wir diesem Ziel näher.

## LITERATUR

1. Ball M, McQuay HJ, Moore RA, Allen MC, Fisher A, Sear J (1985) Renal failure and the use of morphine in intensive care. Lancet ii:784
2. Bigler D, Eriksen J, Christensen CB (1984) Prolonged respiratory depression caused by slow release morphine. Lancet ii:1477
3. Bonica JJ (1981) Cancer pain. In: Klastersky R, Staquet N (eds): Medical complications in cancer patients. Raven Press, New York
4. Garret ER, Jackson AJ (1979) Pharmacokinetics of morphine and its surrogates. J Pharm Sci 68:753
5. McQuay H, Moore A (1984) Be aware of renal function when prescribing morphine. Lancet ii:284
6. Moore A, Sear J, Baldwin D, Allen M, Hunniset A, Bullingham R, McQuay H (1984) Morphine kinetics during and after renal transplantation. Clin Pharmacol Ther 35:641
7. Mount BM, Ajemian J, Scott JF (1976) Use of the Brompton Mixture in treating chronic pain in the malignant disease. Can Med Ass 115:122
8. Koßmann B, Bowdler I, Ahnefeld FW (1984) Die Komplexizität der Schmerztherapie am Beispiel des Karzinompatienten. In: Bergmann H, Bischko J, Gerstenbrand F, Klingler D, Steinbereithner K, Tilscher H (Hrsg) Moderne Schmerzbehandlung. Maudrich, Wien München Berlin
9. Koßmann B, Bowdler I, Ahnefeld FW (1985) Schmerzambulanz - Behandlungserfahrungen mit herkömmlichen Methoden. In: Just OH, Wiedemann K (Hrsg) Die anaesthesiologische Poliklinik - Anaesthesieambulanz, Ambulanznarkose, Schmerzambulanz. Thieme, Stuttgart New York
10. Koßmann B, Dick W, Bowdler I, Kilian J, Hecht M (1984) Modern aspects of morphine therapy. In: Wilkes E, Levy J (eds) Advances in morphine therapy. Royal Society of Medicine, London

11. Pannuti F, Rossi AP, Vecchi F (1982) Control of chronic pain in very advanced cancer patients with morphine hydrochloride administered by oral, rectal and sublingual route. Pharmacol Res Commun 14:369
12. Rane A, Säwe J, Dahlström B, Paalzow L, Kager L (1982) Pharmacological treatment of cancer pain with special reference to the oral use of morphine. Acta Anaesthesiol Scand (Suppl) 74:97
13. Regnard CFB, Twycross RG (1984) Metabolism of narcotics. Lancet i:860
14. Säwe J, Dahlström B, Paalzow L, Rane A (1981) Morphine kinetics in cancer patients. Clin Pharmacol Ther 30:629
15. Schlegel G (1982) Die Therapie des Tumorschmerzes. Tumor Diagnostik Therapie 1:10
16. Schreml W, Hügl W, Koßmann B, Heimpel H (1983) Stufenplan der analgetischen Therapie bei Tumorpatienten - eine prospektive Studie. Tumor Diagnostik Therapie 4:189
17. Twycross RG (1974) Clinical experience with diamorphine in advanced malignant disease. Int J Clin Pharmacol 2:184
18. Twycross RG (1982) Morphine and diamorphine in the terminally ill patient. Acta Anaesthesiol Scand (Suppl) 74:128
19. Twycross RG, Wald SJ (1976) Long term use of diamorphine in advanced cancer. In: Bonica JJ, Albe-Fessard D (eds) Advances in pain research and therapy. Raven Press, New York Vol 1
20. Twycross RG, Zenz M (1983) Die Anwendung von oralem Morphin bei inkurablen Schmerzen. Anaesthesist 32:279
21. Walsh TD, Baxter R, Bowman K, Leber B (1981) High dose morphine and respiratory function in chronic cancer pain. Pain (Suppl) 1:39
22. Way EL, Adler TK (1962) The biological disposition of morphine and its surrogates. Bulletin World Health Organisation Geneva 79
23. Wörz R (1982) Die medikamentöse Linderung von Karzinomschmerz. MMW 40: 855

# Das onkologische Konsil – Erfahrungen mit MST in der Klinik

L. Hoffmann, S. Müller-Hagen, G. v. Klinggräff

## ZUSAMMENFASSUNG

Dargestellt wird die Arbeitsweise in einer Konsiliarabteilung für Onkologie an einem Klinikum. Zu den Aufgaben der Abteilung gehört auch die Betreuung von Tumorpatienten mit Schmerzen. Im Rahmen eines Stufenplans der Schmerztherapie wurde Morphinsulfat (MST) in der dritten Stufe nach Einsatz peripherer Schmerzmittel und der Kombination aus peripheren und zentralen Schmerzmitteln verwendet. Bei 62% der Patienten konnte ein ausreichender Therapieeffekt erreicht werden, wenn auch bei der Hälfte dieser Patienten mehr als zwei Dosen in 24 Stunden gegeben werden mußten. In einer Befragungsaktion unter internistisch tätigen Klinikärzten wurde festgestellt, daß die wesentlichsten Prinzipien eines solchen Stufenplans, wie sie in der hochdosierten häufigen Gabe peripherer Schmerzmittel, der Kombination verschiedener Analgetika und der oralen Opiatgabe bestehen, weitgehend unbekannt sind.

Schmerztherapie und Tumorbehandlung sind Arbeitsgebiete von Experten geworden. Spezialisten neigen in ihrem Verhalten zur Abgrenzung, Überschätzung und monokularen Problembetrachtung. Wohin dieses führen kann, demonstriert eine Kasuistik:

Eine Patientin wird im 53. Lebensjahr (1971) an einem Mamma-Karzinom operiert und nachbestrahlt. 10 Jahre nach der Primärtherapie treten Rückenschmerzen auf, die zu einer Entdeckung von Wirbelkörpermetastasen führen. Im Januar 1982 beginnt eine Strahlentherapie mehrerer Wirbelkörper und die Behandlung mit Tamoxifen. Der Therapieeffekt hält 20 Monate an.

Im August 1983 klagt die Patientin über neue heftige Schmerzen im Bereich der LWS, die sich innerhalb von drei Monaten bis zur Unerträglichkeit steigern. Der Hausarzt weist sie in eine Klinik mit einer Schmerzambulanz ein. Dort wird sie vier Wochen lang betreut. Die Schmerztherapie erweist sich als schwierig, schließlich wird ein Periduralkatheter gelegt. Wegen schlechter Plazierung kommt es zu keiner nennenswerten Verminderung der Schmerzen. Die Patientin wird mit einer Therapieempfehlung über Pantopon-Tropfen entlassen. Wenige Tage später erfolgt die Aufnahme in eine innere Abteilung einer anderen Klinik. Die Einweisungsdiagnose lautet: "Inkurable Schmerzen". Der Arzt der Aufnahmestation verlegt die Patientin mit dem Hinweis, eine andere Schmerzmitteleinstellung zu suchen. Innerhalb der ersten sechs Kliniktage erhält die Patientin 10 verschiedene Analgetika und Psychopharmaka. Als sie von einem internistischen Onkologen gesehen wird, ist sie präsuizidal. Die verordnete Therapie ist umfangreich und zielt in verschiedene Richtungen: MST 2 x 60 mg, Haldol 3 x 20 Tropfen, Ludiomil 75 mg/Endoxan, Methotrexat, Fluorouracil (CMF) plus Medroxyprogesteron 1000 mg i.m.

Bis zum 15. Therapietag haben sich die Schmerzen deutlich verringert. Ab 40. Therapietag kann MST weggelassen werden. Nach zwei Kursen wird die Chemotherapie abgebrochen. Ab dem 100. Tag ist keine Analgetikatherapie mehr nötig. Zur Zeit erhält die Patientin lediglich 500 mg Medroxyprogesteron. Die Remissionsdauer beträgt zur Zeit 24 Monate.

Daraus ist zu schließen, daß die Therapie der Grunderkrankung Vorzug haben muß. Eine einseitige Betrachtung des Schmerzproblems kann zu Fehlentscheidungen führen. Die einmal eingeschlagene falsche Richtung wird beibehalten, auch wenn die Therapeuten wechseln. Dem Experten muß klar sein, daß er eine besondere Verantwortung hat. Es muß möglich sein, seine Ratschläge kritisch zu bewerten. Seine Persönlichkeit muß dies zulassen und die Organisationsstruktur dieses erleichtern.

Dies war für uns der Anlaß, an einem Klinikum, das über 11 verschiedene klinische Fachdisziplinen und 14 verschiedene klinische Fachabteilungen mit insgesamt 1.100 Betten verfügt, eine Konsiliarabteilung für Onkologie und Hämatologie zu gründen. Das Arbeitsteam besteht aus zwei Fachärzten, zwei Krankenschwestern und zwei Hilfskräften. Tumorpatienten werden in den Betten der einzelnen Abteilungen konsiliarisch betreut. Die Konsiliarabteilung verfügt über keine eigenen Betten. Damit garantiert das Modell eine verhältnismäßig gleichmäßige Versorgung aller im Klinikum liegenden Tumorpatienten. Dies demonstriert am Beispiel der Verteilung von Patientinnen mit einem Mamma-Karzinom die Abb.1. Während eines Zeitraums von 36 Monaten wurden insgesamt 143 Patientinnen mit der Diagnose Mamma-Karzinom betreut, die über 27 Stationen von 10 Fachabteilungen verteilt waren.

Der onkologische Experte muß sich, da er lediglich Mitbehandler ist, der Kritik seiner Kollegen stellen. Er hat den Vorteil, durch ein ständiges bettseitiges Lehren und Belehren für eine gleichmäßige Verbreitung von Expertenwissen zu sorgen. Zur internistisch-onkologischen Tätigkeit gehört nicht nur die Empfehlung und Durchführung zytostatischer Therapien und die Indikationsstellung für strahlentherapeutische Maßnahmen. In etwa 10% der Fälle beraten wir hinsichtlich palliativer, nicht zytostatischer Maßnahmen (Tab.1). Die Hälfte davon sind Vorschläge zur Schmerztherapie. Zählt man die Fälle hinzu, in denen wir Empfehlungen zur analgetischen Behandlung in Zusammenhang mit strahlen- oder chemotherapeutischen Maßnahmen geben, kommt man auf 14% aller Fälle.

Die Basis unserer medikamentösen Empfehlungen zur Schmerztherapie bei Tumorpatienten ist ein einfacher, allgemein akzeptierter Stufenplan (Tab.2) [4,6,7].

Im folgenden sollen die Erfahrungen, die durch eine konsiliarisch-onkologische Tätigkeit an einer großen Nicht-Universitätsklinik gesammelt wurden, in zwei Komplexe unterteilt werden:

124

## Allgemeines Krankenhaus Barmbek

1100 Betten

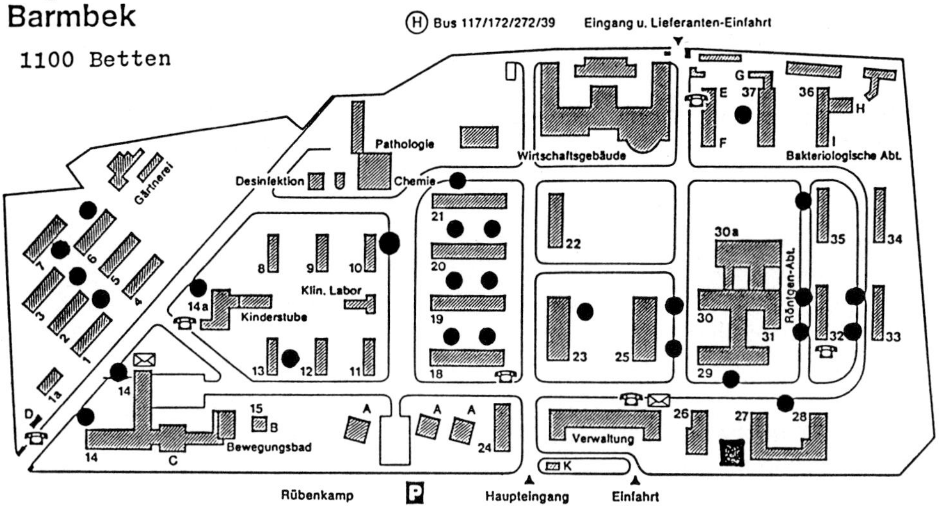

(H) Bus 117/172/272/39    Eingang u. Lieferanten-Einfahrt

● Stationen, auf denen Patientinnen mit einem Mammakarzinom behandelt wurden
Zeitraum 36 Monate    n = 143    27 Stationen    10 Abteilungen

**Abb.1.** Verteilung der Patientinnen mit der Diagnose "Mamma-Karzinom" über die Stationen des Klinikums

**Tabelle 1.** Tätigkeiten der Konsiliarärzte im Zeitraum 1.1.1978 bis 30.12. 1984

--------------------------------------------------------------------

| | |
|---|---|
| Empfehlungen zu weiteren Untersuchungen in | 1.100 Fällen = 54% |
| Beratung ohne Behandlungsempfehlung in | 524 Fällen = 26% |
| Einleitung oder Änderung einer Behandlung mit zytostatischen Chemotherapeutika oder Hormonen in | 676 Fällen = 33% |
| Empfehlung von und Weiterleitung zu strahlentherapeutischen Maßnahmen in | 364 Fällen = 18% |
| Empfehlung zur Operation in | 170 Fällen = 8% |
| Empfehlungen für palliative, nicht zyotostatische Behandlungsmaßnahmen in | 201 Fällen = 10% |

..........................................................................

n = 2.025 Fälle = 100%

--------------------------------------------------------------------

125

**Tabelle 2.** Stufenplan der Schmerztherapie

---

**1. Stufe: (peripheres) Schmerzmittel**

| | |
|---|---|
| Metamizol, (Novalgin®) | bis 1250 mg x 4 bis 6 |
| ASS (Aspirin®) | bis 1250 mg x 4 bis 6 |
| Paracetamol (Benuron®) | bis  800 mg x 3 bis 4 |

Erweiterung um Psychopharmakon:

| | |
|---|---|
| Antidepressivum | Anafranil® |
| | Ludiomil® |
| Neuroleptikum | Haloperidol® |
| | Neurocil® |

..........................................................

**2. Stufe: (peripheres) Schmerzmittel**
**+ Psychopharmakon + zentrales Schmerzmittel**

| | |
|---|---|
| Valoron® | bis 100 mg x 6 |
| Tramal® | bis 100 mg x 6 |
| Develin® ret. | bis 600 mg x 4 |
| Temgesic ® (sublingual) | bis 0,4 mg x 4 |

..........................................................

**3. Stufe: Opiat oral + Psychopharmakon**

| | |
|---|---|
| Morph. hydrochl. | 10 - 20 mg x 5 bis 6 |
| Polamidon® | - 5 mg x 3 |
| MST-Mundipharma® | 10 - 30 mg   2 bis 4 |
| + Neurocil®/Haloperidol | |

..........................................................

**4. Stufe: zentrales Pharmakon als**
**Dauerinfusion (24 h)**

Temgesic®/Anafranil®
Morph. hydrochl.

---

1. Wie ist der Bekanntheitsgrad eines Stufenplans zur analgetischen Therapie bei internistisch tätigen Stationsärzten?
2. Wo sind die Grenzen eines solchen Stufenplanes: Bei welchen Patienten
   wird bis in die Morphinstufe hinein kein ausreichender Effekt erzielt?
   Welche Rolle spielt Morphinsulfat (MST) in der Therapie?

Zur Klärung der ersten Frage haben wir 62 internistisch tätigen Kranken-
hausärzten jeweils vier Krankheitssituationen vorgelegt und sie gebeten,
eine Therapieempfehlung zur jeweiligen Situation zu geben (Tab.3). Eine

**Tabelle 3.** Befragungsbogen

Liebe Kollegin, lieber Kollege,

ich bitte Sie um Unterstützung bei einer Untersuchung über die Verordnungsgewohnheiten im Rahmen der Schmerztherapie. Es werden Ihnen fünf Fragen
gestellt, die schnell zu beantworten sind. Der Fragebogen ist anonym. Wir
benötigen lediglich eine Angabe über Ihr Hauptfachgebiet und Ihr Dienstalter.

Bitte, stellen Sie sich folgende vier Situationen vor und versuchen Sie,
in ganz wenigen Worten Ihre Therapieempfehlung zu formulieren:

1. Situation: Es handelt sich um einen 70jährigen Patienten, der über
heftige Schmerzen in der Wirbelsäule, im Becken und den Glie-
dern klagt. Die Grunderkrankung ist ein seit mehreren Jahren
bekanntes Prostata-Carcinom mit ebenfalls bekannten Knochenmetastasen. Sie begegnen dem Patienten, weil er wegen seiner
Schmerzen weitgehend bettlägerig ist. An Schmerzmitteln hat
er zu Hause eingenommen: TOGAL, wechselnde Mengen, SPASMO -
CIBALGIN-Zäpfchen, zwei bis sechs Stück pro Tag.
Was für eine Schmerztherapie ordnen Sie an?

Erwartete Antwort:   Peripheres Schmerzmittel ASS, Paracetamol,
Metamizol 5 bis 6mal/d um 1.000 mg.

2. Situation: Stellen Sie sich bitte die gleiche Situation wie eben vor.
Im Unterschied dazu ist aber der Patient bisher mit sechsmal
1.000 mg NOVALGIN-Tropfen behandelt worden. Es ist eine deutliche
Schmerzlinderung eingetreten. Dennoch schmerzen die meisten
Skeletteile bei Belastung noch immer so, daß der Patient nicht
mobil ist.
Was verordnen Sie?

Erwartete Antwort:   Kombination von peripherem Schmerzmittel mit Psychopharmakon und/oder zentral wirksamem Schmerzmittel.

3. Situation: Stellen Sie sich eine 65jährige Patientin mit einem bekannten
inoperablen Pankreas-Carcinom vor. Sie hat heftige ständige
Schmerzen im Oberbauch mit Ausstrahlung in den Rücken und
zwischen die Schulterblätter. Wegen dieser Schmerzen wurde
sie bisher behandelt mit NOVALGIN, sechsmal 1.000 mg,
LUDIOMIL 75 mg abends und VALORON viermal 30 Tropfen.
Unter den genannten Medikamenten waren die Schmerzen über
einen Zeitraum von sechs bis acht  Wochen erträglich, jetzt
ist die Schmerzlinderung nicht mehr ausreichend.
Was verordnen Sie?

Erwartete Antwort:   Opiat oral in 5 bis 6 Dosen pro Tag.

4. Situation: Stellen Sie sich die gleiche Situation wie eben vor. Im Unterschied dazu haben Sie aber eine Therapie mit oralem Morphium
(fünf mal 20 mg/d und HALOPERIDOL dreimal  10 Tropfen) durchgeführt. Die Patientin erbricht wegen einer Duodenalstenose
jetzt häufig. Eine orale Medikation ist nicht mehr möglich.
Die Patientin steht am Beginn eines finalen Krankheitsstadiums.
Was verordnen Sie?

Erwartete Antwort: Dauerinfusion Morphin.

5.)          Haben Sie in den letzten 12 Monaten an einer Fortbildungs-
veranstaltung teilgenommen oder eine Publikation gelesen,
die sich mit dem Thema "Schmerztherapie· bei Tumorerkrankungen"
beschäftigt?

Fachgebiet: _____          Dienstalter: _____ J.

Möglichkeit zum Nachschlagen oder Nachlesen bestand bei der Beantwortung der Fragen nicht. Die Untersuchung wurde an zwei verschiedenen, sehr ähnlichen Kliniken durchgeführt. 82% der 76 tätigen Ärzte konnten befragt werden. 35 stammten aus dem Klinikum A, 27 aus dem Klinikum B. Von den 62 Ärzten (100%) hatten 42 (67,7%) ein Dienstalter über drei Jahre, der Rest war jünger. 30 (48%) hatten sich innerhalb der letzten 12 Monate mit dem Thema Schmerztherapie beschäftigt.

In der ersten Situation wollten 26 (42%) bereits mit einem zentral wirksamen Schmerzmittel behandeln. Das Medikament der ersten Therapie setzten 25 (40%) in der zweiten Situation ab und schöpften damit die Möglichkeit einer Kombinationstherapie nicht aus. Nur 5% (n=3) der Befragten wollten in den beiden ersten Situationen schon Opiate verwenden. 42 Ärzte (100%) machten präzise Angaben zur Häufigkeit der Medikamentengabe. 30 von ihnen (71%) wollten entweder nach Bedarf oder nur bis zu 3 x 1 Dosis in 24 Stunden verordnen. 64,5% hatten nicht die Absicht, in der Stufe 3 ein Opiat zu verwenden. Die Hälfte davon verordnete statt dessen Buprenorphin. 20 dieser Ärzte waren im Klinikum A und nur einer im Klinikum B tätig. Von 22 Ärzten, die Morphin geben wollten, beabsichtigten 10, dieses intramuskulär oder subkutan injizieren zu lassen. Die Morphininfusion für den finalen Tumorpatienten war 76% (n=47) unbekannt.

Obwohl also die Hälfte der Ärzte angab, sich innerhalb der letzten 12 Monate mit dem Thema Schmerztherapie beschäftigt zu haben, waren die wesentlichsten Prinzipien der analgetischen Behandlung von Tumorpatienten einem Großteil der Fortgebildeten wie auch der Nichtfortgebildeten unbekannt. Zentrale Schmerzmittel wurden zu früh gegeben. Zu niedrige Dosierungsangabe war üblich. Zu selten wurde kombiniert. Noch immer werden Opiate zu oft injiziert. Morphininfusionen, die eine gleichmäßige Analgesie bei einer deutlich verminderten Toxizität haben [1], sind nahezu unbekannt. Verordnungsgewohnheiten werden, wie das Beispiel der zu hohen Bewertung der Wirksamkeit von Buprenorphin zeigt, von Faktoren bestimmt, die nicht unbedingt etwas mit den positiven Erfahrungen eines Behandlers zu tun haben (Tab.4).

Untersuchungen zu Verordnungsgewohnheiten von Schmerzmitteln bei Tumorpatienten liegen nur vereinzelt vor [6]. Für die Qualitätskontrolle ärztlicher Tätigkeit könnten Befragungen wie die unsere eine große Rolle spielen. Die Bereitwilligkeit zur Teilnahme war groß. Obgleich in unseren Situationsschilderungen schon ein Teil der richtigen Antworten enthalten war, wurde der Mechanismus nicht durchschaut, weil offenbar die Prinzipien der analgetischen Therapie zum größten Teil unbekannt waren.

Wir beabsichtigen, den Stufenplan in beiden Kliniken durch persönliche Anschreiben und durch Aushänge auf den Stationen bekannt zu machen und nach 12 Monaten durch eine erneute Befragung das Ergebnis zu kontrollieren.

Im zweiten Fragenkomplex geht es um die Grenzen des Therapieerfolges in, einem Stufenplan, in dem Morphinsulfat (MST) in der dritten Stufe seinen

128

**Tabelle 4.** Ergebnisse der Befragung

| Verordnungsfehler | n | | % |
|---|---|---|---|
| Schon in der ersten Stufe zentrales Schmerzmittel | 26 | (62) | 42 |
| Dosierung nach Bedarf oder bis 3 x 1 Dosis in 24 Stunden | 30 | (42) | 71 |
| Kombination in Stufe 2 nicht ausgeschöpft | 25 | (62) | 40 |
| Schon in den ersten beiden Stufen Opiat | 3 | (62) | 5 |
| Kein Opiat in dritter Stufe | 40 | (62) | 64,5 |
| Morphin i.m. oder subkutan statt oral | 10 | (22) | 45,5 |
| Morphin i.m. oder subkutan statt Infusion in vierter Stufe | 47 | (62) | 76 |

Platz hat (Tab.2). Wir gehen davon aus, daß bei nicht ausreichendem Therapieeffekt alle Stufen bis zum Opiat hin durchlaufen werden. Zu fragen ist,
wie oft nun in dieser Stufe eine ausreichend lange Schmerzarmut erreicht
wird. Wir haben dies an 26 Patienten (100%) im Zeitraum Januar 1984 bis
Juli 1985 untersucht. Dazu stand uns MST als Versuchsmuster in 10-mg- und
30-mg-Tabletten zur Verfügung. Alle 26 Patienten waren zuvor von uns nach
dem Stufenplan mit ausreichenden Dosierungen peripherer und zentraler
Schmerzmittel (außer Morphin) sowie Psychopharmaka behandelt worden. Das
Durchschnittsalter lag bei 57 Jahren (31-85 Jahre). 18 von 26 Patienten
hatten Knochenmetastasen unterschiedlicher Primärtumoren (Tab.5). Als
Anfangsdosis wurden 2 x 30 mg MST gewählt. In 22 von 26 Fällen wurde ein
Psychopharmakon dazu gegeben (Neurocil, Ludiomil, Haloperidol, Paspertin).
Trat kein ausreichender Effekt ein, wurde die Dosis von MST auf 2 x 60 mg
gesteigert. Reichte auch dies nicht, wurden 4 x 30 mg und schließlich 4 x
60 mg gegeben.

Ein ausreichender Effekt mit 2 x 30 mg bzw. 2 x 60 mg wurde bei 35% (9
von 26) der Patienten erreicht. Bei weiteren 27% (7 von 26) mußte die Dosis auf 4 Verordnungen erhöht werden und war dann gut analgetisch wirksam.
Bei 10 Patienten (38%) traten folgende Probleme auf:
- In 6 Fällen (23%) war wegen zentraler Nebenwirkung keine compliance
  erreichbar (Schwindel, Erbrechen, Alpträume).
- In vier Fällen (15%) war kein ausreichender analgetischer Effekt zu
  erreichen.

129

**Tabelle 5.** Patientenchrakteristik, Diagnosen, Therapie und Therapieeffekte bei 26 mit MST behandelten Patienten

| Personalien | Diagnose | Vor-Medikation | 3. Stufe Morphin | Effekt Nebenwirkungen |
|---|---|---|---|---|
| F.J. 38 J. | Hodentumor HWS.-Met. | Tramal, Novalgin, Valoron | MST 4 x 30 mg | kein ausreichender Effekt |
| L.A. 49 J. | Fibrosarkom BWK-Ummauerung | Novalgin,Neurocil, Pethidin,Brompton | MST 4 x 60 mg, Neurocil, Lexotanil, 4x8 mg Morphin peridural | kein ausreichender Effekt |
| B.S. 53 J. | Mamma-Ca. WK-,Lebermet. | Voltaren Novalgin | MST 2 x 10 mg, Ludiomil | Ikterus,zentrale Nebenwirkungen, ausreichender Effekt |
| D.E. 45 J. | Bronchial-Ca. Lebermet. | Novalgin,Polamidon, Psyquil | MST 2 x 60 mg | ausreichender Effekt |
| Z.F. 41 J. | Bronchial-Ca. Knochenmet. | Valoron,Temgesic, Valium,Ludiomil | MST 2 x 30 mg, Ludiomil 75 mg | ausreichender Effekt |
| H.E. 65 J. | Mamma-Ca. Knochenmet. | Voltaren,Haldol Pethidin,Temgesic, Novalgin, Spasmocibalgin | MST 2 x 60 mg, Novalgin, Haldol | ausreichender Effekt |
| C.G. 56 J. | Rektum-Ca. Leber-, Knochenmet. | Neurocil,Develin, Novalgin,Polamidon | MST 3 x 30 mg | ausreichender Effekt |
| A.H.J. 64 J. | Knochenmet. Hypernephrom | Metamizol,Temgesic Ludiomil,Morphin i.m. | MST 4 x 30 mg | ausreichender Effekt |
| T.G. 73 J. | Weichteilsarkom BWK-Met. | Haldol,Develin Novalgin,Ludiomil | MST 2 x 30 mg, Ludiomil, Haldol | Alpträume, kein ausreichender Effekt |
| D.H. 54 J. | Pankreas-Ca. Aszites | Valoron, Spasmocibalgin, Novalgin,Neurocil | MST 4 x 30 mg, Ludiomil | ausreichender Effekt |
| L.E. 50 J. | Mamma-Ca. Knochenmet. | Lexotanil, Valoron,Develin Limbatril,Pethidin, Novalgin | MST 2 x 60 mg, Limbatril | ausreichender Effekt |
| E.M. 51 J. | Mamma-Ca. Knochenmet. | Novalgin, Bromptom Mixtur | MST 2 x 60 mg, Haldol | ausreichender Effekt |
| G.A. 71 J. | Hypernephrom Unterbauchtumor | Temgesic,Novalgin, Pethidin,Brompton | MST 4 x 30 mg, Ludiomil 75 mg | Erbrechen |
| A.E. 63 J. | Pankreas-Ca. Leberabszeß | Tramal,Novalgin, Ludiomil | MST 2 x 30 mg, Ludiomil | Übelkeit, Erbrechen |
| H.D. 54 J. | Knochenmet. Mamma-Ca. | Dolviran,Tramal, Novalgin,Atosil | MST 4 x 30 mg, Ludiomil | ausreichender Effekt |
| D.M. 36 J. | Mamma-Ca. Knochenmet. Lebermet. Hyperkalzämie | Novalgin,Neurocil, Ludiomil | MST 4 x 30 mg, Ludiomil | kein ausreichender Effekt |
| W.A. 85 J. | Bronchial-Ca. Knochenmet. | Novalgin,Neurocil, Temgesic, Valoron, Polamidon, Haldol, Morphin i.m. | MST 2 x 30 mg, Neurocil | guter Effekt |

**Tabelle 5.** (Fortsetzung)

| Persona-lien | Diagnose | Vor-Medikation | 3. Stufe Morphin | Effekt Nebenwirkungen |
|---|---|---|---|---|
| G.J. 56 J. | Speicheldrüsen-tumor | Temgesic, Novalgin, Valoron,Neurocil | MST 2 x 60 mg | guter Effekt |
| A.B. 49 J. | Pankreas-Ca. | Novalgin,Neurocil, Temgesic, Baralgin | MST 2 x 60 mg, Ludiomil | aureichender Effekt |
| G.A. 70 J. | Hypernephrom abdominelle Met. | Temgesic,Novalgin, Psyquil,Bromptom | MST 4 x 30 mg, Ludiomil,Paspertin | ausreichender Effekt |
| K.A. 78 J. | Mamma-Ca. Knochenmet. | Develin,Valoron, Novalgin,Ludiomil | MST 4 x 30 mg, Ludiomil,Neurocil | nur über 10 Tage |
| D.C. 31 J. | Mamma-Ca. Knochenmet. | Novalgin, Amuno | MST 3 x 30 mg, Paspertin | Erbrechen, Übelkeit |
| J.T. 60 J. | Mamma-Ca. Knochenmet. | Amuno,Novalgin, Valoron,Limbratil, Saroten | MST 2 x 30 mg, später 3 x 20 mg | verwirrt, kein Effekt |
| B.C. 64 J. | Mamma-Ca. Knochenmet. | Novalgin,Ludiomil, Develin,Temgesic | MST 2 x 30 mg, Ludiomil | guter Effekt |
| S.St.61 J. | Cervix-Ca., lokaler Tumor-progreß | Novalgin,Ludiomil, Develin,Temgesic | MST 4 x 30 mg, Ludiomil | kein ausrei-chender Effekt |
| D.K. 60 J. | Mamma-Ca. Wirbelkörpermet. | Novalgin,Neurocil, Temgesic | MST 2 x 30 mg, Ludiomil | kein Effekt |

Die zentralen Nebenwirkungen traten bei Dosierungen von 2 x 30 mg auf. Eine Herabsetzung der Dosis verminderte sie nicht. Der analgetische Effekt blieb in solchen Fällen auch aus. In fünf Fällen war es nicht möglich, die Therapie auch nur über 4-5 Tage durchzuhalten. In einem Fall gelang dies. Nebenwirkungen (Übelkeit, Erbrechen) klangen aber nicht ab.

In vier Fällen war auch durch eine Steigerung der Morphindosis kein ausreichender analgetischer Effekt zu erreichen. Die Diagnosen lauteten:
- HWS-Metastasen eines Hodentumors mit beginnendem Querschnittssyndrom (38 Jahre)
- Fibrosarkom mit Ummauerung mehrerer BWK (49 Jahre)
- Knochen- und Lebermetastasen eines Mamma-Karzinoms, Hyperkalzämie (36 Jahre)
- Rezidiv eines Cervix-Karzinoms mit Plexusinfiltration im kleinen Becken (61 Jahre).

Im letzten Fall wurde selbst mit 540 mg Morphin in Dauerinfusion plus vier Dosen DHB keine ausreichende Analgesie erreicht.

Es zeigt sich, daß bei ausreichender analgetischer Vortherapie MST in 35% der Fälle auf zwei Dosen verteilt ausreichend ist. Bei 27% führt erst die gehäufte Dosierung zum Effekt. Auf diese Weise wurden nahezu 2/3 der Patienten schmerzarm. Therapieversager sind auf die zentralen Nebenwirkungen zurückzuführen, die bei allen Opiaten bzw. allen zentral wirksamen

131

Schmerzmitteln auftreten können. Bei einem Versagen der analgetischen Wirkung von Opiaten ist an eine in ihrer Ursache unbekannte, aber in Einzelfällen schon beschriebene hohe Toleranz zu denken. Darüber hinaus mag es Fälle geben, in denen aus unterschiedlichen Gründen keine ausreichende analgetische Therapie möglich ist.

Die Schmerztherapie bei Tumorkranken braucht den Einsatz des Spezialisten. Dieser entscheidet, ob einer z.B. zytostatischen Tumorbehandlung der Vorrang vor einer alleinigen analgetischen Therapie zu geben ist. Darüber hinaus hat er eine Aufgabe, so lange die Behandlungsprinzipien der Schmerztherapie zu wenig bekannt sind. Er sollte in ein Klinikum so eingebunden sein, daß seine Tätigkeit bemerkt wird und seine Erfahrungen übernommen werden können. Selbst die strikte Befolgung eines durchdachten Stufenplans für die analgetische Therapie läßt Versorgungslücken. Diese zu füllen, bedarf es einer besonderen Erfahrung und eines ausgeprägten Kooperationswillens [2,3,5,8].

## LITERATUR

1. Citron ML, Johnston-Early A, Fossieck BE, Krasnow StH, Franklin R, Spagnolo SV, Cohen MH (1984) Safety and efficacy of continuous intravenous morphine for severe cancer pain. Am J Med 77:199
2. Cleeland CS (1984) The impact of pain on the patient with cancer. Cancer 54:2635
3. Foley KM (1985) The treatment of cancer pain. N Engl J Med 313:84
4. Hoffmann L (1984) Behandlung von Tumorschmerzen. Onkologie 7:62
5. Meissner FM, Wörtz R (1984) Krebsschmerz - Herausforderung für den Arzt. Krebsmedizin 5:18
6. Schreml W, Hugl W, Kossmann B, Heimpel H (1983) Stufenplan der medikamentösen analgetischen Therapie bei Tumorpatienten - eine prospektive Studie. Tumor Diagnostik Therapie 4:189
7. Senn HJ, Glaus A (1982) Schmerzen und Schmerzbekämpfung bei Tumorkrankheiten. Schweiz Med Wochenschr 112:1158
8. Shimm DS, Logue GL, Maltbie AA, Dugan S (1979) Medical management of chronic cancer pain. JAMA 241:2408

# Langzeittherapie mit Morphin-Retardtabletten

M. Zenz, M. Tryba, B. Steffmann, E. Röhrs

"Schmerztherapie ist die am wenigsten diskutierte und die universellste moralische Verpflichtung der Ärzte. Wir alle können dafür entschuldigt werden, wenn wir Patienten nicht heilen können, aber nicht dafür, daß wir nicht versucht haben, das Leiden und den Schmerz zu lindern" [12]. Für diese Aufgabe bestehen vielfältige Möglichkeiten [17,22], die leider nur unzureichend genutzt werden [11]. Eine dieser Möglichkeiten ist die Therapie mit Opiatanalgetika. Gerade diese Methode wird in Deutschland noch viel zu wenig genutzt. Verantwortlich dafür ist zum einen ein strenges Betäubungsmittelgesetz, das abschreckend auf die verschreibenden Ärzte wirkt. Zum anderen stehen vielfach Ängste und Vorurteile einer Verschreibung von Opioiden im Wege [16]. Dies darf aber nicht weiter dazu beitragen, daß wir unseren Patienten eine wirksame Therapie vorenthalten.

Eine große Gruppe von Patienten, die einer Opiatbehandlung bedürfen, sind Patienten mit inkurablen Schmerzen bei einer Karzinomerkrankung. Bei dieser Patientengruppe ist in 60-70% in einem fortgeschrittenen Stadium mit Schmerzen zu rechnen [2]. Diese Schmerzen können vielfach nicht mehr mit einfachen Analgetika, oder zumindest nicht mehr ausschließlich mit diesen Mitteln behandelt werden. Nach sorgfältiger Schmerzdiagnostik ist dann der Einsatz von Opioiden indiziert. Für eine solche, dann meist als längerfristige Behandlung ausgelegte Therapie eignen sich nur Präparate in oraler Form [16,17], da nur so die Unabhängigkeit der Patienten gewahrt werden kann. In England und Nordamerika ist orales Morphin weitgehend das Opioid der Wahl. Zunehmend wird auch in anderen Ländern diese Therapieform wieder aufgegriffen [17]. In Deutschland gab es bisher kein orales Morphin-Fertigpräparat. Seit 1984 steht hier eine orale Morphin-Retardtablette zur Verfügung (MST 10, 30 Mundipharma), die wir im Rahmen einer Langzeitstudie untersucht haben.

## METHODIK

Die Untersuchung war als kontrollierte offene Studie ausgelegt. Eingeschlossen wurden nur solche Patienten, bei denen auf dem Boden eines gesicherten Karzinoms Schmerzen bestanden, die sich mit den bisherigen Methoden nicht beherrschen ließen, und die deshalb in der Schmerzambulanz zur Vorstellung kamen. Alle Patienten hatten nach Aufklärung ihr Einverständnis zu der Studie erteilt.

Die Patienten erhielten Morphin-Retardtabletten zu 30 mg in einer individuellen Dosierung, die sich nach der Vormedikation und der angegebenen Schmerzstärke richtete. Die Dosierung wurde in anfänglich täglichen Kontrollen an die jeweilige Schmerzintensität angepaßt. Die Applikationsintervalle wurden entsprechend den Schmerzangaben auf 12-stündige oder 8-stündige Einnahme eingestellt. Die Patienten wurden in die Schmerzambulanz einbestellt und gleichzeitig im Rahmen der Studie zu Hause in kürzeren Abständen - teilweise täglich - besucht.

Die folgenden Parameter wurden bestimmt: Dosierung, Applikationsintervall, Schmerzstärke, Nebenwirkungen und die Leistungsfähigkeit.

Die Schmerzintensität wurde mittels einer visuellen Analogskala erfaßt, an deren Ende jeweils "kein Schmerz" und "unerträglicher Schmerz" angegeben war. Die Patienten trugen auf dieser Skala subjektiv ihre Schmerzintensität ein, und die Auswertung erfolgte linear von 0-10. Die Schmerzintensität wurde vor der Therapie bestimmt und nach einsetzender Therapie nach 1, 3, 5, 7, 14, 21 Tagen und dann in wöchentlichen Abständen. Die Eintragungen wurden von den Patienten zweistündlich von 6 Uhr bis 24 Uhr bzw. 4 Uhr vorgenommen.

Die Leistungsfähigkeit der Patienten wurde mittels des General Performance Status von Karnofsky und Burchenal beurteilt [7]. Die Einschätzungen in dieses Schema wurden jeweils von den Untersuchern in wöchentlichen Abständen durchgeführt.

Dosierung, Applikationsintervalle und Nebenwirkungen wurden täglich protokolliert. Die Nebenwirkungen wurden bei Bedarf entsprechend behandelt. Nur solche Patienten wurden in die Studie aufgenommen, die über einen Zeitraum von mindestens 4 Wochen behandelt und kontrolliert werden konnten.

Die statistische Auswertung erfolgte mit der zweifachen Varianzanalyse, die Signifikanzgrenzen wurden mit dem Test nach Tukey ermittelt.


## ERGEBNISSE

Innerhalb der Langzeitstudie kamen 35 Patienten zur Auswertung. Es handelte sich um 13 Männer und 22 Frauen mit einem mittleren Alter von 57,5 ± 12,5 Jahren (Bereich 28-79 Jahre). Die Diagnosen der Patienten sind aus Tab.1 zu entnehmen. In allen Fällen handelte es sich um Erkrankungen, die kausal nicht mehr zu therapieren waren. Die Vorbehandlung war in 26 Fällen mit Opioiden und in 9 Fällen mit peripher wirkenden Analgetika erfolgt. Bei fast allen Patienten war die Vorbehandlung "nach Bedarf" durchgeführt worden.

Insgesamt wurden bei den 35 Patienten 3573 Behandlungstage ausgewertet. Die mittlere Behandlungsdauer betrug 102 ± 97 Tage (Bereich 21-430 Tage). 13 Patienten wurden über mehr als 100 Tage behandelt, 4 Patienten über mehr als 200 Tage, und bei 2 Patienten wurde die Behandlung mit MST länger als 1 Jahr durchgeführt. Bei 6 Patienten wurde die Therapie zum Zeitpunkt der Auswertung noch weiter fortgeführt.

**Tabelle 1.** Diagnosen der behandelten Patienten

| | | | |
|---|---|---|---|
| Melanom | 1 | Mamma-Ca | 3 |
| Rectum-Ca | 8 | Zungen-Ca | 1 |
| Sigma-Ca | 3 | Mundboden-Ca | 1 |
| Hypernephrom | 3 | Bronchial-Ca | 2 |
| Nierenbecken-Ca | 1 | Pleuramesotheliom | 1 |
| Prostata-Ca | 1 | Chordom | 1 |
| Ovarial-Ca | 1 | Pankreas-Ca | 2 |
| Collum-Ca | 2 | Oesophagus-Ca | 1 |
| Liposarkom | 1 | Rhabdomyosarkom | 1 |
| Pancoast-Ca | 1 | | |

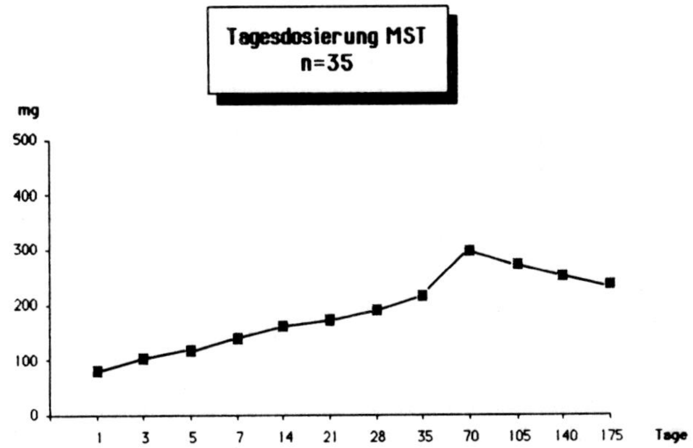

**Abb.1** Dosierung von MST im Verlauf der ersten 175 Tage der Therapie

In 29 Fällen wurde die Therapie mit MST abgebrochen. Gründe hierzu waren: In 13 Fällen Tod, bei 6 Patienten Umstellung auf peridurale Opiat-Analgesie, bei 3 Patienten finales Krankheitsstadium, in 2 Fällen mangelnde Überwachung, bei 2 Patienten Nebenwirkungen (therapieresistentes Erbrechen, Gallenkoliken), in 2 Fällen einsetzender Therapieerfolg unter Alternativmethoden (Lymphdrainage, Bestrahlung) und in einem Fall Erreichen der gesetzlich vorgeschriebenen Maximaldosierung von 800 mg Morphin.

Die mittlere Tagesdosis, bezogen auf den gesamten Therapieverlauf, betrug 283 ± 92 mg Morphin. Die Tagesdosis zu Beginn der Therapie lag im Mittel bei 77 ± 30 mg Morphin, während am Therapieende 243 ± 184 mg Morphin gegeben wurden. In den meisten Fällen mußte die Dosierung im Verlauf der Behandlung erhöht werden (Abb.1). Bei 4 Patienten war die Dosierung nach Ersteinstellung gleichbleibend.

Die Applikationsintervalle betrugen zu Beginn der Therapie bei 28 Patienten 12 Stunden und bei 7 Patienten 8 Stunden. Im Verlauf der Therapie mußte dieses Verhältnis umgekehrt werden, so daß nach 4 Wochen 14 Patienten die Tabletten in 12-stündigem Abstand erhielten und 21 Patienten in 8-

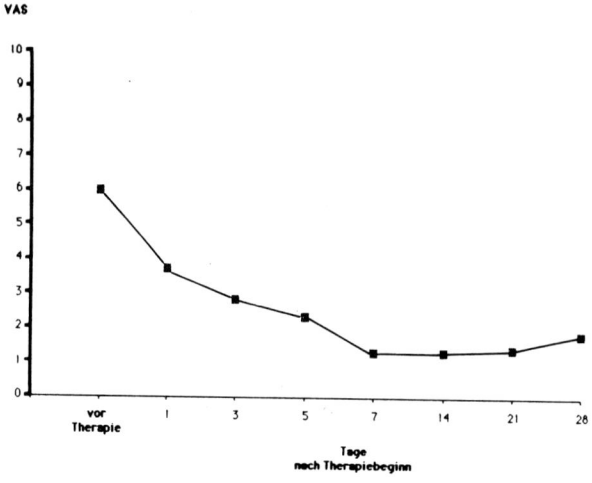

**Abb.**2 Schmerzintensität vor Therapie und 1-28 Tage nach Therapiebeginn bei 35 Patienten mit Krebsschmerzen

stündigem Abstand. In keinem Fall wurde ein Applikationsintervall unter 8 Stunden gewählt.

Bei Aufnahme der Patienten in die Studie wurde die nach der visuellen Analogskala gemessene Schmerzintensität mit 6,1 gemessen. Am ersten Tag der Therapie hatte sich dieser Wert auf 3,7 signifikant erniedrigt und fiel im Verlauf der weiteren Behandlung kontinuierlich ab (Abb.2). Im Tagesmittel wurde nach 1 Woche der Wert von 2 nicht mehr überschritten. Vom ersten Therapietag bis zum Therapieabbruch war der Unterschied zum Ausgangswert signifikant. Bei Auswertung des Tagesverlaufs zwischen dem Meßzeitpunkt vor Therapie und denen während Therapie zeigten sich an allen weiteren Tagen signifikante Unterschiede zum Ausgangswert (Abb.3).

Die Leistungsfähigkeit der Patienten konnte ausreichend genau mit dem Karnofsky-Schema bestimmt werden. Hierbei zeigte sich, daß unter der Therapie eher mit einem Ansteigen der Leistungsfähigkeit zu rechnen war. Die Werte stiegen von einem Ausgangswert von 47% nach 1 Woche auf 56% an und in der zweiten Woche weiter auf 59% (Abb.4). 4 Patienten hatten einen gleichbleibenden Karnofsky-score, während bei den restlichen 31 Patienten dieser Wert gegenüber der Vortherapie in jedem Fall anstieg.

33 Patienten zeigten Nebenwirkungen im Verlauf der Therapie, wobei die Kausalabhängigkeit zum Präparat Morphin nicht in allen Fällen klar abzuleiten war. Häufigste Nebenwirkung war Obstipation, die im Verlauf der Therapie sogar zunahm. Während initial 17 Patienten unter Obstipation litten, mußte nach 4 Wochen bei 19 Patienten diese Nebenwirkung beobachtet werden. Übelkeit und Erbrechen nahmen im Verlauf der Therapie deutlich ab. Die weiteren Nebenwirkungen sind aus Tab.2 ersichtlich. Eine lebensbedrohliche Komplikation oder Atemdepression wurde in keinem Fall beobachtet. Bei allen Patienten wurde eine Begleittherapie durchgeführt. In 33 Fällen wurde ein peripher wirkendes Analgetikum gegeben, bei 11 Patienten Neuroleptika oder Antidepressiva und in 3 Fällen ein Cortisonpräparat. Gegen Übelkeit erhielten 19 Patienten Antiemetika, und bei 21 Patienten wurde ein Laxans regelmäßig verordnet.

136

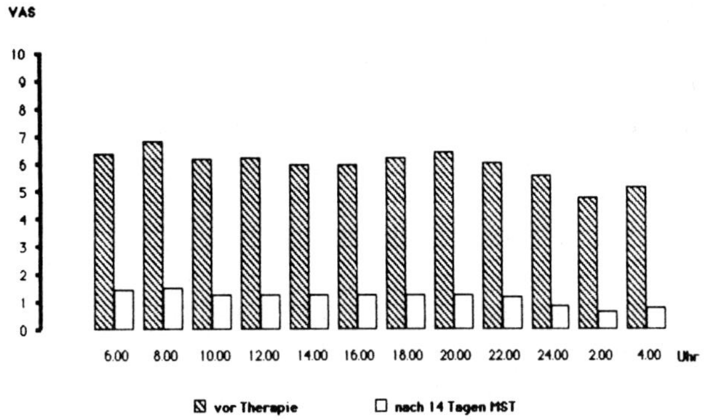

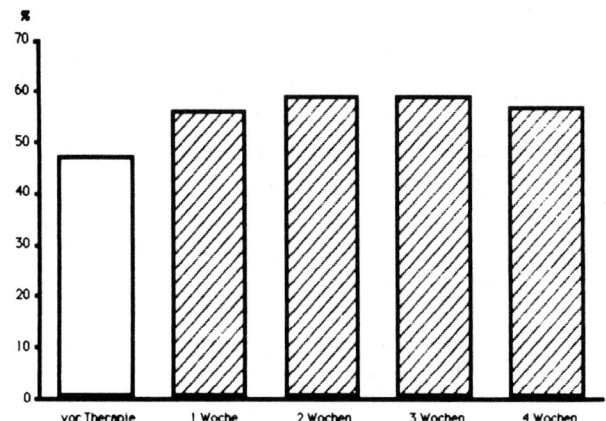

**Abb.3.** Schmerzintensität vor Therapie und während Therapie mit MST im Tagesverlauf

**Abb.4.** Aktivität berechnet nach dem Karnofsky-Index vor Therapie und nach 1, 2, 3 und 4 Wochen Therapie mit MST

**Tabelle 2.** Nebenwirkungen unter längerfristiger Therapie mit MST

|  | initial | nach 4 Wochen |
|---|---|---|
| Obstipation | 17 | 19 |
| Übelkeit | 15 | 9 |
| Erbrechen | 5 | 2 |
| Blasenatonie | 1 | 1 |
| Miktionsstörung | 1 | 2 |
| Müdigkeit | 3 | 1 |
| Mundtrockenheit | 2 | 1 |
| Appetitmangel | 1 | 2 |
| Juckreiz | 1 | 0 |
| Schwindel | 1 | 1 |
| Schwitzen | 7 | 2 |

# DISKUSSION

Nachdem wir mit einer Untersuchung über Buprenorphin mit insgesamt 2804 Behandlungstagen die erste echte Langzeitstudie über den Einsatz von Opioiden bei der Behandlung von Krebsschmerzen vorgelegt haben [21], können wir nun unsere Ergebnisse mit Morphin-Retardtabletten bei derselben Indikation vorstellen. Wenn auch die meisten Präparate mit der entsprechenden Indikation beworben werden, sind doch die tatsächlichen Erfahrungen und Ergebnisse im deutschsprachigen Raum äußerst begrenzt. Diese Tatsache zeigt eine für die jeweiligen Patienten schmerzhafte Lücke in der routinemäßigen Versorgung auf, die auch durch vorläufige Ergebnisse einer Studie über die Verordnungsgewohnheiten von Opioiden belegt wird [19].

Der Einsatz zentral wirkender Analgetika ist von Wörz am Beispiel von 26 Patienten beschrieben worden, allerdings ohne Angabe der Therapiedauer [18]. Koßmann et al. haben über Erfahrungen mit Morphinlösung und eine Therapiedauer von 21 Tagen berichtet [9]. Ebenfalls über 3 Wochen erstreckte sich eine Untersuchung von Flohé et al. über Tramadol [4], und sehr oberflächliche Ergebnisse ohne genaue Angaben der Behandlungszeit sind von Cabanne et al. sowie von Kleibel über Pentazocin beschrieben worden [3,8].

Wir können zu Morphin-Retardtabletten eine Studie über insgesamt 3573 Behandlungstage vorlegen, entsprechend 10 Patienten-Jahre. Sicher lassen sich in einem solchen Zeitraum die auftretenden Wirkungen und Nebenwirkungen recht zuverlässig erfassen. Morphin-Retard hatte in allen Fällen eines "opiatsensiblen" Schmerzes eine gute Wirksamkeit, auch vor dem Hintergrund, daß 75% der Patienten bereits mit anderen Opioiden behandelt waren. In den meisten Fällen war hier aber eine Behandlung "nach Bedarf" vorausgegangen. Eine solche Behandlung ist meist von Ängstlichkeit und Vorurteilen diktiert, erreicht aber gerade ein Anwachsen der möglichen Komplikationen [16]. Durch die Schmerzphasen zwischen den Bedarfsapplikationen erfährt der Patient verständlicherweise immer wieder ein Gefühl des Verlangens nach einer neuen Analgetikagabe. Dabei wird sich ein Suchtverhalten viel eher auslösen lassen als durch eine regelmäßige, zeitadaptierte Gabe, bei der der Patient immer in einem schmerzfreien Bereich gehalten wird [16].

Opioid-Analgetika müssen bei chronischer Applikation in regelmäßigen Zeitabständen gegeben werden, die sich nach der jeweiligen Wirkdauer des Präparates richten [16,20,21]. So haben wir bei Buprenorphin in der Regel 6-8-stündlich die Tablette gegeben. Bei MST lag das Applikationsintervall bei 8 bzw. 12 Stunden. Es war nicht möglich, ausschließlich bei dem 12-stündigen Intervall zu bleiben, das nach den ersten Veröffentlichungen empfohlen wurde [5,10]. Die Wirkdauer von MST ist nach der vorliegenden Studie und auch nach anderen Erfahrungen [15] im Bereich von 8-12 Stunden. Die Mehrzahl unserer Patienten mußte am Ende mit 8-Stunden-Intervallen behandelt werden.

138

Die mittlere Dosierung von 283 mg Morphin stimmt mit den Daten von Twycross überein [15]. Bei einer Relation von 1:3 für die orale/parenterale
Applikation [1] würde diese Dosierung etwa 100 mg parenteral appliziertem
Morphin entsprechen. In den meisten Fällen mußte die Dosierung im Verlauf
der Therapie erhöht werden, aber bei 4 Patienten blieb die Dosis auf glei-
chem Niveau. Ähnlich wie bei der Studie mit Buprenorphin zeigt sich auch
hier ein weiteres klinisches Indiz dafür, daß Opioide bei der Krebsschmerztherapie - richtig, d. h. in regelmäßigen Zeitabständen gegeben -
nicht zwangsläufig zu Toleranz führen müssen [16,21]. Zum Zeitpunkt der
Studie war in Deutschland lediglich die Tablette mit 30 mg zugelassen;
inzwischen ist für geringere Schmerzen und für feinere Dosisabstimmungen
auch die 10-mg-Tablette zugelassen. Auf der Basis der vorliegenden Ergebnisse mit einem Dosisbereich bis zu 900 mg wäre auch die Einführung einer
100-mg-Tablette sicher sinnvoll [15]. Dies ist in der Zwischenzeit geschehen. Andererseits belegt die Studie auch, daß nicht in allen Fällen mit
der gesetzlich vorgeschriebenen Maximaldosierung von 800 mg eine ausreichende Therapie durchgeführt werden kann. Es ist sicher wichtig, daß hier
auch der Gesetzgeber auf die Belange der Krebspatienten Rücksicht nimmt.
Eine Therapie mit mehr als 800 mg läßt sich nur unter stationären Bedingungen durchführen, wenn man dem Gesetz folgt [6]. Eine stationäre Behandlung wollen wir in der Krebsschmerztherapie aber möglichst umgehen, um die
familiäre Bindung der Patienten nicht zu stören [16].

Die Schmerzdämpfung war bei allen Patienten unter der entsprechenden
individuellen Dosierung gut, wobei dies hier mit der anerkannten Methode
der visuellen Analogskala quantifiziert werden konnte. Im Gegensatz dazu
verwenden viele Autoren ein sehr grobes methodisches Raster, um die analgetische Qualität einer Substanz zu verifizieren [3,4,8], so daß Aussagen
über die Wirkstärke nur begrenzt möglich sind. MST hat in der vorliegenden
Studie im gesamten Verlauf das Schmerzniveau sicher auf ein niedriges
Niveau senken können, wobei die analgetische Wirkung eher und stärker
eintrat als bei einer vergleichbaren Studie mit Morphinlösung [14]. Dies
ist aber wahrscheinlich nur eine Dosisfrage, bei schnellerer Dosiserhöhung
dürfte derselbe Effekt auch mit einer Morphinlösung nachweisbar sein. Eine
komplette Schmerzfreiheit läßt sich allerdings in keinem Fall erreichen.
Aber man muß mindestens anstreben, den Schmerz zu 90% zu beherrschen [16,
17]. Hierzu hat Morphin und retardiertes Morphin ebenso wie Buprenorphin
[21] oder Methadon [13] die ausreichende Wirkstärke. Für andere Opioide
ist dies entweder nicht oder nur sehr schwach belegt [16].

Die Beurteilung der Aktivität der Patienten über den Karnofsky-Index
ist seit 1949 eingeführt und leider zu wenig genutzt [7]. Mit diesem Index
läßt sich nachweisen, daß eine Behandlung mit Opioiden nicht zwangsläufig
zu einer Sedierung und eingeschränkter Aktivität führt. Im Gegenteil stieg
der Index im Verlauf der Therapie an. Dadurch kommt einerseits die fehlende deprimierende Wirkung von Opioiden, zum anderen der gute therapeutische Effekt der geprüften Substanz zum Ausdruck.

Die Nebenwirkungen der Therapie ließen sich in der Regel gut beherrschen. Schwierig war teilweise die Therapie der Obstipation, die unserem Eindruck nach bei Morphin stärker ausgeprägt ist als bei Buprenorphin [21]. Man muß meist von Anfang der Therapie an mit einem Laxans behandeln und die Wirkung sorgfältig kontrollieren [16,17]. Übelkeit und Erbrechen ließen im Verlauf der Therapie nach und konnten mit einer Ausnahme durch Antiemetika (Domperidon, Metoclopramid) gut beherrscht werden. Eine routinemäßige Verabreichung von Antiemetika ist nicht notwendig.

MST hat nach der vorliegenden Untersuchung einen festen Platz in der Palette der starken Opioide zur Krebsschmerztherapie. Die Wirkung war in jedem Fall sicher gegeben und die Wirkstärke ausreichend. Die Wirkdauer ist mit 8-12 Stunden anzusehen und gewährleistet eine gute Patienten-Compliance. Auch die Einnahme über viele Monate ist nach der vorliegenden Untersuchung möglich, ohne daß sich Symptome von Toleranz oder Sucht klinisch ausprägen.

Die Ergebnisse sind Teil der Dissertation von B. Steffmann und E. Röhrs

## LITERATUR

1. Aherne GW, Piall EM, Twycross RG (1979) Serum morphine concentration after oral administration of diamorphine and morphine sulphate. Br J Clin Pharmacol 8:577
2. Bonica JJ (1984) Management of cancer pain. Recent Results Cancer Res 89:13
3. Cabanne F, Guerrin J, Wilkening M (1972) Die Behandlung von Tumorschmerzen mit Pentazocin. In: Janzen R et al. (Hrsg) Schmerz. Thieme, Stuttgart S 444
4. Flohé L, Arend I, Cogal A, Richter W, Simon W (1978) Klinische Prüfung der Abhängigkeitsentwicklung nach Langzeitapplikation von Tramadol. Arzneim Forsch/Drug Res 28:213
5. Hanks GW, Trueman T (1983) Controlled release morphine tablets are effective in twice daily dosage in chronic cancer pain. First International Symposion On Pain Control, Geneva
6. Junge WK, Kimbel KH (1985) Betäubungsmittel: Pharmakologie und Verordnung. Fischer, Stuttgart New York
7. Karnofsky DA, Burchenal JH (1949) The clinical evalution of chemotherapeutic agents in cancer. In: MacLeod (ed) Evalution of chemotherapeutic agents. Columbia University Press, New York
8. Kleibel F (1972) Erfahrungen mit Pentazocin in der klinischen Onkologie. In: Janzen R et al. (Hrsg) Schmerz. Thieme, Stuttgart S 446
9. Koßmann B, Bowdler J, Ahnefeld FW, Gonnermann C, Schreml W (1983) Bemerkungen zur Arbeit von R Twycross und M Zenz. Anaesthesist 32:279

10. Leslie ST, Rhodes A, Black FM (1980) Controlled release morphine sulphate tablets - A study in normal volunteers. Br J Clin Pharmacol 9:531

11. Marks RM, Sachar EJ (1973) Undertreatment of medical inpatients with narcotic analgetics. Ann Intern Med 78:173

12. Pellegrino E (1982) The clinical ethics of pain management in the terminally ill. Hospital Formulary 17:1493

13. Sawe J, Hansen J, Ginman C, Hartvig P, Jakobsson P (1981) Patient-controlled dose regimen of methadone for chronic cancer pain. Br Med J 282:771

14. Schreml W, Hügl W, Koßmann B, Heimpel H (1983) Stufenplan der medikamentösen analgetischen Therapie bei Tumorpatienten - eine prospektive Studie. Tumor Diagnostik Therapie 4:189

15. Twycross RG (1981) Controlled release morphine tablets. Lancet 1:892

16. Twycross RG, Lack SA (1983) Symptom control in far advanced cancer: Pain relief. Pitman

17. Twycross RG, Zenz M (1983) Die Anwendung von oralem Morphin bei inkurablen Schmerzen. Anaesthesist 32:279

18. Wörz R (1984) Control of cancer pain with analgesics acting in the central nervous system. Recent Results Cancer Res 89:100

19. Zenz M (1985) Restrictions in the therapy of chronic pain patients with opiates in the Federal Republic of Germany. Int Symposium on Opiate Drugs, Heidelberg

20. Zenz M (1984) Therapiemöglichkeiten bei Krebsschmerzen. Münch Med Wochenschr 126:929

21. Zenz M, Piepenbrock S, Tryba M, Glocke M, Everlien M, Klauke W (1985) Langzeittherapie von Krebsschmerzen: Kontrollierte Studie mit Buprenorphin. Dtsch Med Wochenschr 110:448

22. Zimmermann M, Drings P, Wagner G (1984) Pain in the cancer patient. Recent Results Cancer Res 89

# Vergleich der Dosisfindung mit Buprenorphin und MST

D. Heimgartner, Agnes Glaus, H. J. Senn

## EINLEITUNG

Starke, chronische, tumorbedingte Schmerzen, die anderweitig nicht (mehr) beherrschbar sind, sollten nach heutigen Erkenntnissen vorerst mit oralen Opiaten (bzw. Opioiden) gemäß adaptiertem Stufenschema angegangen werden [2,5-8].

Trotz immer noch weit verbreiteter Vorurteile unter Ärzten ist die orale Anwendung von Morphin und Analogen vorteilhafter gegenüber der parenteralen Verabreichung (Tab.1).

Die Gabe von Morphin-Tropfen (1-2%) in wäßriger Lösung hat den Nachteil der kurzen Wirkungsdauer von nur ca. 4 Stunden. Die relativ neu-entwickelten Langzeit-Alkaloide, "slow release" Mo-Sulfat (MST) und Buprenorphin sublingual, sind daher als Bereicherung der Möglichkeiten zur optimalen pharmakologischen Schmerzkontrolle zu betrachten [3,4]. Die nur alle (8-) 12 Stunden notwendige Verabreichung dieser potenten Langzeit-Analgetika sollte eine einfachere Handhabung und eine Verbesserung der Patienten-Compliance bringen.

Vergleichende, prospektive Untersuchungen über Wirkung sowie Toxizität (bzw. Akzeptanz) der beiden auf dem Markt konkurrierenden Langzeit-Alkaloide fehlen. In einer Studie von Derbyshire et al. [1] wurde lediglich die analgetische Wirkung beider Präparate bei akuten postoperativen Schmerzen miteinander verglichen. Es resultierte ein geringer Vorteil für MST, da am 2. postoperativen Tag die mit slow release Mo-Sulfat behandelten Patienten eine geringere Schmerzintensität aufwiesen (p<0,05) [1].

Beide Medikamente werden in der onkologischen Abteilung unserer Klinik außerhalb von Studien wahlweise gebraucht, wobei sie erfahrungsgemäß ein ähnliches Wirkungsprofil aufweisen (Tab.2).

**Tabelle 1.** Vorteile der oralen Opiatverabreichung

------------------------------------------------------

1. Gleichmäßigerer Plasmaspiegel

2. Keine Plasmaspiegelspitzen und damit geringere Toxizität

3. Größere Unabhängigkeit des Patienten von Betreuungs-Personen

------------------------------------------------------

**Tabelle 2.** Präliminare Unterschiede beider Präparate

| | Morphinsulfat (MST) | Buprenorphin |
|---|---|---|
| Applikation | wird geschluckt | sublingual resorbiert |
| Wirkungsdauer | ca. 12 h | ca. 8-12 h |
| Suchtpotential | angeblich größer | angeblich kleiner |
| Toleranzentwicklung | vorhanden | angeblich keine |
| Antagonisten | Naloxon | keine direkten |
| Preis (für 28d) | 2x30 mg/d Fr. 89,40<br>2x20 mg/d Fr. 66,30<br>2x10 mg/d Fr. 33,40 | 2x0,4 mg/d Fr. 133,30<br>2x0,2 mg/d Fr. 66,60 |

## STUDIENZIELE

In einer randomisierten Prospektivstudie sollen ermittelt werden:
- **Wirkung** und **Toxizität** (bzw. Akzeptanz) der beiden Langzeit-Alkaloide.
- Kontrolle der von beiden Firmen angegebenen **Wirkungsdauer** (evtl. häufigere Verabreichung notwendig?).
- Beurteilung der Patienten- und Pflegepersonal-Compliance bei MST und Buprenorphin.
- Erarbeiten von Entscheidungsgrundlagen für Richtlinien zur Anwendung und Dosierung von MST und Buprenorphin.

## PATIENTEN UND STUDIEN-DESIGN (Tab.3)

Um in die Studie aufgenommen zu werden, müssen die hospitalisierten Tumorpatienten starke bis sehr schwere chronische Schmerzen aufweisen, die einer **regelmäßigen**, opiatartigen Analgetikamedikation bedürfen. Sie sollen während der ganzen Studiendauer von 8 Tagen weder andere opiatartige Analgetika einnehmen, noch eine Schmerzbestrahlung, eine operative oder anaesthesiologische Schmerzbekämpfung erhalten. Bezüglich des Einsatzes von Zytostatika und anderen Medikamenten zur Behandlung der Krebserkrankung sowie Medikamenten wie Psychopharmaka bestehen keine Einschränkungen. Weitere Ausschlußkriterien sind respiratorische Insuffizienz sowie Unvermögen, Tabletten zu schlucken (wegen MST).

**Tabelle 3.** Studien-Design

```
------------------------------------------------------------------------
              Tag 1/2         Tag 3/4            Tag 5-7        Tag 8
........................................................................
MST           2x30 mg  ──►  2x30 mg + be-  ──────────────►  Studien-
                ▲            nötigte Mo-Tr/2                 ende
                │                               3x40 mg  ──►
Patienten mit  bei Schmerz-                     wenn keine
schweren       durchbrüchen:                    ausreichend
Schmerzen      Mo-Tropfen                       lange
               (Einzeldosis:                    Analgesie
               10 mg)                              │
                 │                                 ▼
Buprenorphin   2x0,4 mg  ──►  2,04 mg + be-     3x0,6 mg  ──►  Studien-
                             nötigte Mo-Tr/2                   ende
                             (in  Buprenorphin*)  ──────────►
------------------------------------------------------------------------
```

\* Maximal jedoch 2x0,6 mg, 10 mg Mo-Tropfen = 0,2 mg Buprenorphin


    Gemäß einer Randomisierungsliste erhalten die Patienten initial entweder 2x30 mg MST oder 2x0,4 mg Buprenorphin subl. pro Tag im Abstand von 12 Stunden. Alle 4 Stunden tragen die Probanden tagsüber ihre Schmerzintensität und Nebenwirkungen auf einer semiverbalen "visual analogue scale" (VAS) ein. Ebenso führt das Pflegepersonal (unabhängig vom Patienten) ein Verlaufsblatt, in dem die geschätzte Schmerzintensität sowie die aufgetretenen Nebenwirkungen (Nausea, Erbrechen, Obstipation, Miktionsstörungen, etc.) "objektiver" festgehalten werden.

    Bei Schmerzdurchbrüchen wird bis zum 3. Tag 2%-Mo-Lösung in Einzeldosen von 10 mg (= 10 Tropfen) als erlaubtes "Escape-Analgetikum" verwendet. Am Tag 3 erfolgt nötigenfalls eine Dosisangleichung gemäß den benötigten Mo-Tropfen, wobei 10 mg Mo-Lösung 0,2 mg Buprenorphin gleichgesetzt werden. Wird durch die Dosiskorrektur an den Tagen 3-4 keine ausreichend lange


**Tabelle 4.** Patienten-Daten

|                | MST   | Buprenorphin | alle  |
| -------------- | ----- | ------------ | ----- |
| Patientenzahl  | 7     | 8            | 15    |
| Alter*         | 69,3  | 60,8         | 64,7  |
| weiblich       | 5     | 4            | 9     |
| Größe* (cm)    | 160,4 | 164,9        | 162,8 |
| Gewicht* (kg)  | 72,8  | 68,1         | 70,3  |

\* Mittelwerte (mean)

144

Analgesie erreicht, so kann am Tag 5 eine Einnahme in 8-stündlichen Abständen erfolgen.

Innert 3 Monaten wurden bis zum 30.9.85 16 Patienten in die Prospektiv-studie aufgenommen, wobei Patient Nr. 10 am Studientag 4 verstarb. Bei 2 Patienten mußte die Studie vorzeitig abgebrochen werden wegen zur starker Nebenwirkungen (einmal mit MST, das andere Mal mit Buprenorphin). Weitere Patienten-Daten sind aus Tab.4 ersichtlich.

## ERGEBNISSE UND TRENDS BIS ZUM JETZIGEN ZEITPUNKT

Bei den vorliegenden kleinen Gruppenumfängen von je 7 (bzw. 8) Patienten ist lediglich eine vorläufige Zwischenauswertung möglich. Die folgenden Angaben sind daher als Trends in einer laufenden Studie zu verstehen.

1. Die MST-Standarddosierung von 2 x 30 mg pro Tag ist möglicherweise wirksamer als die Vergleichsdosis von 2 x 0,4 mg Buprenorphin.
2. Bezüglich der Nebenwirkungen schneidet MST bisher leicht schlechter ab als Buprenorphin, außer bei der Obstipation.
3. Die Patienten- sowie Pflegepersonal-Compliance bezüglich der beiden Präparate dürfte etwa gleich sein:
   - MST läßt sich in der Standarddosierung in nur einer Tablette pro Gabe verbrauchen. Buprenorphin muß in 2 Sublinguetten pro Gabe ver-abreicht werden.
   - Buprenorphin hat den Vorteil der sublingualen Applikation, die bei den sehr häufig von Inappetenz, Nausea und Emesis geplagten Tumorpa-tienten sehr vorteilhaft ist.
4. Die initiale Slow-release-Morphinsulfat-Dosis von 2 x 30 mg ermöglichte in allen Fällen eine ausreichende Analgesie. Bei Buprenorphin mußte die Ausgangsdosis am Tag 3 in 3 Fällen erhöht werden.

## LITERATUR

1. Derbyshire DR, Vater M, Maile CID, Larsson IM, Aitkenhead AR, Smith G (1984) A comparison of sublingual buprenorphine and morphine-sulphate (slow release) tablets. Anaesthesia 39:324
2. Glaus A, Jungi WF, Senn HJ (1985) Onkologie für Krankenpflegeberufe. Thieme, Stuttgart 2. Aufl S 115
3. Rosatti P (1984) Douleur des cancéreux et narcotiques. Méd Hygiène 1585:3621
4. Rosatti P (1984) Thérapeutique de la douleur. Hospitalis 12:702
5. Senn HJ, Glaus A (1982) Schmerzen und Schmerzbekämpfung bei Tumorkrank-heiten. Schweiz Med Wochenschr 112:1158
6. Walsh TD, Saunders CM (1981) Oral morphine for relief of chronic pain from cancer (letter). N Engl J Med 305:1417

7. Walsh TD (1985) Common misunderstandings about the use of morphine for chronic pain in advanced cancer. Cancer J Clinic 35:164
8. Zimmermann M, Drings P (1984) Guidelines for therapy of pain in cancer patients. Recent results in cancer research 89, pain in the cancer patient. Springer, Berlin Heidelberg New York Tokyo

# Tumorschmerz-Therapie in der HNO

L. Latasch, E. Meyer-Breiting

Gerade die Schmerztherapie im HNO-Bereich ist mit Problemen behaftet, wobei dem "Psychologischen" ein nicht unerheblicher Anteil zukommt.

Ein großer Teil der Patienten, die ein Karzinom im Mund- Rachen-Bereich aufweisen, sind starke Trinker bzw. Raucher, mit der dazugehörigen Problematik.

Indolenz der eigenen Erkrankung gegenüber ist ein Teil. Im Verlauf der Erkrankung kommt die zunehmende gesellschaftliche Isolierung, ausgelöst durch die sich verändernde Ästhetik, sowie das persönliche Verhalten solcher Patienten hinzu.

In Anbetracht dessen wird die Frage der "Compliance" gerade bei dieser Art der Patienten eine große Rolle spielen, denn die Erzielung von guten analgetischen Ergebnissen hängt von der **regelmäßigen** Einnahme **aller** angeordneten Medikamente ab.

Die Art des Tumors und damit auch seine mögliche Schmerzausstrahlung, bestimmt gleichzeitig den Zeitpunkt seiner Entdeckung und läßt Rückschlüsse auf die Patienten zu. Dabei spielt sowohl die Lokalisation als auch die Histologie eine Rolle.

Ein Karzinom, welches von den Tonsillen ausgeht, wird Fremdkörpergefühl, Mitbeteiligung von Gefäßen sowie Infiltration von Nerven hervorrufen, die rasch eine Schmerzsymptomatik initiieren. Das Plattenepithelkarzinom, welches abhängig vom Differenzierungsgrad zu den bösartigsten im Mund- Rachen-Bereich zählt, verursacht im Larynx eine andere Symptomatik als im Mund-Bereich.

Heiserkeit wird dem Patienten früher auffallen und ihn mehr stören als Veränderungen an der Mundschleimhaut.

Gerade dieser Bereich jedoch betrifft das von uns erwähnte Klientel der Alkoholiker und Raucher, welche Frühsymptome ignoriert und sich damit möglicherweise besseren Überlebenschancen beraubt.

So ist von Seiten der Statistik her bekannt, daß bei Patienten bei denen **vor** dem operativen Eingriff bereits Lymphknotenmetastasierung bestand, **nach** der Operation eine 5 x schlechtere 3-Jahresüberlebensrate zu erwarten ist.

Für den Schmerztherapeuten im HNO-Bereich steht die Ätiologie des Schmerzes im Vordergrund.

Unterschiede im Schmerz lassen eine mögliche Einteilung nach zwei Gesichtspunkten zu:

1. Tumorschmerz, der durch das Krebsgeschehen selbst verursacht wird, sowie

2. Schmerz, der erst durch die Therapie entsteht, die ursächlich mit der Grunderkrankung zusammenhängt.

ad 1.

    a) Tumorinfiltration (Ti) der "Weichteile"

    b) Tumorinfiltration der Knochen

    c) Ti und Kompression einzelner Nerven (Nervengeflechte)

    d) Ti und Kompression von Blutgefäßen

    e) Entzündungen,Infektionen und Ulzerationen im Schleimhautbereich

ad 2.

    a) Schmerzen nach operativer Behandlung
       (u.a. Narben, Ödeme, Nervenschädigung)

    b) Schmerz während und nach Chemotherapie

    c) Schmerz **nach** Bestrahlung
       (u.a. direkte Strahlenschädigung)

Die Ursache des Schmerzes wird daher auch die Therapie bestimmen, wobei das Ausmaß nach einem chirurgischen Vorgehen (OP-Technik) bei Beginn der Schmerztherapie bekannt sein sollte.

Bei einer "Neck dissection" werden nicht nur Gefäße (mögliche Abflußstauung) sondern auch Nerven und Muskeln im Hals-Bereich mit entfernt. Als Auswirkung ist u.a. eine Beeinflussung der Statik mit möglichen funktionellen Beschwerden im HWS-Bereich möglich.

Parallel zu den Schmerztherapiekonzepten in anderen Organgebieten kann auch im HNO-Bereich eine Einteilung nach sogenannten "zentralen" und "peripheren" Analgetika vorgenommen werden, welche bei Bedarf mit Corticosteroiden, Antidepressiva und Anxiolytika kombiniert werden.

Zusätzlich stehen uns die Möglichkeiten der Lokalanaesthesie (Blockaden), der Bestrahlung sowie eines neurochirurgischen Vorgehens zur Verfügung.

Bei den "peripher" wirksamen Analgetika sind zur Zeit 3 Hauptgruppen in Gebrauch:

1. Salicylsäure (u.a. Acetylsalicylsäure)

2. Pyrazolderivate (u.a. Metamizol)

3. Anilinderivate (u.a. Paracetamol)

Alle sind sowohl analgetisch, antipyretisch als auch antiphlogistisch wirksam.

Oft aber muß auf "zentral" wirksame Analgetika, der Gruppe der Opiate, ausgewichen werden.

Hier kommen nur wenige Präparate in Frage, so jetzt auch MST-Retardtabletten.

Im Rahmen der HNO-Tumorsprechstunde,die sich überwiegend mit der Nachsorge von Patienten beschäftigt, (dazu gehört selbstverständlich auch die Schmerztherapie) wurde ein Pilotprojekt durchgeführt. Es sollte geklärt werden, ob MST-Retardtabletten ein weiteres Instrumentarium in der Schmerztherapie zentral wirksamer Analgetika, werden könnten.

So sollten folgende Fragen beantwortet werden:
1. Ist die analgetische Potenz von MST-Tabletten (unabhängig von der Dosierung) in der Karzinomtherapie ausreichend?
2. Kommt es zur Atemdepression?
3. Gibt es Nebenwirkungen? Wenn ja, welche und wie stark sind diese?

Zur Beantwortung der Fragen wurden Blutgasanalysen (und zwar im Abstand von 30, 60, 90, 120 und 150 min), Visuelle Analog-Skalen (VAS) sowie Fragebogen für die Patienten verwendet. Die Dosierung konnte je nach Bedarf vom Arzt erhöht oder reduziert werden, zusätzliche Medikamente (u.a. Neuroleptika und Antidepressiva) waren erlaubt.

Begonnen wurde mit einem Schema, daß die Einnahme von 3 x 30 mg Tabletten vorsah. Bei Bedarf konnte sowohl die Zeit als auch die Menge variiert werden.

## ERGEBNIS

Abhängig von der Menge (mg) konnte eine gute Analgesie erreicht werden.

Dabei war die minimale Tagesdosis 80 mg, die maximale 180 mg. Zu keinem Zeitpunkt konnte eine Atemdepression durch Blutgasanalysen nachgewiesen werden.

Auch die zusätzliche Messung der Sekundenkapazität sowie des Atemminutenvolumens ergab zu keinem Zeitpunkt einen pathologischen Wert.

An Hauptnebenwirkung trat Obstipation auf, welche wir von Anfang an mit Laxantien behandelten.

Zurückzuführen ist dies auf eine Reduzierung der Darmmotilität, bei der es sich um eine bekannte Morphinwirkung handelt.

Bei längerer Einnahme tritt aber ein Adaptationsprozeß ein, sodaß eine leichte Reduzierung der Laxantiendosis möglich war.

Weiterhin berichteten die Patienten in den ersten Tagen der Einnahme von Schwindel und leichter Übelkeit, welche nach einer kurzen Gewöhnungsperiode verschwanden.

Aufgrund der vorliegenden Ergebnisse glauben wir, daß MST, z.B. in der Schmerztherapie im HNO-Bereich, eine wertvolle Ergänzung in der Auswahl der zentral wirkenden Analgetika ("Opiate") ist. Es wirkt länger als Buprenorphin und erreicht bei variabler Dosierung auch dessen Wirkstärke. In der Handhabung jedoch, speziell im HNO-Bereich, kann es ein Hindernis für den Einsatz von MST geben und zwar die Verabreichung. MST muß geschluckt werden und oft sind die Patienten dazu nicht mehr in der Lage. In diesem Fall werden wir leider auf MST verzichten müssen.

# Perorales Morphin zur Behandlung starker Schmerzen

E. Beubler

Obwohl für die medikamentöse Schmerzbehandlung eine große Zahl von Pharmaka zur Verfügung steht, erfährt die Mehrzahl der Schmerzpatienten wegen falscher Auswahl bzw. falscher Anwendung der Analgetika keine ausreichende Linderung. Man hat festgestellt, daß drei Viertel aller Patienten, die gegen starke Schmerzen opioide Analgetika erhalten, weiterhin mittelstarke bis starke Schmerzen erleiden, da meistens der Dosisbereich zu tief und das Dosisintervall zu hoch eingeschätzt wird [7]. Dazu kommen noch ungerechtfertige Vorurteile von Arzt, Pflegepersonal und Apotheker gegen morphinartige Analgetika.

## WAHL DES ANALGETIKUMS

Die Wahl des Analgetikums ergibt sich aus dem Grad der Schmerzen. Der Grad der Schmerzen ist subjektiv und wird ausschließlich vom Patienten bestimmt. Wenn schwach wirksame Analgetika wie Aspirin oder Paracetamol nicht ausreichen, werden Codein oder Propoxyphen allein oder in Kombination mit schwach wirksamen Analgetika verwendet. Ein neuer Vertreter mittelstarker Analgetika ist das Tramadol.

Zur analgetischen Behandlung starker Schmerzen eignen sich Opiate wie Opium concentratum, Pentazocin, Pethidin, Methadon, Nicomorphin, Buprenorphin und vor allem Morphin. Pentazocin ist nicht besser als Codein plus Aspirin oder Propoxyphen plus Paracetamol. Pentazocin ist in äquianalgetischer Dosierung dem Morphin hinsichtlich atemdepressiver und psychischer Nebenwirkungen unterlegen und soll nicht bei chronischen Schmerzen gegeben werden. Pethidin soll wegen seiner kurzen Wirkungsdauer (etwa 2-3 Stunden) ebenfalls nicht bei chronischen Schmerzen verwendet werden.

Werden erwünschte und unerwünschte Wirkungen dieser Verbindungen gegeneinander abgewogen, zeigt sich, daß keines der synthetischen Narkotika in der Lage ist, Morphin von seinem Platz zur Behandlung starker Schmerzen zu verdrängen. Ärzte, Pflegepersonal und Apotheker scheuen sich vor der Anwendung morphinartiger Analgetika. Sie überschätzen bei weitem die möglichen bzw. vermeintlichen Komplikationen wie Atemdepression und Abhängigkeitsentwicklung - Komplikationen die heute wesentlich gefaßter beurteilt werden als etwa vor einigen Jahren. Das Ergebnis ist, daß vjele Patienten sub-optimale Dosen zweitklassiger Analgetika zu selten erhalten und daher die letzten Wochen oder Monate ihres Lebens unter unzumutbaren Qualen verbringen.

Bis vor einigen Jahren wurde Morphin in den meisten Fällen subcutan, intramuskulär oder intravenös verabreicht. Entgegen einer weitverbreiteten Meinung kann und soll jedoch Morphin bei starken Schmerzen **peroral** verabreicht werden. Es wird nach peroraler Gabe ausreichend resorbiert [9] und unerwünschte Wirkungen treten in viel geringerem Ausmaß auf. Darüberhinaus ist die orale Applikation vom Patienten selbst bzw. vom Pflegepersonal in der Klinik und während häuslicher Pflege einfach durchzuführen.


## DOSIERUNG

Die **Dosis** bestimmt der Patient, d.h., die Dosis muß so lange erhöht werden, bis der Patient schmerzfrei ist [9]. Das **Dosisintervall** wird durch die Wirkungsdauer des Analgetikums bestimmt, die bei Morphin etwa 4 Stunden beträgt. Die effektive Dosis von Morphinsulfat zur Behandlung chronisch starker Schmerzen liegt zwischen 5 mg und 300 mg, üblicherweise alle 4 Stunden. Die nächste Gabe muß erfolgen, bevor der Effekt der vorhergehenden Gabe nachläßt, bevor also der Patient selbst es wegen Wiederauftretens von Schmerzen oder wegen Entzugserscheinungen für notwendig erachtet [8]. Wird Morphin in ausreichender Menge und immer rechtzeitig verabreicht, werden nicht nur die Schmerzen verhindert, sondern es wird auch die Toleranzentwicklung vermieden, die durch das Auftreten von Schmerzen zwischen den Einzelgaben gefördert wird. Es wurde sogar beobachtet, daß bei Einhaltung der genannten Verabreichungs-Kriterien die Morphindosis langsam reduziert werden konnte. Der Wunsch eines Patienten nach höherer Dosis ist oft nur die Folge einer von vornherein zu niedrigen Dosierung.


## NEBENWIRKUNGEN

### Akute Morphingabe
Die wichtigsten Nebenwirkungen nach akuter Morphingabe sind: Atem- und Kreislaufdepression, Übelkeit und Erbrechen, Obstipation, Sedierung und Dysphorie sowie Spasmen in den ableitenden Gallen- und Harnwegen. Auch allergische Reaktionen wie Urticaria oder andere Hautausschläge wurden beobachtet. Tödliche Vergiftungen wurden nach oraler Morphingabe bei Erwachsenen erst ab 120 mg beobachtet.

Die **Atemdepression** ist bei peroraler Gabe von Morphin selten ein Problem und wird erst bei der 3-5-fachen analgetischen Dosis deutlich.

Da starke Schmerzen einen starken Atemstimulus darstellen, wird mit Morphin meist ausreichende Schmerzlinderung bei sehr geringer oder fehlender Atemdepression erzielt [2,8]. Patienten mit schmerzbedingter Tachypnoe fühlen sich oft merklich besser, wenn die Atemfrequenz normalisiert wird, und bei Patienten mit normaler Atemfrequenz sinkt diese nach oraler Morphingabe kaum unter 12/min. Vorsicht ist nur bei Erkrankungen mit reduzierter Atemfunktion geboten. Verglichen mit anderen morphinartigen Anal-

151

getika ist das Verhältnis zwischen analgetischer und atemdepressiver Wirkung bei Morphin am günstigsten [4].

**Übelkeit** und **Erbrechen** nach Morphingabe treten bei Schmerzpatienten viel seltener auf als bei Gesunden und können mit Antiemetika behandelt werden. Zur Vermeidung eventuell auftretender Übelkeit und einer u.U. daraus folgenden Ablehnung der Therapie hat sich die prophylaktische Gabe von Haloperidol an den ersten 2-3 Tagen der Morphintherapie bewährt.

**Sedierung** tritt meist nur am Anfang der Therapie auf und ist oft nur eine Folge der Befreiung von Schmerzen, die den Körper in den Zustand totaler Erschöpfung gebracht haben.

**Obstipation** muß in Einzelfällen mit entsprechender Diät und eventuell mit Laxantien behandelt werden.

**Spasmen** schließlich sind, wenn erforderlich, durch Kombination mit oralen Spasmolytika beherrschbar. Bei bestehender **Niereninsuffizienz** ist die Ausscheidung von Morphin behindert: Dadurch bedingte höhere Blutspiegel können auch zu vermehrten Nebenwirkungen führen.

### Chronische Morphingabe
Die wichtigste Nebenwirkung nach chronischer Morphingabe ist **Sucht**, d.h. physische und psychische Abhängigkeit. Darüber hinaus gibt es **keine** spezifischen und ernstzunehmenden Nebenwirkungen bei länger dauernder Gabe von Morphin.

### PHYSISCHE ABHÄNGIGKEIT
Die Entwicklung physischer Abhängikeit ist bei regelmäßiger Verabreichung therapeutischer Dosen während mindestens 6 Wochen nicht auszuschließen [5]. Bei terminalen Schmerzen ist aber die physische Abhängigkeit sicherlich das **geringste Übel**, aber auch bei anderen Patienten, die therapeutisch längere Zeit Opiate erhalten haben, ist die Beseitigung der physischen Abhängigkeit durch den Arzt mühelos und in kurzer Zeit zu erreichen. Es gibt nach wie vor keinen Hinweis, daß länger dauernde Morphinsucht zu irgendwelchen pathologischen Veränderungen führt, die nicht auf Unterernährung, Vernachlässigung der persönlichen Hygiene oder Infektionen durch unsterile Injektionen zurückgeführt werden können, Bedingungen, die bei medizinischer Anwendung von Opiaten wegfallen [6]. Die gesundheitlichen Risiken eines chronisch Morphin- oder Heroin-Abhängigen liegen also weniger in der Substanz selbst als in den technischen Komplikationen der wiederholten parenteralen Zufuhr. Physische Abhängigkeit ist daher kein Grund, einem Patienten, der wegen starker akuter oder chronischer Schmerzen behandelt werden soll, wirksame Opiatdosen vorzuenthalten [2,3].

### PSYCHISCHE ABHÄNGIGKEIT
Die psychische Abhängigkeit entwickelt sich aufgrund der euphorischen Wirkung der Opiate. Die gewünschte, euphorische Sensation ist in ihrer Intensität direkt abhängig von der Anflutgeschwindigkeit eines Opiates ins Zentralnervensystem [6]. Diese ist am höchsten beim gut lipoidlöslichen

Heroin nach intravenöser Gabe. Morphin und Heroin, subcutan verabreicht, sind in ihrer psychischen Wirkung nicht voneinander zu unterscheiden.

Nach **oraler Gabe** von Morphin ist die Anflutgeschwindigkeit ins ZNS am langsamsten - die Entwicklung psychischer Abhängigkeit daher am geringsten ausgeprägt. Die Gefahr der Abhängigkeitsentwicklung wird jedenfalls bei weitem überschätzt [3]. Ein vom Arzt auf **orale Morphingabe** eingestellter Patient kann, sofern sein primäres Leiden es zuläßt, **völlig unauffällig** unter seinen Mitmenschen leben und ist keineswegs gezeichnet, nur weil er regelmäßig Morphin nimmt. Kein Patient soll sich heute den Tod wünschen nur wegen der Abneigung seines Arztes, Opiate in ausreichender Dosierung zu verordnen.

ARZNEIFORMEN ZUR PERORALEN MORPHINGABE

Eine wäßrige Lösung von Morphinsulfat ist leicht zu schlucken, und Morphin wird aus dieser Lösung gut resorbiert [1]. Die Verwendung exotischer Mischungen wie die des traditionellen "Brompton Cocktails" ist obsolet, da die analgetische Potenz direkt und allein vom Morphingehalt abhängt.

Der Nachteil der Morphinlösung als Arzneiform ist, daß sie 5-6mal täglich verabreicht werden muß, manchmal ist sogar eine Gabe in der Nacht erforderlich.

Eine vielversprechende Neuentwicklung ist eine orale Retardform von Morphinsulfat (MST) mit der vor allem in England seit etwa 5 Jahren gute Erfolge bei der Behandlung starker Schmerzen erzielt wurden. Der große Vorteil ist, daß diese Arzneiform nur alle 12 Stunden genommen werden muß und so die analgetische Wirkung auch während der Nachtstunden gewährleistet ist. Weitere Vorteile gegenüber der Morphinlösung sind die einfachere Handhabung und die bessere Haltbarkeit. Für die häusliche Pflege ist diese Morphin-Retardform sicherlich eine enorme Erleichterung bei der Behandlung starker Schmerzen. Aufgrund der langsameren Blutspiegeländerungen und der niedrigeren Maximalkonzentrationen im Blut ist im Vergleich zur wäßrigen oder alkoholischen Lösung ferner mit geringeren bzw. abgeschwächten Nebenwirkungen nach der Gabe dieser Retardform zu rechnen.

Zusammenfassend läßt sich sagen, daß die perorale Gabe von Morphin für die Behandlung starker Schmerzen, vor allem chronisch starker Schmerzen, präterminal aber auch für eine vorübergehende Behandlung das Mittel allererster Wahl darstellt. Für die Therapie mit Morphinlösung ist die Einhaltung des 4-Stunden-Rhythmus von großer Wichtigkeit. Eine wesentliche Erleichterung für die Therapie ist die orale Retardform von Morphin, die nur alle 12 Stunden verabreicht werden muß.

# LITERATUR

1. Beubler E (1983) Pharmakologische Schmerzbekämpfung.Prakt Arzt 37:173
2. Bonica JJ (1980) Pain. Raven Press, New York
3. Bonica JJ (1981) Schmerz. Triangel 20:1
4. Foldes FF (1978) In: Swerdlow M (ed) Relief of intractable pain. Excerpta Medica, Amsterdam London New York p 65
5. Himmelsbach CK (1943) Further studies of the addiction liability of Demerol. J Pharmacol Exp Ther 79:5
6. Jaffe JH (1980) Drug addiction and drug abuse. In: Goodman Gilman A, (ed) The pharmacological basis of therapeutics. Macmillan Publishing Co, Inc., New York p 535
7. Marks RM, Sachar EJ (1973) Undertreatment of medical inpatients with narcotic analgesics. Ann Intern Med 78:173
8. Twycross RG (1978) Relief of pain. In: Arnold E (ed) The management of terminal disease. Saunders CN, London Philadelphia Toronto p 65
9. Walsh TD (1984) Oral morphine in chronic cancer pain. Pain 18:1

# Vergleich der oralen Morphintherapie mit der periduralen Opiattherapie

U. Hankemeier

Nach der Statistik werden jährlich in der Bundesrepublik Deutschland bei ca. 230.000 Patienten maligne Tumoren diagnostiziert [7]. Davon leiden nach Bonica in Abhängigkeit vom Stadium der Erkrankung zwischen 55 und 85% der Patienten an starken bis sehr starken Schmerzen [2]. Insbesondere im fortgeschrittenen Tumorstadium muß also bei weitaus den meisten Patienten eine adäquate Schmerztherapie durchgeführt werden.

"Adäquate Schmerztherapie" heißt eine **durchgehende** Schmerzreduktion auf ein für den Patienten erträgliches Maß.

Wenn peripher angreifende Analgetika - auch in Verbindung mit Psychopharmaka - nicht mehr ausreichend wirken, muß die Indikation für aggressivere Schmerztherapien überprüft werden. Bei einem Halbseitenschmerz der unteren Extremität sollte z.B. an eine Chordotomie gedacht werden. Ein segmentaler Thoraxschmerz stellt die klassische Indikation für eine intrathekale chemische Neurolyse dar. Beim Oberbauchschmerz ist die Therapie der ersten Wahl die Plexus-coeliacus-Neurolyse. Bei Knochenmetastasen steht zweifelsohne die Strahlentherapie - auch zur Schmerztherapie - an erster Stelle.

Bieten sich solcherart spezielle Indikationen zur Karzinomtherapie nicht an oder führen sie nicht zu einer für den Patienten erträglichen Schmerzreduktion, werden zentral angreifende Analgetika eingesetzt werden müssen.

Grundsätzlich bieten sich - insbesondere für das Morphin - unterschiedliche Applikationsarten an.

Die intravenöse bzw. intramuskuläre Gabe beim einmal täglichen Besuch des Hausarztes - noch immer sehr verbreitet - muß als Langzeittherapie wegen der zu kurzen Wirkzeit abgelehnt werden. Die spinale Applikation von Morphin wurde wegen der guten Wirksamkeit geringer Substanzmengen diskutiert, u.a. wegen fehlender Möglichkeit zur Langzeittherapie bisher abgelehnt [8], wird neuerdings propagiert [1], bleibt jedoch noch Extrempatienten vorbehalten.

Es bleibt der orale und peridurale Weg zur Gabe von Morphin (bzw. anderer Opiate). Beide Applikationsarten sind für die Langzeittherapie geeignet und können eine "Schmerztherapie rund um die Uhr" gewährleisten. Wo sind die Vorteile, wo die Nachteile dieser beiden Methoden angesiedelt? Gibt es spezielle Indikationen für eine der beiden Applikationsformen? Oral oder peridural, welche Art bevorzugt der Patient?

**Tabelle 1.** Opioid-Äquivalente, Verhältnis zu oralem Morphin-Sulfat (nach [5])

| Freiname | Handelsname | Potenz (Morphin = 1) | Wirkungsdauer (h) |
|----------|-------------|----------------------|-------------------|
| Pethidin | Dolantin | 1/8 | 2-3 |
| Oxycodon | Eukadol | 2/3 | 3-5 |
| Cetobemidon | Cliradon | 1 | 2-3 |
| Methadon | L-Polamidon | 3-4 | 6-8 |
| Dextromoramid | Jetrium | 2 | 1-2 |
| Hydromorphon | Dilaudid | 6 | 3-4 |
| Pentazocin | Fortral | 1/6 | 1-2 |
| Buprenorphin | Temgesic | 10-20 | 5-8 |

Während der sogenannte Brompton-Cocktail (eine Mixtur mit den Hauptbestandteilen Morphin und Cocain) in Großbritannien eine lange Tradition hat [6], konnte sich die orale, vierstündliche Morphingabe in Deutschland nur schwer durchsetzen. Ein Grund dafür lag und liegt sicherlich in unseren restriktiveren BtM-Gesetzen. Ein anderer Grund lag in der Schwierigkeit, eine ausreichende, durchgehende Schmerzreduktion zu erreichen. Oft mußten Patienten nachts zur Einnahme der Medikation geweckt werden, um nicht morgens mit stärksten Schmerzen zu erwachen. Seitdem auch in Deutschland die retardierte Form des Morphins erhältlich ist, hat sich diese Situation entscheidend verbessert.

Die Ermittlung der individuellen Morphindosis gelingt meist innerhalb von 4-6 Tagen. Die Verabreichung erfolgt nach festem 12-stündlichem Zeitschema. Für die Ermittlung der ersten Dosis ist die bisherige - unzureichende - Medikation maßgebend [5] (Tab.1).

Da die Retardtablette 12 Stunden wirkt und Morphin eine Wirkdauer von ca. 4 Stunden hat, wird - vereinfacht - pro 4 Stunden 1/3 der Retardtablette "verbraucht". Die Äquivalenzdosis zu anderen Opiaten hat sich also auf 1/3 der retardierten Morphintablette zu beziehen. Häufig ist eine Anfangsdosis von 2 x 20-30 mg ausreichend. Ein Antiemetikum, Laxantien und evtl. Psychopharmaka werden als Begleitmedikation festgesetzt. Die weitere Betreuung des Patienten erfolgt in enger Abstimmung mit dem Hausarzt. Ein persönliches Erscheinen des Patienten in der Schmerzambulanz ist oft nur in größeren Abständen erforderlich.

In den deutschen Sprachraum wurde die Methode der periduralen Opiat-Analgesie (POA) von Zenz eingeführt [9]. Bei gegebener Indikation wird ein Periduralkatheter vornehmlich im Lumbalbereich eingeführt, festgenäht und steril verbunden. Nach individuellen Bedürfnissen werden Morphindosis und

**Tabelle 2.** Morphin - oral oder peridural?

------------------------------------------------------------------

Tendenzen für spezielle Indikationen der oralen Morphinapplikation

..................................................................

schwächere Opioide wirken nicht mehr
multilokuläre, diffuse Schmerzen
insbesondere mit "dumpf" umschriebene Dauerschmerzen
Ablehnung invasiver schmerztherapeutischer Techniken

------------------------------------------------------------------


Volumen ermittelt und in zumeist 12-stündigen Intervallen injiziert. Diese Injektionen können im häuslichen Bereich durchgeführt werden. Neben regelmäßigen Verbandswechseln ist eine wöchentliche Kontrolle der Therapie und der Katheterpunktionsstelle ausreichend. Die mittlere Anfangs- und Einzeldosis liegt bei 4-6 mg. Auch nach teilweise monatelanger Liegedauer werden Einzeldosen von 20 mg nur selten überschritten. Neuerdings wird die kontinuierliche Opiatzufuhr über implantierte Pumpen oder aus einem Zufuhrsystem, das aus einer externen Pumpe und einem über ein "Port" zugängigen, im Oberbauch implantierten Periduralkatheter besteht, empfohlen [3].

Indikationen für die orale Morphin-Applikation sind gegeben, wenn schwächere Opioide nur noch unzureichend wirken, bei stärksten, multilokulären, diffusen, oft mit "dumpf" umschriebenen Schmerzen. Retardiertes Morphin sollte auch verabreicht werden, wenn andere schmerztherapeutische Verfahren (z.B. Neurolyse, Chordotomie) nicht ausreichend gewirkt haben oder vom Patienten abgelehnt werden (Tab.2).

Indikationen für die peridurale Opiat-Analgesie sind im terminalen Stadium des Krebspatienten gegeben oder auch bei einem mehr umschriebenen, dann meist auch intensiver empfundenen Schmerz. Auch ist die POA angezeigt bei extrem hohem Morphinverbrauch oder auch wenn Nebenwirkungen der Opiate die Lebensqualität des Patienten zu stark beeinflussen (Tab.3).

Die Vorteile der oralen Morphingabe gegenüber der POA liegen vor allem in der einfachen Verabreichung des Morphins und in der damit vorhandenen Unabhängigkeit gegenüber dem Krankenhaus. Nebenwirkungen sind meist therapierbar, und gefährliche Komplikationen kommen nicht vor. Andererseits liegen in diesen Nebenwirkungen auch die Nachteile, die vom Patienten


**Tabelle 3.** Morphin - oral oder peridural?

------------------------------------------------------------------

Tendenzen für spezielle Indikationen der periduralen Opiatanalgesie

..................................................................

terminales Tumorstadium
umschriebener, extrem intensiv empfundener Schmerz
extrem hoher oraler Opiatverbrauch
Lebensqualität beeinflussende Nebenwirkungen oral verabreichter Opiate

------------------------------------------------------------------

trotz erzielter Schmerzfreiheit oft als sehr störend empfunden werden. Es tritt fast immer Obstipation auf, die trotz Gabe von Laxantien schwierig zu behandeln bleibt. Fast ebenso häufig klagen die Patienten über Übelkeit, teilweise sogar über Erbrechen. Insbesondere am Anfang der Therapie und auch bei hohen oralen Morphindosen kommen Hautjucken, Harnverhalt, Benommenheit, Schläfrigkeit, manchmal auch Desorientiertheit hinzu. Manchmal berichten die Patienten auch in den letzten 1-2 Stunden vor erneuter Gabe des retardierten Morphins über stärker werdende Schmerzen. Eine 10-stündliche Gabe des Morphins ist kaum praktikabel. Wir wenden in diesen Fällen das kurzwirkende Dextromoramid an.

Die Vorteile der periduralen Opiat-Analgesie ergeben sich aus den Nachteilen der oralen Morphingabe. Da die verabreichte Substanzmenge bei gleicher Wirkung geringer sein kann, sind die Belastungen durch die morphinspezifischen Nebenwirkungen ebenfalls geringer. Erbrechen kommt nur zu 2,5% vor [10]. Auch ist die sonst oft beklagte Benommenheit nicht vorhanden, dadurch sind die sozialen Kontakte praktisch normal möglich, das Selbstwertgefühl des Patienten scheint größer zu sein. Andererseits treten nun die Nachteile des Periduralkatheters hinzu. Der Patient ist abhängig von einer Pflegeperson, die die Injektionen vornimmt, und von Arzt und Krankenhaus, da der Katheter überwacht und gepflegt werden muß. Ab und zu muß er gewechselt werden. Dementsprechend ist auch eine latente Infektionsgefahr vorhanden.

Die bei der periduralen Gabe von Opiaten aufgetretenen Atemdepressionen sind extrem seltene Ereignisse und vorrangig bei postoperativer POA zu erwarten [4]. Zenz sah in seinem Krankengut keinen Fall einer Atemdepression [10]. Trotzdem muß mit dieser schweren Komplikation gerechnet werden.

Der beiden Verfahren anlastende Nachteil der BtM-Rezept-Abhängigkeit wird hoffentlich bald dadurch relativiert, daß zumindest der wöchentliche Bedarf rezeptiert werden darf. Zur Zeit hat die POA gegenüber der oralen Morphintherapie den Vorteil der insgesamt geringeren Menge und deshalb besseren Verschreibungsmöglichkeit.

Beide Verfahren sind nicht gegeneinander austauschbar, die Indikationen überlappen sich nur teilweise. Diese Überlappung hat insbesondere durch die Einführung des retardierten Morphins zur oralen Applikation zugenommen. War die lange Wirkzeit bei periduraler Gabe bisher ein starker Pluspunkt für die POA, so hat die orale Morphingabe hier gleichgezogen. Auch wenn nach wie vor die genaue Schmerzanalyse die vorrangige Therapie bestimmt, so muß nun doch mehr als bisher der Patient in die Entscheidung einbezogen werden.

Zur Zeit führen wir zusammen mit der Abteilung für Klinische Psychologie der Ruhr-Universität Bochum eine vergleichende prospektive Studie mit der Fragestellung durch, zu welcher Morphin-Applikationsform sich Patienten bei Therapieziel "Schmerzfreiheit" entscheiden. Dabei haben die Patienten Wirkungen und Nebenwirkungen der Schmerztherapie im Verhältnis zu Einschränkungen ihrer bisherigen Lebensumstände und -gewohnheiten abzuschätzen.

Der Patient hat also zu entscheiden, mit welcher Morphin-Applikations-art er bei Therapieziel Schmerzfreiheit besser seine sozialen Kontakte und seine Freizeitbeschäftigungen annähernd aufrecht erhalten kann, soweit sie nicht durch die Karzinomerkrankung selbst behindert sind. Er hat auch zu entscheiden, ob er lieber "Katheterträger" ist oder die Angst vor even-tuellen Komplikationen durch den Peridural-Katheter und auch die Abhängig-keit vom Pflegepersonal höher bewertet als eventuell stärker in Erschei-nung tretende Nebenwirkungen bei oraler Morphineinnahme. Sind diese mor-phinspezifischen Nebenwirkungen aber aus Sicht des Patienten nicht sehr gravierend oder auch therapierbar, wird die Entscheidung klar in Richtung zur 2 x täglichen Tablette gehen.


## LITERATUR

1. Blond S, Meynadier J, Chrubasik J, Dupard Th, Dubar M, Combelles-Pru-vot M, Christians JL, Demaille A (1985) Intrathekale und intraventri-culäre Morphinanalgesie bei Karzinompatienten: Langzeiterfahrungen. Schmerz Pain Douleur (im Druck)
2. Bonica JJ (1982) Management of cancer pain. Anaesthesist 31:636
3. Müller H, Aigner K, Zierski J (1985) Behandlung von Tumorschmerzen mit Pumpsystemen zur rückenmarknahen Opiatapplikation.Dtsch Ärztebl 82:2475
4. Piepenbrock S, Zenz M, Otten G (1981) Peridurale Opiat-Analgesie in der postoperativen Phase. In: Zenz M (Hrsg) Peridurale Opiat-Analge-sie. Fischer, Stuttgart New York
5. Twycross R, Zenz M (1983) Die Anwendung von oralem Morphin bei inkura-blen Schmerzen. Anaesthesist 32:279
6. Walsh TD (1984) Oral morphine in chronic cancer pain. Pain 18:1
7. Westphal O (1981) Krebsforschung in der Bundesrepublik Deutschland. Deutsche Forschungsgemeinschaft. Boldt-Verlag, Boppard
8. Zenz M (1981) Peridurale versus intrathekale Opiatgabe. ZAK, Berlin
9. Zenz M (1981) (Hrsg) Peridurale Opiat-Analgesie. Fischer, Stuttgart New York
10. Zenz M (1981) Peridurale Morphin-Analgesie zur Schmerztherapie bei Karzinompatienten. In: Zenz M (Hrsg) Peridurale Opiat-Analgesie. Fi-scher, Stuttgart New York

# Opiate und Fahrtüchtigkeit

N. Hartmann, M. Zenz

Opioide rufen neben der Hauptwirkung Analgesie auch Nebenwirkungen wie Sedierung, Euphorie, Atemdepression, Miosis hervor [3]. Beim klinischen Einsatz ist aber auffällig, daß die Nebenwirkungen gegenüber der erwünschten analgetischen Wirkung auch quantitativ zurücktreten und entweder gar nicht oder nur in geringer Ausprägung zu beobachten sind. Für Patienten und Ärzte steht die Furcht vor Nebenwirkungen aber so weit im Vordergrund, daß eine wirksame Therapie oft unterbleibt oder der zweifelhafte Versuch vorgezogen wird, Psychopharmaka an Stelle von Analgetika einzusetzen. Die letzte Alternative muß gerade in Bezug auf die Leistungsfähigkeit der Patienten als äußerst problematisch eingeschätzt werden.

Langzeitstudien haben aufgezeigt, daß Patienten unter einer kontinuierlichen oralen Opioidtherapie ihrer normalen Arbeit nachgehen konnten [5], oder daß ihre Aktivität gemessen am Karnofsky-Index sogar zunahm [6]. Eine exakte Untersuchung über das Verhalten der sensomotorischen Leistungsfähigkeit von Karzinompatienten während einer individuell abgestimmten Opioid-Therapie liegt aber bisher nicht vor. Dies ist insbesondere deshalb von Bedeutung, als die Arbeitsfähigkeit und die Verkehrstüchtigkeit von Patienten unter chronischer Opioidtherapie völlig offen erscheint und für den einzelnen Patienten oder Arzt im Einzelfall unlösbare Fragen aufwirft. Wir haben daher versucht, eine Klärung zu erreichen und uns dazu einer Methodik bedient, wie sie bei technischen Überwachungsvereinen ebenfalls angewandt wird.

## METHODIK

Die Untersuchung wurde nach ausführlicher Aufklärung und Einverständniserklärung an 10 Patienten der Schmerzambulanz der Medizinischen Hochschule Hannover durchgeführt. Das durchschnittliche Alter der Patienten betrug 57 Jahre (Bereich: 29 bis 80 Jahre). 8 der 10 Patienten waren vor der Untersuchung auf zentrale oder peripher wirkende Analgetika eingestellt, die "nach Bedarf" eingenommen wurden. 2 Patienten nahmen nur sehr unregelmäßig Analgetika ein. In allen Fällen war die Schmerzlinderung von den Patienten als sicher nicht ausreichend eingestuft worden.

Es wurde vor Umstellung der Therapie eine erste Messung der sensomotorischen Leistungsfähigkeit durchgeführt. Hierzu wurde das Mehrfachwahlgerät DTG 3 der Fa. ZAK verwandt, wie es im Bereich des apparativen Leistungscreenings bei den Kraftfahrteignungsuntersuchungen u.a. von den technischen Überwachungsvereinen eingesetzt wird. Das Gerät besteht aus einer Mattscheibe, hinter der 7 verschiedenfarbige Reize auftauchen, auf die der Patient durch Druck auf entsprechende Tasten bzw. Fußpedale zu reagieren hat. Es erlaubt sowohl einen zeitgesteuerten Testmodus zur Untersuchung der Reaktionsleistung bei Fremdantrieb als auch einen reaktionsgesteuerten Testmodus zur Beurteilung des Eigenantriebs. Ausgewertet wird jeweils die Anzahl der richtigen Reaktionen. Außer den Untersuchungen am Determinationsgerät bestimmten wir die "einfache" Reaktionszeit, wobei der Patient auf ein optisches Signal auf eine unter dem Finger liegende Taste drücken mußte.

Die Patienten wurden nach der ersten Untersuchung auf eine individuelle Schmerztherapie mit oralem Morphin eingestellt. Unter festen Applikationsintervallen (8- bis 12-stündig) wurde die Morphindosis so lange erhöht, bis eine gute Schmerzdämpfung erreicht war. Dann wurde die zweite Messung unter identischen äußeren Bedingungen und zur selben Tageszeit vorgenommen.

Das Schmerzniveau der Patienten wurde mittels einer visuellen Analogskala, auf deren Endpunkten "kein Schmerz" und "unerträglicher Schmerz" markiert waren, bestimmt. Die Berechnung erfolgte durch Ausmessen und numerische Auswertung von 0 bis 10.

Die statistische Auswertung der Ergebnisse erfolgte mit dem Student-t-Test für verbundene Stichproben.


## ERGEBNISSE

Vor der spezifischen analgetischen Therapie lag das Schmerzniveau bei einem Ausgangswert von 5,05 ± 2,8. Bei der Bestimmung der sensomotorischen

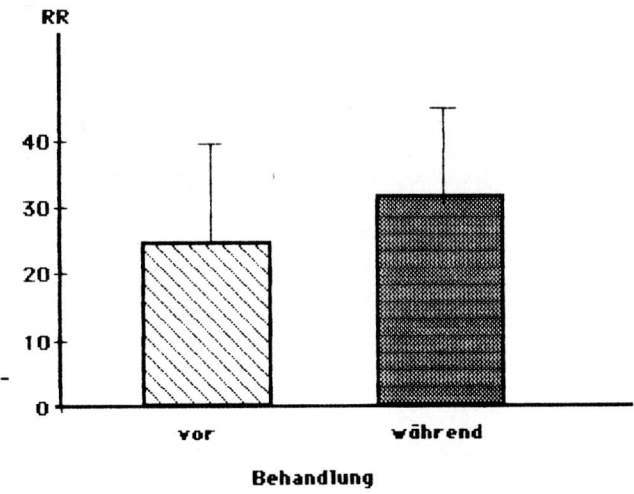

**Abb.1.** Richtige Reaktionen im zeitgesteuerten Meßverfahren bei 10 Patienten vor und während Therapie mit MST. Mittelwerte und Standardabweichungen (Meßgerät DTG 3, Fa. Zak)

Leistungsfähigkeit lag die Anzahl der richtigen Reaktionen im zeitgesteuerten Meßverfahren bei durchschnittlich 24 ± 14 (Bereich 2-4). Im
reaktionsgesteuerten Meßverfahren wurden 83 ± 25 richtige Antworten ermittelt (Bereich 31-112). Die Reaktionszeit auf optische Signale lag bei
durchschnittlich 0,44 s (Bereich 0,31-0,50 s).

Nach durchschnittlich 8 ± 3 Tagen (Bereich 5-14 Tage) war bei den Patienten eine gute Schmerzdämpfung durch orales Morphin erreicht. Die dazu
nötige Tagesdosis betrug 68 ± 49 mg (Bereich 20-180 mg). Durch diese Medikation wurde eine hochsignifikante Schmerzdämpfung auf einen Wert von 1,3
± 1,2 auf der visuellen Analogskala erreicht.

Unter der regelmäßigen Morphintherapie wurden folgende Ergebnisse bei
der sensomotorischen Leistungsfähigkeit erzielt. Im zeitgesteuerten Meßverfahren stiegen die richtigen Reaktionen hochsignifikant auf 31,4 ± 14,5

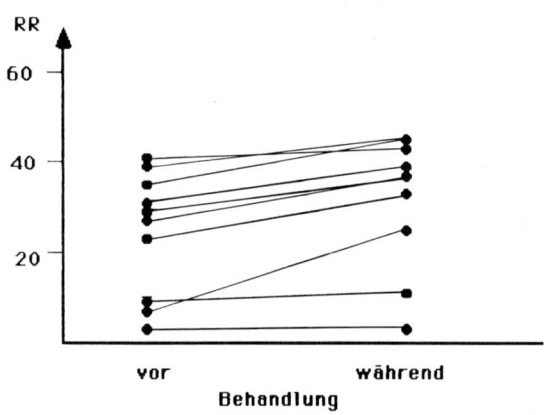

**Abb.2.** Richtige Reaktionen
im zeitgesteuerten Meßverfahren bei 10 Patienten vor
und während Therapie mit
MST. Einzelwerte der 10 Patienten (Meßgerät DTG 3, Fa.
Zak)

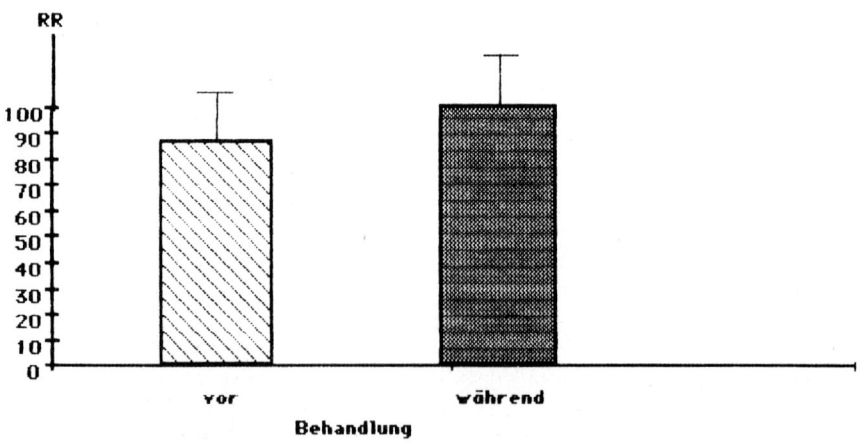

**Abb.3.** Richtige Reaktionen im reaktionsgesteuerten Meßverfahren bei 10 Patienten vor und während Therapie mit MST. Mittelwerte und Standardabweichungen (Meßgerät DTG 3, Fa. Zak)

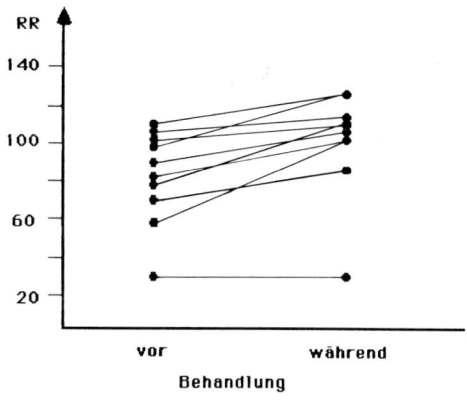

**Abb.4.** Richtige Reaktionen im reaktionsgesteuerten Meßverfahren bei 10 Patienten vor und während Therapie mit MST. Einzelwerte der 10 Patienten (Meßgerät DTG 3, Fa. Zak)

(Bereich 3-45) (Abb.1). Hier war bei allen 10 Patienten eine Resultatverbesserung aufgetreten (Abb.2). Im reaktionsgesteuerten Meßverfahren stieg die Anzahl der richtigen Reaktionen hochsignifikant auf 101,5 ± 27,58 (Bereich 31-125) an (Abb.3). Hier war es bei 9 von 10 Patienten zu einer verbesserten Reaktionsantwort unter Morphin gekommen (Abb.4). Die einfache Reaktionszeit veränderte sich nicht und lag unter regelmäßiger Morphintherapie bei 0,35 s.

## DISKUSSION

Der Einsatz zentral wirksamer Substanzen bei berufstätigen oder autofahrenden Patienten scheint für manche Stoffgruppen von der täglichen Verschreibungspraxis her völlig unumstritten, wenn auch experimentelle Ergebnisse zur Vorsicht mahnen [7]. So sind Benzodiazepine und auch sedierende Psychopharmaka unter den am häufigsten rezeptierten Medikamenten. Dennoch wird wenig darüber diskutiert, inwieweit eine solche Medikation mit einer normalen Berufstätigkeit oder der Teilnahme am Straßenverkehr interferiert. Untersuchungen von Ziegler und Klotz dagegen führten zu der Schlußfolgerung, daß eine Fahrtauglichkeit beispielsweise unter Midazolam nicht besteht [7].

Dagegen gibt es über die Fahrtauglichkeit unter Opioiden keine Literatur, wahrscheinlich auch deshalb, weil hier die Schlußfolgerung einer fehlenden Fahrtüchtigkeit als selbstverständlich angenommen wird. Dies ist keineswegs so selbstverständlich, wie die vorliegenden Ergebnisse zeigen. Ausgehend von unseren Erfahrungen in der täglichen Praxis der Schmerzambulanz war die Notwendigkeit einer solchen Studie naheliegend. Die oft geübte orale Opioidtherapie hat einerseits keine Anzeichen einer psychomotorischen Beeinträchtigung, sondern im Gegenteil ein Ansteigen der Leistungsfähigkeit und Aktivität gezeigt [6]. Andererseits wird von Patienten oft die Frage nach der Fahrtüchtigkeit an uns gestellt, und die Beantwortung unterliegt subjektiven Kriterien. Die Erfahrungen in den englischen Hospizen widersprechen - für viele überraschend - nicht grundsätzlich einer Fahrerlaubnis für Schmerzpatienten unter chronischer Opioidtherapie [4].

Die vorliegende Studie hat eindeutig nachgewiesen, daß Opioide die Reaktionsfähigkeit nicht in jedem Fall vermindern. Das untersuchte Patientengut ist ohne Zweifel inhomogen in Bezug auf Alter, Ausmaß der Grunderkrankung und Leistungsfähigkeit. Die Ausgangswerte belegen auch eine äußerst unterschiedliche sensomotorische Leistungsfähigkeit (Abb.2,4). Es muß aber bedacht werden, daß ein Teil der Patienten trotz niedriger Leistungsfähigkeit bereits vor unserer Therapie am Straßenverkehr teilnahm. Die vorliegende Untersuchung sollte daher auch nicht absolut die Leistungsfähigkeit bestimmen, sondern lediglich eine relative Veränderung durch die Opioidtherapie aufzeigen. In Übereinstimmung mit dem klinischen Eindruck hat die Studie nachgewiesen, daß eine rationale orale Opioidtherapie die sensomotorische Leistungsfähigkeit der betroffenen Schmerzpatienten nicht beeinträchtigt. Im Gegenteil kam es zu einer deutlichen Verbesserung. In keinem Fall war eine Verschlechterung, wie man es vielleicht ausgehend von pharmakologischen Befunden erwarten kann, nachweisbar. Gründe für diese Diskrepanz liegen in den grundsätzlichen Unterschieden zwischen Experimenten am schmerzfreien Tier oder der schmerzfreien Versuchsperson und dem Schmerzpatienten. So ist für die Opioidnebenwirkung Atemdepression die "antagonistische" Wirkung durch Schmerzen bereits diskutiert worden [2]. In ähnlicher Weise muß angenommen werden, daß auch die Vigilanz durch zentral wirksame Analgetika völlig unterschiedlich beeinflußt wird, je nachdem ob die Wirkung am Schmerzpatienten oder an der Versuchsperson beobachtet wird. Es ist unstrittig, daß Opioide an der Versuchsperson eine Vigilanzdämpfung, Atemdepression, Sedierung und ähnliche Symptome hervorrufen. Auffällig ist aus der täglichen Praxis aber, daß dieselben Opioide sogar bei opiatnaiven Schmerzpatienten nicht in gleicher Weise wirken. Anderenfalls wäre jede Ersteinstellung auf Opioide bei Schmerzpatienten äußerst gefährlich. Eine Atemdepression z.B. ist aber bisher in der Literatur bei alleinigem Einsatz von Opioid-Analgetika zur Schmerztherapie bei Krebsschmerzen nicht beschrieben.

Für die chronische Applikation sind Einflüsse durch Toleranz oder Adaptation denkbar. So haben Untersuchungen mit Benzodiazepinen aufgezeigt, daß negative Einflüsse auf die Tagesvigilanz verschwinden, während die erwünschte schlafinduzierte Wirkung erhalten bleibt [1]. Die vorliegenden Ergebnisse unter einer oralen Opioidtherapie sind die ersten und einzigen, die an chronisch Schmerzkranken ermittelt wurden, und daher bisher mit einer gewissen Einschränkung zu interpretieren. Sicher kann davon ausgegangen werden, daß einige Patienten auch schon vor Therapie in ihrer Leistungsfähigkeit soweit beeinträchtigt waren, daß ärztlicherseits nur vor einer Teilnahme am Straßenverkehr gewarnt werden kann. Offen erschien vor der Studie aber das Problem bei den Patienten, die normale Reaktionsantworten zeigten. Hier war wichtig nachzuweisen, daß eine orale Morphintherapie das Reaktionsverhalten nicht negativ beeinflußt. Ähnlich wie bei den Benzodiazepinen trat der erwünschte Effekt - hier eine Schmerzdämpfung -

ein, während die sedierende Nebenwirkung ausblieb. Bisher ist es lediglich noch eine Hypothese, daß Schmerz die Empfindlichkeit der Opiatrezeptoren verstellt und auf diese Weise scheinbar selbstverständliche Nebenwirkungen unterdrückt. Die klinische Erfahrung legt einen solchen Schluß nahe, wie durch die Ergebnisse belegt wird.

Welche Konsequenzen lassen sich nun für die Praxis ableiten? Sicher kann gesagt werden, daß Opioide nicht in jedem Fall die Fahrtüchtigkeit beeinträchtigen und daher nicht automatisch zu einem Fahrverbot führen sollten. Weitergehende Untersuchungen müssen zwar noch einen Übungseffekt von der ersten zur zweiten Untersuchung ausschließen. Dennoch wäre der gleiche Übungseffekt auch in jeder anderen Situation - also auch im Verkehr - anzunehmen. Wenn also hier nachgewiesen wurde, daß die Reaktionsfähigkeit auf differenzierte Reize unter Opioiden nicht abnimmt, sondern im Gegenteil zunimmt, sind wir als Therapeuten auf subjektive Einzelentscheidungen angewiesen. Der Patient, der vor einer spezifischen Therapie ohne Auffälligkeiten am Straßenverkehr teilgenommen hat und in seinem Reaktionsverhalten unauffällig erscheint, kann mit hoher Wahrscheinlichkeit auch unter einer Opioidtherapie weiter Auto fahren. Er sollte auf jeden Fall auf die möglicherweise sedierende Wirkung durch Psychopharmaka oder Alkohol aufmerksam gemacht werden, und jede Kombination zweier zentral sedierender Pharmaka erscheint nach wie vor mit einer Verkehrstauglichkeit nicht vereinbar.

Eine einwandfreie forensische Klärung für die betroffenen Schmerzpatienten erscheint dringend notwendig. Solange dies nicht erfolgt, ist zu befürchten, daß sich eine für den Patienten unglückliche Kette ergibt vom Schmerz zu wirksamer Schmerztherapie unter Verlust der Fahrerlaubnis. Es bleibt zu hoffen, daß die vorliegende Untersuchung dazu beiträgt, die Diskussion "Opioide und Fahrtüchtigkeit" nicht als abgeschlossen zu betrachten. Auf jeden Fall läßt sich das Problem nur im Zusammenhang mit allen zentral wirksamen Substanzen lösen, nicht aber mit Opioiden allein. Wir müssen uns als Therapeuten im Einzelfall würdevolle Entscheidungen vorbehalten und nicht den Patienten für eine wirksame Therapie mit dem Entzug der Fahrerlaubnis strafen. Die positiven Ergebnisse berechtigen im Einzelfall zu der Entscheidung, den Patienten auch unter Opioiden weiter Auto fahren zu lassen.

# LITERATUR

1. Amrein R (1984) Vigilanz und Plasmakonzentration. In: Kugler J, Leutner V (Hrsg) Vigilanz: Ihre Bestimmung und Beeinflussung. Editiones Roche, Basel S 341
2. Hanks GW, Twycross RG, Lloyd JW (1981) Unexpected complication of successful nerve block. Anaesthesia 36:51

3. Jaffe HJ, Martin WR (1985) Opioid analgesics and antagonists. In: Goodman A, Gilman LS (eds) Pharmakological basis of therapeutics. Mac Millan, New York
4. Twycross RG, Lack SA (1983) Symptom control in far advanced cancer pain relief. Pitman, London
5. Zenz M, Piepenbrock S, Tryba M, Glocke M, Everlien M, Klauke W (1985) Langzeittherapie von Krebsschmerzen: Kontrollierte Studie mit Buprenorphin. Dtsch Med Wochenschr 110:448
6. Zenz M, Tryba M, Steffmann B, Röhrs E (1986) Langzeittherapie mit Morphin-Retardtabletten. In: Doenicke A (Hrsg) Schmerz - eine interdisziplinäre Herausforderung. Springer, Berlin Heidelberg New York Tokyo (Intern Schmerzsymposium)
7. Ziegler G, Klotz U (1984) Beeinflussung der Vigilanz durch Midazolam. In: Kugler J, Leutner V (Hrsg) Vigilanz: Ihre Bestimmung und Beeinflussung. Editions Roche, Basel S 353

# Medikamenteninduzierter Kopfschmerz und Arzneimittel-Entzug

H. A. Baar

Die Angaben über die Morbidität von Kopfschmerzen einschließlich der Migräne in der Gesamtbevölkerung schwanken stark. So gibt Barolin [1] 2,5%, Brewis et al. [2] 3,3%, Friedmann [4] 8%, Heyck [7] 4-8%, Lucas [8] 15% an. Repräsentative Feldstudien sind bisher in Deutschland nicht durchgeführt worden [10].

Nahezu übereinstimmende Zahlen für den Anteil medikamenteninduzierter Kopfschmerzen bei Patienten, die wegen häufig rezidivierender oder sogenannter therapieresistenter Kopfschmerzen spezialisierte schmerztherapeutisch-tätige Einrichtungen aufsuchen, fanden Wörz [11] und wir (n=2571) mit 60-70%.

Hier sind die Patienten zu finden, bei denen es wegen eines medikamenteninduzierten Dauerkopfschmerzes zu Versagern in der Therapie der Migräne, - die diesem Leiden häufig zu Grunde liegt - kam. Zur Entwicklung eines arzneimittelbedingten Kopfschmerzes kommt es immer dann, wenn bestimmte Pharmaka über eine längere Zeit in kurzen, regelmäßigen Abständen eingenommen werden. Hierbei spielen Kombinations-Präparate, die neben verschiedenen Analgetika noch Barbiturate, Coffein, Codein und womöglich Psychopharmaka enthalten, die zentrale Rolle.

Aber auch Monosubstanzen, wie das Ergotamin und seine Derivate, die bei der Anfallsbehandlung der Migräne der Wirkstoff der Wahl sind, können bei regelmäßiger Einnahme Dauerkopfschmerzen hervorrufen.

Wie es zu einem solchen Medikamentenabusus kommt, sei an einem Fall aufgezeigt, der beispielhaft für diese Gruppe von Patienten ist:

Die heute 36-jährige Inge M. hat mit 17 Jahren ihren ersten Migräneanfall, zunächst noch ohne einen eruierbaren Anlaß. Ein Kombinations-Präparat zur Anfallskupierung aus dem "Vorrat" ihrer Mutter, die ebenfalls an Migräne leidet, hilft prompt. Auch bei weiteren Migräneanfällen in den folgenden Jahren kann Inge M. entweder auf die Medikamente ihrer Mutter oder - wie ihr inzwischen angeboten wurde - auf Arzneimittel ihrer Freunde zurückgreifen.

In den folgenden Jahren macht die Patientin verschiedene Erfahrungen:
1. Emotionale Erregungszustände, negative wie positive; gespannte Erwartungshaltung (z.B. Ärger, Enttäuschung, Reisevorbereitungen, bevorstehende Familienfeste,geplante Veranstaltungen) lösen Migräneanfälle aus.
2. Die Doppelbelastung der Patientin durch Familie und Beruf führt zu einer Zunahme der Migräne-Anfallsfrequenz.

3. Bestimmte Nahrungs- und Genußmittel (z.B. Käse, Schokolade, Wein, Bier, Sekt, Nikotin) lösen Migräneattaken aus.

4. Medikamente, die der Anfallskupierung dienen, helfen nur dann, wenn sie frühzeitig, d.h. zu Beginn des drohenden Migräneanfalles eingenommen werden.

5. Diese eigenen Erfahrungen der Patientin werden von ihrem behandelnden Arzt bestätigt.

Was liegt also für unsere Patientin näher, als **vor** - oder zumindest **sofort nach** - solchen Anlässen ein entsprechendes Medikament einzunehmen? "Weil ich ja sonst garantiert einen Anfall bekomme!".

Seit 5 1/2 Jahren leidet Inge M. inzwischen an täglichen Dauerkopfschmerzen, mit denen sie morgens aufwacht und die bis zum Einschlafen anhalten. In der Anfangszeit konnte sie mit "ihrem" Medikament wenigstens noch für Stunden Linderung bekommen; in den letzten 2 Jahren hilft nichts mehr.

Auf die Frage, warum sie weiterhin Schmerzmittel einnähme, wo doch nichts helfe, antwortet sie: "Wenn ich gar nichts nehme, steigern sich die Kopfschmerzen ins Unerträgliche!"

Dieses Beispiel ist kein Einzelfall, sondern es ist typisch für die Entwicklung eines in den letzten Jahren immer häufiger anzutreffenden Mißbrauchs von schmerzstillenden Kombinations-Präparaten bzw. Ergotamin enthaltenden Migräne-Medikamenten. Es zeigt beispielhaft viele Faktoren auf, die das Entstehen eines Medikamenten-Mißbrauchs begünstigen.

Besonders häufig führen sogenannte Misch- oder Kombinations-Präparate zu Mißbrauch und Abhängigkeit, da sie außer Analgetika auch Substanzen mit zentral erregenden Effekten enthalten. Hierbei kommt dem Codein, der Barbitursäure und ihren Derivaten und den Tranquillantien eine besondere Bedeutung zu, denn sie allein können schon zur Abhängigkeit und Sucht führen. Aber auch die Wirkstoffe aus dem Mutterkorn, die sogenannten Ergot-Alkaloide, zeigen einen solchen Effekt, der offensichtlich durch die Beimischung von Coffein noch besonders verstärkt wird.

Überhaupt scheint dem Coffein in Kombination mit Schmerzmitteln oder Ergot-Alkaloiden bei der Entstehung von Arzneimittel-Abhängigkeiten eine besondere Bedeutung zuzukommen. So ist die vegetative Entzugssymptomatik bei coffeinhaltigen Mischpräparaten ungleich stärker ausgeprägt als bei coffeinfreien.

Was heißt Arzneimittel-Mißbrauch und Arzneimittel-Abhängigkeit? Mit dem Überbegriff Arzneimittel-Abhängigkeit (drug dependence) werden auf Vorschlag der Weltgesundheitsorganisation (WHO) verschiedene Formen des Arzneimittel-Mißbrauchs zusammengefaßt.

Abhängigkeit wird dabei folgendermaßen definiert: "Abhängigkeit ist ein Zustand (psychisch und oft auch physisch), der aus der Wechselwirkung eines Pharmakons mit dem lebenden Organismus entsteht und durch Verhaltens- und andere Reaktionen charakterisiert ist, zu denen immer der Drang gehört, das Pharmakon periodisch oder wiederholt einzunehmen, um dessen psychische Effekte zu erleben und in manchen Fällen auch, um die unangenehmen Effekte seines Fehlens zu vermeiden."

Nach Mutschler [9] wurde der Überbegriff "Abhängigkeit" eingeführt, weil eine strenge Unterscheidung der verschiedenen Formen des Arzneimittel-Mißbrauchs, insbesondere der Gewohnheits-Bildung und der Sucht, zwischen denen fließende Übergänge bestehen, schwierig erscheint. Da diese Begriffe aber noch gebräuchlich sind, werden sie von Mutschler wie folgt beschrieben:

Bei der Gewohnheits-Bildung (drug habituation) besteht das Verlangen zur regelmäßigen Einnahme eines bestimmten Pharmakons, um dadurch in einen euphorischen Zustand zu geraten (psychische Abhängigkeit). Eine körperliche (physische) Abhängigkeit ist dagegen nicht vorhanden,d.h., nach Absetzen des Medikamentes treten keine Entziehungs-Symptome auf. Auch existiert keine oder allenfalls nur eine geringe Tendenz, die Dosis zu erhöhen.

Falls Schädigungen durch ein Medikament auftreten, betreffen sie ausschließlich das Individuum und nicht die Gesellschaft.

Gewohnheitsbildung ist streng von Gewöhnung zu trennen. Von Gewöhnung oder Toleranz-Erhöhung spricht man, wenn nach wiederholter Zufuhr eines Arzneistoffes die Dosis erhöht werden muß, um dieselbe Wirkung zu erreichen.

Sucht (addiction) ist definiert als "ein Zustand periodischer oder chronischer Vergiftung, schädlich für den Einzelnen oder/und die Gesellschaft, der durch den wiederholten Genuß eines natürlichen oder synthetischen Arzneimittels hervorgerufen wird. Zur Sucht gehören:

1. Ein dringendes Verlangen oder ein echtes Bedürfnis (Zwang), die Einnahme des Mittels fortzusetzen und es dazu unter allen Umständen in die Hand zu bekommen

2. Die Tendenz, die Dosis zu steigern

3. Die psychische und meist auch physische Abhängigkeit von der Wirkung des Mittels".


Gründe für Medikamenten-Mißbrauch hat Haag [5] zusammengestellt; hierbei weist er darauf hin, daß diese Gründe bisher nur unzureichend erforscht sind.

Sicher ist, daß eine Vielzahl von Faktoren das Mißbrauchs-Verhalten des Patienten herbeiführt. Ausgeschlossen werden kann, daß Medikamenten-Mißbrauch einzig und allein auf den Typ einer "Suchtpersönlichkeit" zurückzuführen ist. Spekulativ bleiben nach Haag auch psychoanalytische Ansätze, die beim Süchtigen eine Störung der Ich-Entwicklung annehmen.

Lerntheoretisch läßt sich die Medikamenten-Abhängigkeit vor allem dadurch erklären, daß ein Verhalten dann häufiger auftritt, wenn es z.B. durch Belohnung (Hervorrufen eines lustbetonten Zustandes) oder durch Wegfall einer Bestrafung (Aufhören eines unlustbetonten Zustandes wie z.B. des Schmerzes) verstärkt wird.

Je rascher und vollständiger die gewünschte Wirkung eines Medikamentes eintritt, desto positiver wird sie erlebt. Dies ist besonders dann der Fall, wenn durch die Medikamenten-Einnahme ein negativer Zustand, wie z.B. der Schmerz, beseitigt wird. Die Tatache, daß die Medikamenten-Einnahme den Schmerz beseitigt, führt dazu, daß immer erneut Medikamente eingenommen werden.

Wird hierbei gleichzeitig eine anregende, beruhigende, angstlösende Wirkung oder ein Glücksgefühl erzeugt, so wird die Gefahr des Mißbrauchs erhöht.

Der überwiegende Teil der in der ärztlichen Praxis immer noch verordneten schmerzstillenden Mischpräparate enthält die oben angeführten Stoffe mit eben ihren Wirkungen. Eine zusätzliche Gefahr besteht bei denjenigen Mischpräparaten, bei denen die genannten Substanzen mit Ergotamin gekoppelt sind. Werden die Präparate zu häufig in zu hoher Dosierung eingenommen, so besteht die Gefahr einer Kopfschmerz-Induktion und darüber hinaus eines Ergotismus mit Übelkeit, Durchfall, Bauchschmerzen, Durchblutungsstörungen usw. Diese Symptome werden dann vom Patienten als Zeichen einer Verschlimmerung der Grundkrankheit, hier der Migräne, gesehen, und Menge und Häufigkeit der Medikamenten-Einnahme werden erhöht. Kurzfristig fühlen sich die Patienten zumindest anfänglich wohl, weil ihre Schmerzen nachlassen und ihre Stimmung gehoben wird. Die mit dem Absinken des Medikamenten-Serum-Spiegels erneut auftretenden negativen Erscheinungen werden wiederum durch die Einnahme des Medikamentes bekämpft, und so entsteht ein Teufelskreis aus Mißbrauch und Symptom-Verschlimmerung, der nur durch einen gezielten Medikamenten-Entzug unterbrochen werden kann.

## Modell-Lernen

Wie jemand mit Problemen und Schmerzen umgeht, lernt er meist von den Eltern und Großeltern. Auch die Vorliebe für bestimmte Schmerzmittel wird von der Mutter an die Tochter weitergegeben.

## Geringe Schmerz-Toleranz

Die Toleranz-Grenze für Schmerzen ist individuell sehr unterschiedlich. Je geringer die Fähigkeit ist, Schmerzen zu ertragen, desto größer ist die Bereitschaft, Medikamente einzunehmen. Mit der verringerten Schmerztoleranz wächst auch die Gefahr des Medikamenten-Mißbrauchs.

## Hohe Leistungs-Motivation

Je höher die Leistungs-Motivation bzw. je größer der berufliche und private Leistungsdruck ist, desto eher sind Patienten bereit, zur Erhaltung ihrer Leistungsfähigkeit bereits bei geringen Krankheitserscheinungen Medikamente regelmäßig einzunehmen.

## Erwartungs-Ängste

Häufig nehmen Patienten Medikamente nicht nur ein, weil sie vor dem Schmerz Angst haben, sondern auch, weil sie mit dem Schmerz gekoppelte Unlustemp-

findungen wie Gereiztheit, geringe Leistungsfähigkeit, Niedergeschlagen-
heit und Versagen fürchten.

## Meide-Verhalten

Die Erwartungs-Ängste führen dann oft bereits vor dem Auftreten der
Schmerzen und völlig unabhängig von seinen Gründen zur Einnahme von
Schmerzmitteln, um den Schmerz schon vorbeugend zu bekämpfen. Dies hat
zwangsläufig eine Erhöhung der Einnahme-Häufigkeit und, bei Gewöhnung
(Toleranzentwicklung), der Dosierung des Medikamentes zur Folge.

## Konsum-Verhalten

Viele Menschen sind der Meinung, daß Schmerzen völlig unnötig seien und
dank des medizinischen Fortschrittes nicht erlitten werden müßten. Sie
betrachten es als ihr gutes Recht, die Möglichkeiten medikamentöser
Schmerzbekämpfung stets in Anspruch nehmen zu können. Eine entsprechende
Werbung bestärkt sie hierin. Sie gehen davon aus, daß der Körper jederzeit
zu funktionieren habe und legen daher auch ihrem Körper gegenüber ein
"Konsumverhalten" an den Tag.

## Probleme unter den Teppich kehren

Meist gehen Schmerzpatienten von einer organischen Verursachung ihrer
Schmerzen und auch von einer medizinisch orientierten Behandlungsmöglichkeit ihrer Beschwerden aus. Dabei hat die Schmerzforschung der letzten
Jahrzehnte die Bedeutung psychischer und sozialer Faktoren für die
Schmerzentstehung, -aufrechterhaltung und -behandlung aufgezeigt. Eine
einseitig medikamenten-orientierte Schmerzbehandlung verhindert eine Auseinandersetzung mit den Hintergründen der Schmerzentstehung, zumal dann,
wenn kein organisches Substrat zu finden ist. Patienten sehen dann auch
keinen Anlaß, an ihren Belastungen, Einstellungen und Lebensweisen etwas
zu ändern. Die Probleme werden unter den Teppich gekehrt, Gefahrensignale
werden medikamentös bekämpft und zugedeckt, statt sie ernst zu nehmen und
ihren Ursachen auf den Grund zu gehen. Die möglicherweise zugrundeliegenden körperlichen, seelischen oder sozialen Bedrohungen können daher weiter
wirken.

## Gesellschaftliche Billigung

Klagt jemand über Schmerzen, empfiehlt man ihm, doch "schnell mal" eine
Tablette zu nehmen. Die Rechtfertigung eines Medikamenten-Mißbrauchs fällt
dem Betroffenen daher auch viel leichter als z.B. die des Alkohol-Miß-
brauchs:
   "Medikamente nehmen ist ganz normal. Das tun alle. Ich ruiniere mich
nicht mit Alkohol, sondern ich tue etwas für meine Gesundheit. Tabletten
sind 'Heilmittel'. Die hat mir der Arzt selbst verschrieben. Um ihn nicht
extra zu belästigen, kaufe ich sie mir selbst und entlaste dadurch die
Krankenkasse. Es ist doch vernünftig zu schlafen, keine Schmerzen oder

Angst zu haben, entspannt und ruhig zu sein, immer fit zu sein, mal abschalten zu können."

Ärzte verschreiben Medikamente, vor allem Psychopharmaka und Schmerzmittel, leider viel zu häufig. Teilweise geschieht dieses aus Unkenntnis alternativer, nichtmedikamentöser Behandlungsverfahren, teilweise, um die Erwartung der Patienten nicht zu enttäuschen, die oft mit ganz konkreten Präparate- und Dosierungswünschen in die Sprechstunde (oder nur zur Sprechstundenhilfe?) kommen.

So nimmt es nicht wunder, daß etwa 75% der Arzneimittel-Abhängigkeiten durch ärztliche Verordnungen eingeleitet werden. Die Tatsache, daß viele Kombinations-Präparate zur Schmerzbehandlung ohne ärztliche Verschreibungen verkauft werden dürfen und auch in nicht wissenschaftlichen Medien für sie geworben werden darf, hat ebenfalls zum Ansteigen des Schmerzmittel-Mißbrauchs beigetragen.

Gut 25% des gesamten rezeptfreien Verkaufs in Apotheken entfällt auf solche Präparate. Rund 35% des Umsatzes mit Schmerzmitteln geht nicht auf eine ärztliche Verordnung zurück.

### Die Therapie des Medikamenteninduzierten Kopfschmerzes

Ist es aus den oben genannten Gründen zu einem manifesten Arzneimittel-Mißbrauch gekommen und hat sich in der Folge ein therapieresistenter Dauerkopfschmerz eingestellt, so ist der therapeutische Weg zwingend vorgegeben: Er liegt einzig und allein in einem konsequenten Entzug des mißbrauchten Arzneimittels!

Aus eigenen Untersuchungen (n=421) wissen wir, daß etwa nur 3-4% der von Analgetika enthaltenden Ergotamin-Mischpräparaten abhängigen Patienten diesen Entzug zu Hause schaffen. Trotz guter Motivation, Einbeziehung von Angehörigen und behandelnden Ärzten ist dieser Anteil nicht zu vergrößern.

Selbst unter Einschaltung einer 2-3 wöchigen stationären Entgiftungsphase liegt bei mangelnder psychologischer Nachbetreuung die Rezidivquote nach einem Jahr bei nahezu 100%.

Zu ähnlichen Ergebnissen gelangen auch Hackenthal u. Wörz [6]. Aufgrund dieser Erfahrungen haben wir ein Entzugsprogramm für arzneimittelabhängige Patienten entwickelt, das sich in 4 Stufen gliedert:
1. Ärztliche Untersuchung, Diagnose-Stellung und Aufklärung des Patienten über die Zusammenhänge zwischen Arzneimittel-Mißbrauch und Beschwerdebild.
2. Motivation des Patienten zum Entzug.
3. Stationäre Entgiftung.
4. Psychotherapeutische Weiterbetreuung mit dem Ziel einer dauerhaften "Nicht-Abhängigkeit".

**1. Stufe:** Untersuchung, Diagnose-Stellung und Aufklärung des Patienten

Bei jahrelangem Medikamentenkonsum sind die Angaben des Patienten nur bedingt verwertbar. So sind ursächliche Situation oder Beginn einer ursächlichen Erkrankung oft nur unzureichend genau eruierbar. Erinnerungslücken sind als direkte Nebenwirkung der chronischen Medikamenteneinnahme festzustellen, und es ist eine unbewußte oder bewußte Bagatellisierung des Mißbrauchs zu verzeichnen. Körperliche Allgemeinuntersuchung, neurologischer Status, Durchführung von apparativen und blutchemischen Untersuchungen neben der Sichtung und Berücksichtigung von Vorbefunden aus dem Krankheitsverlauf dienen der Feststellung einer dem Mißbrauch zugrundeliegenden Erkrankung: eine kausale Therapie ist erforderlich.

Sind die derzeitigen Symptome des Patienten jedoch eindeutig auf den Arzneimittel-Abusus allein zurückzuführen, wird der Patient vom betreuenden Arzt über die Zusammenhänge von Arzneimittel-Mißbrauch und Entstehung von Kopfschmerzen aufgeklärt.


## 2. Stufe: Motivation zum Entzug

Im Rahmen eines von uns [3] für den Medikamentenentzug entwickelten psychologischen Begleitprogrammes wird der Patient über den vorgesehenen Verlauf der Entgiftung informiert. In einem ausführlichen Einzelgespräch lernt er den betreuenden Psychologen kennen. Er kann sich vor Ort ein genaues Bild von den Dingen machen, die während der Entgiftungsphase auf ihn zukommen und wie es nach der Entgiftung weitergeht. Hierdurch wird ihm eine eigenverantwortliche Entscheidung ermöglicht, ob und in welcher Form (stationär oder ambulant) er sich einer Entgiftung unterziehen will.

Nach ausführlicher psychologischer Anamneseerhebung nach DSM III und psychologischer Differentialdiagnostik wird der Patient einem umfassenden Testprogramm unterzogen. Hierbei werden Daten gewonnen, die für die Patienten-Auswahl und Entzugsgruppen-Zusammenstellung zugrunde gelegt werden.

Die aus ökonomischen Gründen straff organisierte stationäre Entgiftung (sh. Stufe 3) bezieht ihren Erfolg im wesentlichen aus 2 Momenten: einer hohen Erfolgsmotivation seitens des Patienten und des ärztlichen bzw. psychologischen Betreuers und aus der stützenden Rolle einer voll funktionsfähigen Gruppe mit gezielter Aufgabenstellung.

Um diese Erfolgsgaranten nicht zu gefährden, ist es wichtig, im Vorfeld gravierende Persönlichkeits-Störungen zu diagnostizieren und ggf. den Patienten an geeignete Institutionen zu verweisen. Ebenfalls ist es wichtig, Polytoxikomanien rechtzeitig zu erkennen und den Patienten an dafür geeignete Entzugseinrichtungen heranzuführen.

Unter Zugrundelegung der im Testverfahren gewonnenen Daten wird vom Psychologen (auch Gruppenleiter) aus dem Patienten-Pool eine Gruppe zusammengestellt, die in ihrem psychodynamischen Verhalten einen günstigen Entzugsverlauf voraussehen läßt.

Kurz vor der stationären Entgiftung trifft sich die Gruppe zur Absprache der Gruppeninhalte und -aufgaben (Forum zur Gesprächsführung, Zusammenhalt, Solidarisierung miteinander und mit dem betreuenden Personal). Diese Gruppenaufgaben werden in Form von Rollenspielen eingeübt.

### 3. Stufe: Stationäre Entgiftung

Nach Beobachtungen von Hackenthal und Wörz [6] sowie eigenen Erfahrungen (n=43) kann es bei abruptem Absetzen von Mischpräparaten zur Migräne-Kupierung zu einer Vielzahl von Entzugserscheinungen kommen, die als Grund dafür anzusehen sind, daß nur 4 von 100 Patienten diese "Entgiftungsphase" zu Hause ohne ärztliche Hilfe durchstehen.

So machen psychomotorische Unruhe, Schlaflosigkeit, Tremor der Finger, vermehrtes Schwitzen, cardiale Sensationen, hypotone Kreislaufkrisen, Übelkeit, Erbrechen, Schwindel u.ä. ärztliches Eingreifen in der Mehrzahl der Fälle erforderlich.

Aus diesem Grunde und aus der Erkenntnis, daß die Rezidivrate bei häuslichem Einzelentzug ungleich größer ist als der Entzug in der solidarischen Gruppe, raten wir primär immer zu einer stationären Entgiftung.

Hier steht geschultes Personal zur Verfügung, ärztliche Hilfe ist jederzeit gewährleistet und die Gruppe durchlebt in einem Mehrbettzimmer (4-5 Patienten) gemeinsam diese Entgiftungsphase. Da die Entzugssymptomatik bei den einzelnen Gruppenmitgliedern meist zeitlich versetzt auftritt, werden Toleranz, Solidarität, Verständnis, gegenseitige Hilfe und Unterstützung geübt und die Gruppenmitglieder für die Zeit der Weiterbetreuung enger zusammengeführt.

### 4. Stufe: Psychotherapeutische-Ärztliche Weiterbetreuung

Nach überstandener Entgiftungsphase werden die Patienten in der Gruppe noch für 1 Jahr gemeinsam vom Psychotherapeuten und vom behandelnden Arzt betreut. Zunächst wird das Durchlebte aufgearbeitet. Die Patienten werden gründlich auf eine neue, medikamentenfreie Zeit und die damit eventuell auf sie zukommenden Probleme vorbereitet.

So lernen sie, sich bei erneutem Auftreten von Schmerzen (Migräneanfällen) richtig zu verhalten: Sie lernen den Umgang mit ihrer individuellen Anfalls-Medikation und werden auf die Medikamente aufmerksam gemacht, die sie in Zukunft (auch bei Verordnung zur Behandlung anderer Erkrankungen) unbedingt vermeiden müssen. Der Gruppenkonsens wird im Hinblick auf eine eigenverantwortliche Verselbständigung als Selbsthilfegruppe gefestigt. Im weiteren Verlauf findet ein allgemeiner Erfahrungsaustausch statt, Rückfallproblematiken werden besprochen, eventuell inzwischen durchgemachte Migräneanfälle und deren Bewältigung berichtet und das Notfall-Verhalten (Notarzt, Hausarzt) erörtert.

Im weiteren Verlauf werden die Patienten über medikamentenfreie Alternativen zur Schmerzbewältigung informiert, Bewältigungsstrategien für den Einzelfall in der Gruppe gemeinsam erarbeitet und Entspannungstechniken (autogenes Training, progressive Muskelentspannung) angeboten. Die Gruppe trifft sich in immer größer werdenden Abständen, wobei sich der Gruppenleiter zunehmend zurückhält und so die Gruppe behutsam in die Eigenständigkeit als Selbsthilfe-Gruppe überführt. Während dieser Zeit der Nachsorge stehen dem Patienten die ärztliche Sprechstunde des Schmerztherapeuten und die psychologische Sprechstunde des betreuenden Psychologen einzeln oder für die ganze Gruppe zur Verfügung.

Nach Angaben der Patienten und nach Kontrolle von Spontan-Urinen auf Analgetika, Psychopharmaka und Barbiturate zeigte sich, daß die Patienten auch noch nach einem Jahr frei von diesen Substanzen waren. Bei diesen offensichtlich guten Ergebnissen soll nicht verschwiegen werden, daß 6 von 43 Patienten bereits im Laufe des 1. Jahres Ergotamintartrat in Verbindung mit Coffein so häufig und in teilweise so hoher Dosierung einnahmen, daß diese als rückfällige Patienten angesehen werden mußten. Aus technischen Gründen war es uns leider nicht möglich, Harnuntersuchungen auf Ergot-Alkaloide durchzuführen.

Zusammenfassend läßt sich sagen, daß der von uns beschrittene Weg einer multifaktoriellen Vorgehensweise bei der Behandlung eines Arzneimittel-Mißbrauchs speziell in Fällen eines medikamenteninduzierten Kopfschmerzes auf dem Boden einer Migräne erfolgversprechend erscheint.

Neben der ärztlichen Untersuchung, einer klaren Diagnose und der Möglichkeit einer stationären Entgiftung scheint eine psychotherapeutische Langzeitbetreuung der medikamentenabhängigen Patienten, wenn möglich in der Gruppe, ein entscheidender Faktor für den Erfolg einer solchen Therapie zu sein.

## LITERATUR

1. Barolin GS (1969) Migräne. Das angiocephale Attackensyndrom. Diagnostik, Ätiologie, Therapie. Facultas, Wien
2. Brewis M, Poskanzer DC, Rolland C, Millter H (1966) Neurological disease in an English city. Acta Neurol Scand (Suppl) 24:42
3. Fabian R (1985) Psychologisches Begleitprogramm zum Medikamentenentzug der Deutschen Schmerzhilfe e.V. Vortrag III. Internationales Symposium über Schmerzdiagnostik u. Schmerztherapie, Bremen
4. Friedmann AP (1975) Migraine: an overview. In: Pearce J (ed) Modern topics in migraine. Heinemann, London p 159-167
5. Haag G (1985) Psychologische Aspekte der Migräne. Vortrag Kopfschmerz- und Gesichtsschmerz-Symposium, Deutsche Schmerzhilfe e.V., Hamburg
6. Hackenthal E, Wörz R (1985) Medikamentöse Schmerzbehandlung in der Praxis. Fischer, Stuttgart
7. Heyck H (1982) Der Kopfschmerz. Thieme, Stuttgart New York 5. Aufl
8. Lucas RN (1977) Migraine in twins. J Psychosom Res 21:147
9. Mutschler E (1981) Arzneimittelwirkungen. Wissensch Verlagsgesellsch., Stuttgart 4. Aufl
10. Soyka D (1984) Kopfschmerz. Ed Medizin, Basel
11. Wörz R (1984) persönliche Mitteilung

# Sympathikusblockaden bei chronischen Schmerzen

J. Hildebrandt

Das sympathische Nervensystem spielt in der Pathophysiologie vieler mit Schmerzen verbundener Krankheiten eine wichtige Rolle. Störungen im Bereich dieses Systems können bei allen Krankheitsbildern auftreten, die mit einer Schädigung peripherer oder zentraler Nervenstrukturen einhergehen. Als Ursache kommt ebenso ein einfaches Trauma in Frage, wie die Verletzung größerer Nerven bzw. Destruktion zentraler Strukturen, z.B. bei einem apoplektischen Insult.

Die **Causalgie** mit typisch brennenden Dauerschmerzen nach einer partiellen Nervenläsion einerseits und die **sympathische Reflex- oder Algodystrophie** im Gefolge einer banalen Verletzung (z.B. eine Radiusfraktur oder Knöchelverstauchung) andererseits sind vermutlich nur unterschiedliche Facetten desselben Krankheitsbildes: Zum einen handelt es sich um die Schädigung großer Nervenstämme, zum anderen sind feinste Nervenendigungen betroffen.

Das nachfolgende klinische Bild ist bemerkenswert einheitlich: Im Verlauf der Krankheit können neben brennenden, nichtsegmental begrenzten Schmerzen sudomotorische und trophische Störungen auftreten, die zumeist nicht spontan heilen.

## NEUROPHYSIOLOGISCHE GRUNDLAGEN SYMPATHISCHER REFLEXDYSTROPHIEN

Obwohl in jüngster Zeit durch tierexperimentelle und klinische Untersuchungen zahlreiche neurobiologische Daten im Zusammenhang mit Veränderungen des Nervensystems nach Verletzungen bzw. Gewebstraumen gewonnen werden konnten, bleiben die pathophysiologischen Zusammenhänge in ihrer Komplexität letztendlich noch unklar, so daß wir zunächst weiterhin auf eine Hypothesenbildung angewiesen sind.

Die **Hypothesen** lauten folgendermaßen:
1. Läsionen in der Peripherie (insbesondere im Bereich peripherer Nerven) haben eine Dysfunktion des ZNS auf spinaler Ebene zur Folge. Es wurde nachgewiesen, daß Verletzungen afferenter Neurone zu spontanen Entladungen im Bereich der Axone mit erhöhter Mechano- und Chemosensibilität führen [3,6,27]. Zur Schmerzhemmung im Rückenmark sind intakte myelinisierte Afferenzen notwendig. Wall und Devor [25] sowie Lisney [15,16] fanden, daß diese inhibitorische Wirkung bei Nervenverletzungen erheblich gestört ist.

176

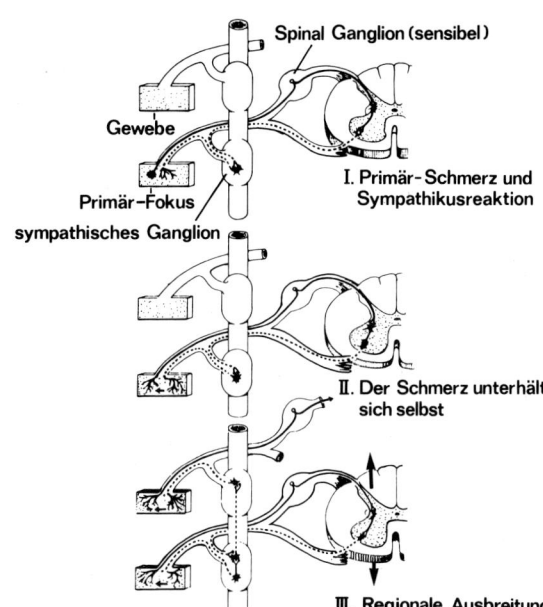

Spinal Ganglion (sensibel)

Gewebe

Primär-Fokus

sympathisches Ganglion

I. Primär-Schmerz und
Sympathikusreaktion

II. Der Schmerz unterhält
sich selbst

III. Regionale Ausbreitung

**Abb.1.** Schematische Darstellung der Sympathischen Reflexdystrophie

2. Die Veränderungen im Rückenmark beeinflussen den Tonus efferenter Sympathikusfasern im Sinne vermehrter Aktivität, und infolgedessen kommt es zu abnormer Durchblutung und Schweißsekretion in der Peripherie (Abb.1).
   Diese Hypothese wird durch Experimente von Blumberg und Jänig [1] unterstützt, die Reflexveränderungen in postganglionären Vasokonstriktorneuronen nach chronischen Nervenverletzungen bei Katzen untersuchten.

3. Es kommt zur Verbindung zwischen postganglionären sympathischen Efferenzen und afferenten Nervenfasern. Diese Verbindung könnte **ephaptisch** sein, d.h. im Sinne einer artifiziellen Synapsenverbindung, oder **chemisch** im Sinne einer vermehrten Ausschüttung des sympathischen Neurotransmitters Noradrenalin, der die sensibilisierten Nozizeptoren der afferenten Nervenfasern direkt erregt oder diese durch lokale Ischämie im gleichen Sinne beeinflußt.
   Gegen die erste Theorie spricht das **rasche Auftreten** von Schmerzen kurz nach dem Trauma, wenn eine Synapsenbildung noch nicht erfolgt sein kann [7,23],ferner die Tatsache, daß Sympathikusblockaden ebenso im **Gesicht** wie an Extremitäten wirksam sind, im Gesicht jedoch Sympathikusfasern die Gefäße und nicht Nerven begleiten, sowie die Wirksamkeit von regional i.v. appliziertem **Guanethidin** im Bereich einer Extremität ohne Verbindung zum übrigen Kreislauf bei sympathischer Reflexdystrophie [12], gleichgültig ob die Läsion peripher, zentral oder im Bereich innerer Organe lokalisiert ist.

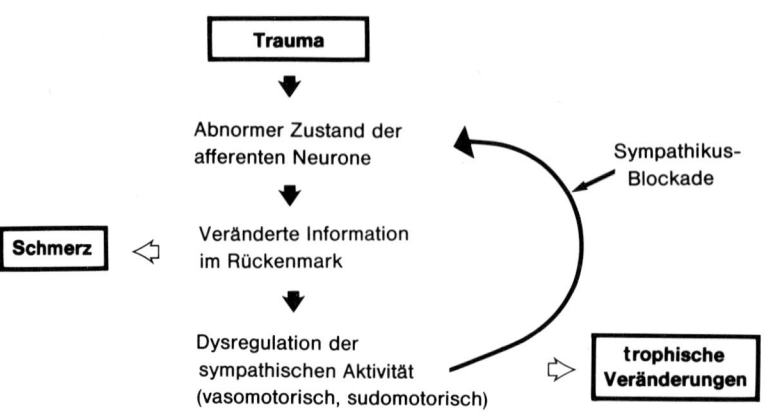

**Abb.2.** Schematische Darstellung der Entstehung einer sympathischen Reflexdystrophie (nach [14])

Für die zweite Theorie sprechen sowohl Untersuchungen von Devor unnd
Jänig [5,7], die nachwiesen, daß Katecholamine nach Sympathikusstimula-
tion eine Depolarisation im Bereich der Nervenverletzungen auslösen,
als auch die Wirkungsweise regional applizierten Guanethidins, das am
Rezeptor die Freisetzung von Noradrenalin verhindert.

Viele klinische Phänomene lassen sich durch diese Hypothesen jedoch nicht
erklären (Abb.2):
a) Weshalb tritt ein brennender Schmerz häufig schon Stunden nach einer
   Verletzung auf?
b) Wieso kann eine Algodystrophie auch bei viszeralen Erkrankungen (z.B.
   nach einem Herzinfarkt) entstehen?
c) Warum wird der Schmerz schon bei leichter Berührung der Haut ausgelöst?
d) Weshalb entwickeln nur wenige Patienten nach einer Nervenverletzung
   oder noch seltener nach einem anderen Trauma eine Reflexdystrophie?

Zur Beantwortung dieser Fragen ist eine **neue Hypothese** notwendig:
Auslösende Ursache der brennenden Schmerzen bei Algodystrophien scheinen
taktile Reize im Bereich von Mechanorezeptoren der Haut zu sein. Obwohl
normalerweise sympathische Efferenzen Haut- und Muskelrezeptoren nicht beeinflussen [14], kann es sein, daß unter pathologischen Bedingungen die
Empfindlichkeit dieser Mechanorezeptoren durch eine erhöhte Aktivität des
efferenten sympathischen Systems verändert wird [10,20].
   Die Empfindlichkeit dieser langsam adaptierenden Mechanorezeptoren wird
im wesentlichen durch eine erhöhte Aktivität des efferenten sympathischen
Systems beeinflußt [10,20]. Durch die folgende Aktivierung der Afferenzen
(via Beta-Fasern) kommt es auf spinaler Ebene zu einer Aktivität des Nozi-
zeptorensystems (ausgelöst durch sog. WDR - Wide Dynamic Range - Neurone

im Hinterhorn) [22]. Die notwendige Sensibilisierung der WDR-Neurone erfolgt durch eine Reaktion der C-Nozizeptoren während oder nach einem Trauma.

Diese Theorie erklärt auch das Entstehen einer Algodystrophie ohne zugrundeliegende Nervenverletzung.

Das relativ seltene Auftreten einer Reflexdystrophie nach Traumen läßt sich möglicherweise durch **genetische Variationen** hinsichtlich der spontanen Erregbarkeit sensibler Spinalganglien bzw. eine unterschiedliche Disposition zu Streßverhalten erklären [26,30].

Vermutlich werden häufiger chronische Schmerzen durch erhöhten Sympathikotonus aufrechterhalten, als wir gegenwärtig annehmen. Sympathikusblockaden und Allodynie (Entstehung von Schmerzen bei sonst nicht schmerzhafter Berührung der Haut) spielen diagnostisch eine größere Rolle als das Vorhandensein vaso- und sudomotorischer Störungen [18]. Sympathische Reflexdystrophien bzw. Causalgien können durch eine Serie von Sympathikusblockaden in der Regel erfolgreich behandelt werden, falls die Therapie frühzeitig, d. h. vor Entstehung irreversibler trophischer Störungen einsetzt. Im lumbalen Bereich ist auch eine permanente Blockade mittels Neurolytika (Phenol oder Alkohol) möglich, wenn die Beschwerden trotz einer vorübergehenden Ausschaltung nicht abklingen. Der Erfolg hängt ebenso wie bei der Behandlung des Phantomschmerzes von einer möglichst raschen Durchführung kurz nach dem Trauma ab.


## PERIPHERE DURCHBLUTUNGSSTÖRUNGEN

Periphere Durchblutungsstörungen können als zweitwichtigste Krankheitsgruppe durch Sympathikusblockaden ebenfalls gut beeinflußt werden.

In der Regel kommt hier eine lumbale Sympathikusausschaltung in Frage. Diese Blockaden haben in erster Linie eine **vasomotorische Wirkung**, wobei im Normalfall eine Dilatation der Venen und Arterien eine Erhöhung der Kapillardurchblutung zur Folge hat, falls der Perfusionsdruck nicht abfällt (Abb.3).

Die **Durchblutungssteigerung** bezieht sich vorwiegend auf die **Haut**, während die Durchblutung der Muskulatur unbeeinflußt bleibt. Insofern sind eigentlich nur Störungen der Hautdurchblutung (bei arterieller Erkrankung oder Vasospasmus), verbunden mit Ruheschmerzen, eine Indikation zur Sympathikolyse, nicht jedoch die mangelhafte Durchblutung der Muskulatur (Claudicatio intermittens) [9]. Bei einer Gefäßerkrankung ist jedoch der Erfolg einer Sympathikusblockade bzw. Sympathektomie nicht sicher vorhersagbar. Manchmal kann es sogar zu einer Umkehr des Effekts kommen [8]. Falls eine Sympathikolyse bei einer Claudicatio in Erwägung gezogen wird, sollte in jedem Falle ein prognostischer Test entweder unter Sympathikusblockade mit Leitungsanaesthesie oder, besser noch - wegen der längeren Wirkungszeit -, mit regional appliziertem Guanethidin erfolgen.

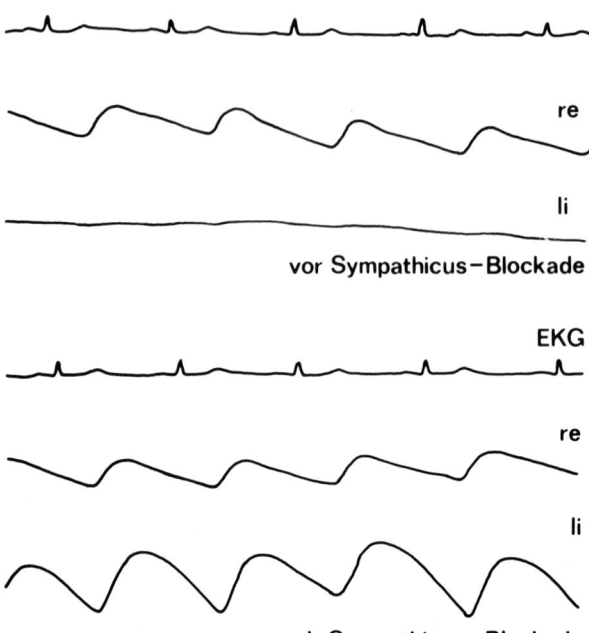

**Abb.3.** Volumenpuls der Großzehen vor und nach lumbaler Sympathikus-Blockade links bei Akrozyanose

Die **Ergebnisse** operativer oder chemischer Sympathektomien können jedoch ebenso bei Ruheschmerzen unbefriedigend sein (Tab.1). Ein günstiges prognostisches Kriterium ist nach Untersuchungen von Yao und Bergan [32] ein Druckindex (Art. tib. post./Art. brach.) von > 0,35, während Walker und Johnstone [28] den systolischen Druck in der Art. tib. post. (> 60 Torr), das Fehlen einer (diabetischen) Polyneuropathie und einer schwereren ischämischen Schädigung in Form einer Vorfußgangrän als Erfolgskriterien verwendeten.

Unter diesen Bedingungen kann eine chemische Sympathektomie im lumbalen Bereich vielen Patienten mit arterieller Gefäßerkrankung helfen, falls aus technischen Gründen oder wegen des schlechten Allgemeinzustands eine prothetische Versorgung nicht in Frage kommt. Die Ergebnisse sind mit denen chirurgischer Sympathektomien vergleichbar [29]. Die Dauer der Sympathikolyse beträgt in beiden Fällen etwa 6-9 Monate. Eine neurolytische Blockade kann nach Ablauf dieser Zeit wiederholt werden.

Zervikothorakale neurolytische Blockaden sind bei vaskulären Erkrankungen der Arme problematisch, da die sympathischen Ganglien in Höhe Th 2 und Th 3 in unmittelbarer Nähe der somatischen Nerven liegen (Tab.2-4). Komplikationen, wie eine Neuritis bzw. die kontrollierte Ausbreitung des Neurolytikums mit Auftreten einer **Hornerschen Trias,** können bei einer perkutanen Sympathikusausschaltung mit Radiofrequenz vermieden werden [31].

Tabelle 1. Ergebnisse neurolytischer Sympathikusblockaden bei peripherer Durchblutungs-
störung. Angabe in Prozent: Schmerzfreiheit oder -reduktion. Anzahl der untersuchten Patienten in Klammern

| | Cousins [4] | Walker [28] | Hughes-Davies [13] | Reid [21] | Lloyd [17] | Fyfe [9] |
|---|---|---|---|---|---|---|
| Ruheschmerz | 80% (386) | 65% (72) | 69% (97) | 77% (189) | 80% (194) | |
| Ruheschmerz und Gangrän | 55% (50) | 55% | | | 55% (40) | |
| Ruheschmerz und Diabetes | | | 50% (40) | | | |
| Claudicatio intermittens | | | | | 30-40% (223) | kein Unterschied zu Plazebo |

Tabelle 2. Indikationen für lumbale Sympathikusblockaden

1. Durchblutungsstörungen
   AVK
   Ruheschmerz                        + + +
   Gangrän                            + +
   Claudicatio int.                   +
   nach gefäßchirurgischem Eingriff
   Art. Embolie

2. Schmerz
   posttraumatisches Syndrom, Causalgie
   Sympathische Reflexdystrophie (M. Sudeck)
   Nierenkolik
   Herpes Zoster
   Phantom-Schmerz (frühes Stadium)
   urogenitaler Schmerz

3. Verschiedenes
   Lymphödem
   Sklerodermie
   Akrozyanose
   Erythromelalgie
   Hyperhydrose
   Erfrierungen

**Tabelle 3.** Ergebnisse neurolytischer Sympathikusblockaden
(nach [17])

| Diagnose | Anzahl | Beschwerdefreiheit u. weitgeh. Besserung |
|---|---|---|
| Ruheschmerz | 194 | 80% |
| Gangrän d. unt. Extr. | 40 | 50% |
| M. Raynaud | 16 | 20% |
| Reflexdystr.(M.Sudeck) | 42 | 45% |
| Phantom-Schmerz (früh) | 19 | 60% |

**Tabelle 4.** Komplikationen von lumbalen Sympathikusblockaden

Punktionen großer Gefäße oder des Nierenbeckens
Intraspinale Injektion
Genitofemoralis-Neuralgie (10-20%)
Schädigung somatischer Nerven (selten)
Perforation einer Bandscheibe
Ureterstriktur nach Injektion von Phenol oder Alkohol

## MALIGNE TUMOREN DES OBERBAUCHS

Maligne Tumoren des Oberbauchs - in der Regel Pankreaskarzinome - sind die dritte Krankheitsgruppe, bei der durch Ausschaltung des sympathischen Nervensystems anhaltende Schmerzfreiheit oder -reduktion erreicht werden kann. Die erheblichen Schmerzen bei diesen Tumoren können durch neurolytische Blockade des Plexus coeliacus in 80-90% beseitigt werden, sofern sie noch nicht somatische Strukturen (Bauchwand, Retroperitoneum) erreicht haben. In Ausnahmefällen ist eine Plexus-coeliacus-Blockade auch bei chronischer Pankreatitis indiziert.

Die Ganglia coeliaca sind halbmondförmig rechts und links der Aorta caudal der Art. coeliaca in Höhe des ersten LWK angeordnet. Die gesamte Schmerzwahrnehmung aus dem Pankreasbereich (aber auch den anderen Oberbauchorganen) führt über afferente Fasern zu diesen Ganglien und von dort über die Nervi splanchnici zum Rückenmark. Chronische Pankreatitiden und insbesondere Pankreaskarzinome verursachen erhebliche Schmerzen, die oft auch durch Narkotika nicht beherrscht werden können. Nach Untersuchungen von Lowe und Palmer [19] hatten mehr als 90% der Patienten mit Pankreaskarzinomen starke Dauerschmerzen.

Die einseitige perkutane Blockade von rechts bei linker Seiten- oder in Bauchlage mit großen Volumina (40 ml) ist in der Regel ausreichend, um eine genügende Infiltration des Plexus und damit Schmerzfreiheit zu erreichen [11].

Nicht so gut sind die Erfolge lumbaler Sympathikolysen zur Schmerzausschaltung bei Tumoren im Beckenbereich. Diese müssen in der Regel beidseitig durchgeführt werden.

## ANATOMIE DES SYMPATHISCHEN NERVENSYSTEMS UND BLOCKADETECHNIKEN

Periphere **efferente** sympathische Nervenfasern entspringen in den intermediolateralen Säulen des Rückenmarks, verlassen den Spinalkanal mit den Vorderwurzeln von Th 1 bis L 2, verlaufen dann als Rami communicantes albi zu den sympathischen Ganglien auf der ventralen (HWS) bzw. lateralen (BWS) und ventrolateralen Seite (LWS) der Wirbelkörper, um schließlich postganglionär periphere Nerven oder Gefäße zu begleiten.

Das sympathische Nervensystem besteht jedoch ebenso aus **afferenten** Nervenfasern, die viszerale Schmerzen aus Kopf-, Hals- und Armbereich (via zervikothorakale Ganglien), Eingeweiden des Abdomens (via Ganglia coeliaca) und Becken bzw. Beinen (via lumbale Ganglien) zum ZNS leiten. Dieses afferente System ist streng vom efferenten zu **unterscheiden.** Seine Zellkörper liegen in den sensiblen Ganglien der Hinterwurzeln, die Afferenzen durchqueren nur die Sympathikuskette, ziehen durch die Rami communicantes albi und erreichen das Rückenmark zum größeren Teil über die Hinterwurzel und zum kleineren Teil über die Vorderwurzel. Neben den inneren Organen des Brust-, Bauchraums und Beckens versorgen diese Nerven das Peritoneum, die großen Gefäße, Fett, Lymphknoten, Nerven usw.

Das efferente, die Durchblutung und Schweißsekretion regulierende System, ist nur im Bereich der BWS segmental angeordnet (Abb.4). Oberhalb und unterhalb kann durch eine Unterbrechung bei Th 1/C 7 die sympathische Versorgung des **Kopfes,** bei L 1/L 2 die der **Beine** unterbrochen werden. Das afferente schmerzleitende System ist dagegen mehr segmental angeordnet [2, 24], so daß eine Ausschaltung segmental erfolgen muß (eine Ausnahme bildet die Plexus-coeliacus-Blockade). Vermutlich innervieren sympathische Afferenzen auch Strukturen des Retroperitoneums und der Wirbelsäule (z.B. Bandscheiben, Bänder) [2,14]. Von diesen Strukturen kann ein tiefer somatischer Schmerz ausgehen.

Dies wurde klinisch von Sluijter [24] durch die Behandlung von chronischen mechanischen Rückenschmerzen durch perkutane segmentale Sympathikusblockade mittels Radiofrequenz bestätigt.

Neben Ganglion-stellatum-, Plexus-coeliacus- und lumbaler Sympathikusblockade kann im Bereich von Extremitäten das efferente sympathische System durch regional appliziertes Guanethidin blockiert werden (Tab.5). Guanethidin verdrängt den sympathischen Transmitter Noradrenalin aus den Vesikeln der sympathischen Nervenendigungen und verhindert eine Wiederauf-

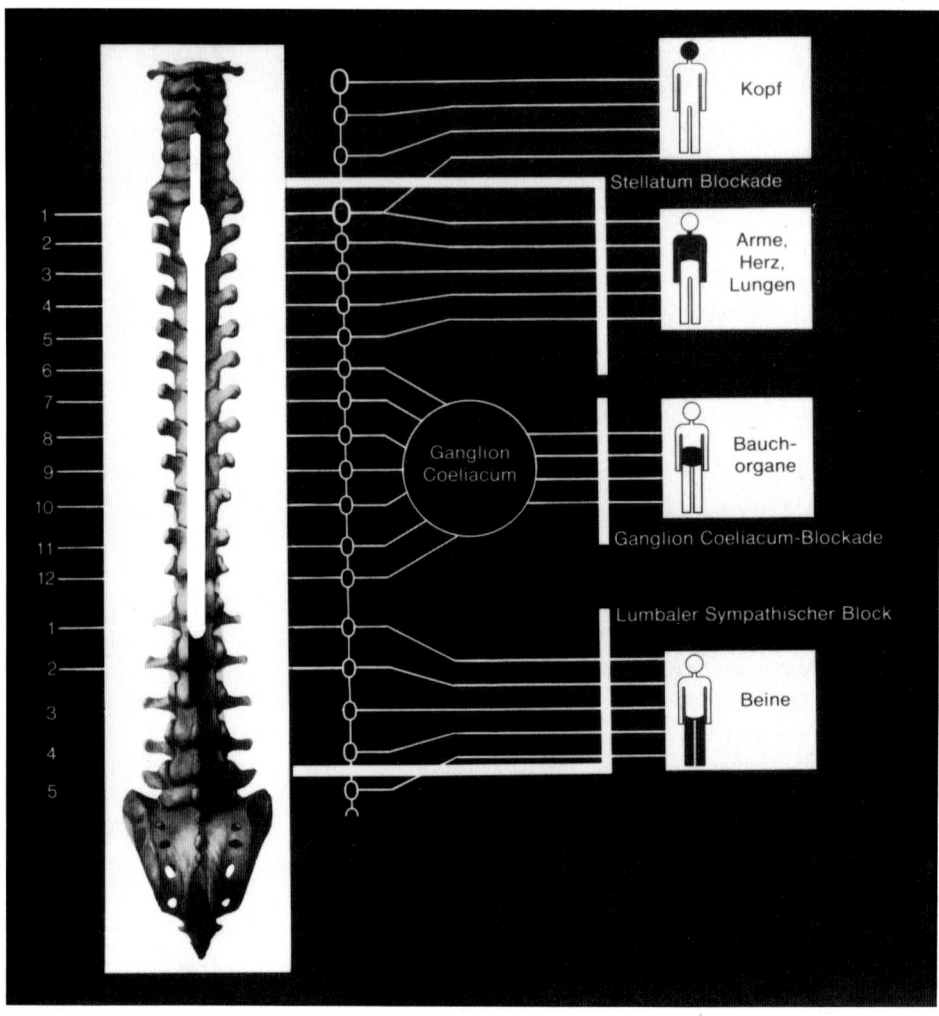

**Abb.4.** Schematische Darstellung der Blockade des sympathischen Nerven-systems

nahme dieser Substanz. Diese Blockade ist technisch einfach durchführbar, sehr wirkungsvoll und von langer Wirkungsdauer [12].

Die Beteiligung des sympathischen Nervensystems an Krankheiten, die mit Schmerzen einhergehen, ist in vielen Aspekten noch ungeklärt. Sie ist je-doch sicher bedeutender, als wir zur Zeit vermuten und hat wegen der Mög-lichkeit einer therapeutischen Einflußnahme durch Sympathikusblockaden große klinische Relevanz.

184

**Tabelle 5.** Vier Möglichkeiten der Sympathikusblockade

| Lokalisation der Blockade | Schmerzursache |
|---|---|
| Ganglion-stellatum-Blockade: | Kopf, Arm, Herz, Lunge |
| Plexus-coeliacus-Blockade: | Magen, Dünndarm, Dickdarm Pankreas, Leber, Milz, Nieren |
| Lumbale Sympathikusblockade: | Beine, Rektum, Blase, Ureter, Prostata |
| Intravenöse, regionale Sympathikusblockade | Arme, Beine, ZNS |

**Literatur**

1. Blumberg H, Jänig WC (1983) Changes of reflexes in vasoconstrictor neurons supplying the cat hindlimb following chronic nerve lesions: a model for studying mechanisms of reflex sympathetic dystrophy? J Auton Nerv Syst 7:399
2. Bogduk N (1983) The innervation of the lumbar spine. Spine 8:286
3. Calvin WH, Devor M, Howe J (1982) Can neuralgias arise from minor demyelinisation? Spontaneous firing, mechanosensitivity and after-discharge from conducting axons. Exp Neurol 75:755
4. Cousins MJ, Reeve TS, Glynn CJ, Walsh JA, Cherry DA (1979) Neurolytic lumbar Sympathetic blockade: Duration of denervation and relief of rest pain. Anaesth Intens Care 7:121
5. Devor M (1983) Nerve pathophysiology and mechanisms of pain in causalgia. J Auton Nerv Syst 7:371
6. Devor M, Bernstein JJC (1982) Abnormal impulse generation in neuromas: electrophysiology and ultrastructure. In: Ochoa J, Culp B (eds) Abnormal nerves and muscles as impulse generators. Oxford University Press, Oxford New York p 363
7. Devor M, Jänig WC (1981) Activation of myelinated afferents ending in a neuroma by stimulation of the sympathetic supply in the rat. Neurosci Lett 24:43
8. Froysaker T (1973) Lumbar sympathectomy in impending gangrene and foot ulcer. Scand J Clin Lab Invest 31 (Suppl 128):71
9. Fyfe T, Quinn RO (1975) Phenol sympathectomy in the treatment of intermittent claudication: a controlled clinical trial. Br J Surg 62:68

10. Hallin RG, Wiesenfeld-Hallin Z (1983) Does sympathetic activity modify afferent inflow at the receptor level in man? J Auton Nerv Syst 7:391

11. Hankemeier U, Hildebrandt J (1986) Schmerztherapie. In: Hollender LF, Peiper HJ (Hrsg) Chirurgie des Pankreas. Springer, Berlin Heidelberg New York Tokyo

12. Hannington-Kiff J (1974) Intravenous regional sympathetic block with guanethidine. Lancet i:1019

13. Hughes-Davies DI, Redman LR (1976) Chemical lumbar sympathectomy. Anaesthesia 31:1068

14. Jänig W, Kollmann W (1984) The involvement of the sympathetic nervous system in pain. Arzneim Forsch Drug Res 34:1066

15. Lisney SJ (1983) The cat lumbar spinal cord somatotopic map is unchanged after peripheral nerve crush and regeneration. Brain Res 271:166

16. Lisney SJ (1983) Changes in the somatotopic organisation of the cat lumbar spinal cord following peripheral nerve transsection and regeneration. Brain Res 259:31

17. Lloyd JW (unpublizierte Daten)

18. Loh L, Nathan PW (1978) Painful peripheral states and sympathetic blocks. J Neurosurg Psychiatry 41:664

19. Lowe WC, Palmer ED (1967) Carcinoma of the pancreas: an analysis of 100 patients. Am J Gastroenterol 47:412

20. Procacci P, Francini F, Zoppi M, Meresca M (1975) Cutaneous pain threshold changes after sympathetic block in reflex dystrophies. Pain 1:167

21. Reid W, Watt JK, Gray TG (1970) Phenol injection of the sympathetic chain. Br J Surg 57:45

22. Roberts WJ, Levitt GR (1982) Histochemical evidence for sympathetic innervation of hair receptor afferents in cat skin. J Comp Neurol 10:204

23. Seltzer Z, Devor M (1979) Ephaptic transmission in chronically damaged peripheral nerves. Neurology 29:1061

24. Sluijter ME (1983) Radiofrequency procedures in the treatment of chronic back and neck pain. In: Rizzi R, Visentin M (eds) Pain therapy. Elsevier, Biomedical Press, Amsterdam

25. Wall PD, Devor M (1981) The effect of peripheral nerve injury on dorsal root potentials and on transmission of afferent signals into spinal cord. Brain Res 209:95

26. Wall PD, Devor M (1983) Sensory afferent impulses originate from dorsal root ganglia as well as from the periphery in normal and nerve injured rats. Pain 17:321

27. Wall PD, Gutnick M (1974) Ongoing activity in peripheral nerves: the physiology and pharmacology of impulses originating from a neuroma. Exp Neurol 45:576

28. Walker PM, Johnstone KW (1980) Predicting the success of a sympathectomy. A prospective study using discriminant function and multiple regression analysis. Surgery 87:216

29. Walsh JA, Christopher J, Glynn MJ, Cousins SJ, Basedow RW (1984) Blood flow, sympathetic activity and pain relief following lumbar sympathetic blockade or surgical sympathectomy. Anaesth Intens Care 13:18
30. Wiesenfeld-Hallin Z, Hallin RG (1983) Possible role of sympathetic activity induced by lesions of the sciatic nerve. J Auton Nerv Syst 7: 385
31. Wilkinson AH (1984) Percutaneous radiofrequency upper thoracic sympathectomy: a new technique. Neurosurgery 15:811
32. Yao IST, Bergan JJ (1973) Predictability of vascular reactivity relative to sympathetic ablation. Arch Surg 107:676

# Schmerzforschung und schmerztherapeutische Versorgung in der Bundesrepublik Deutschland: Defizite und Zukunftsperspektiven

M. Zimmermann, Hanne Seemann

## 1. EINFÜHRUNG: SCHMERZ, EIN HUMANITÄRES UND VOLKSWIRTSCHAFTLICHES PROBLEM

Für viele kranke Menschen ist der chronische oder häufig wiederkehrende Schmerz die primäre Quelle für Leiden: Anfälle von Migräne oder Trigeminusneuralgie, Dauerschmerzen bei Karzinomen, Phantomschmerzen bei Amputierten, Querschnittsgelähmten oder Unfallpatienten mit Ausriß der Rückenmarkswurzeln - ihr Lebensvollzug ist durch die schweren Schmerzen erheblich eingechränkt, ihr Denken, ihre Ängste sind ganz auf den Schmerz zentriert. Die Suizidhäufigkeit ist unter diesen Patienten besonders hoch. Diese und andere Schmerzsyndrome gehören zu den weitgehend ungelösten Problemen der Medizin, sie werden als "therapieresistente" Schmerzen bezeichnet - Ausdruck der Ratlosigkeit!

Neben diesen schwer leidenden Patienten gibt es ein großes Heer von Menschen, die gelegentlich von Schmerzen heimgesucht werden, den sogenannten banalen Schmerzen; sie werden meist ohne ärztliche Hilfe behandelt (z.B. durch Selbstmedikation). Davon betroffen ist mindestens etwa die Hälfte der Bevölkerung von Industriestaaten, in der Bundesrepublik also ca. 30 Millionen Menschen. Man kann ausrechnen, daß bei uns allein durch die schmerzbedingten Arbeitsausfälle volkswirtschaftliche Einbußen in Höhe von etwa 30 Milliarden DM pro Jahr entstehen!

Was können wir tun, um den kranken Mitbürgern besser zu helfen? Die Erfordernisse für Handeln liegen auf folgenden Gebieten:
- Intensivere Schmerzforschung, um das Wissen über Schmerzursachen und Schmerzbehandlung zu erweitern
- Verbesserung der Schmerzbehandlungsmethoden und deren Anwendung
- Aufbau eines Netzes von schmerztherapeutischen Einrichtungen, die die wohnortnahe Versorgung vor allem von Problempatienten gewährleisten.

## 2. SCHMERZFORSCHUNG, WELTWEIT EIN NEUES GEBIET

Das Schmerzproblem war lange Zeit ein Stiefkind der biomedizinischen Forschung. Etwa ab 1965 hat die Schmerzforschung eine stürmische Entwicklung genommen. Mechanismen der Schmerzentstehung, Systeme der Schmerzhemmung im Zentralnervensystem, Entdeckung der körpereigenen Opioide - das sind einige aufsehenerregende Ergebnisse dieses jungen Forschungsgebietes in den letzten zehn Jahren gewesen [2].

Die Schmerzforschung hat, zusammengefaßt, folgende Ziele:
- Die Grundlagenforschung soll die Mechanismen der Entstehung von akuten und chronischen Schmerzen aufklären
- Sie soll wissenschaftlich begründete Ansätze zur Verbesserung der Schmerztherapie liefern
- Die klinische Forschung soll das Wissen um die Pathogenese vor allem der chronischen Schmerzen verbessern
- Die Therapieforschung hat zum Ziel, die Wirksamkeit von Schmerzbehandlungsmethoden an Patienten nachzuprüfen
- Die psychologische Forschung soll die Bedeutung seelischer Komponenten beim Schmerz und bei der Schmerzbehandlung aufklären.


## 3. INHALTE UND BEWERTUNG DER GRUNDLAGENFORSCHUNG IN DER BUNDESREPUBLIK DEUTSCHLAND

Die Forschung bedient sich vor allem der Methoden der Neurophysiologie, Pharmakologie, Biochemie, Verhaltensforschung, Psychophysik und Psychologie, die Untersuchungen werden überwiegend an Tieren, jedoch auch an menschlichen Versuchspersonen, durchgeführt (Übersichten bei [2,3,15]). Folgende Inhalte werden z.B. bearbeitet:
- Nozizeptoren zur Meldung von Schmerzinformationen
- Körpereigene Schmerzstoffe, Entzündungsmechanismen, peripher angreifende Analgetika
- Mechanismen von neuropathischen Schmerzen, Rolle des axonalen Transports
- Schmerzentstehung bei der Regeneration von Nerven
- Schmerzen durch funktionelle Störungen des Bewegungssystems oder des sympathischen Nervensystems
- Verarbeitung von Schmerzinformationen im Zentralnervensystem als Grundlage für Schmerzwahrnehmung und schmerzbezogenes Verhalten
- Schmerzen, die durch pathophysiologische Vorgänge im Zentralnervensystem entstehen (z.B. Deafferentierungsschmerz)
- Zentralnervöse Hemmung durch periphere oder zentrale Stimulation
- Zentralnervös wirkende Analgetika und endogene Opioide
- Evozierte Hirnpotentiale als Indikatoren der Schmerzwahrnehmung.

Die Grundlagenforschung in der Bundesrepublik ist auf fast allen der genannten Gebiete tätig. Es gibt derzeit etwa 14 Forschergruppen, die jedoch durchweg klein sind. Was vor allem fehlt, ist Methodenvielfalt. Viele Probleme werden nämlich erst durch den kooperativen Einsatz verschiedener Methoden lösbar. So lassen sich z.B. Fragen über die Verbreitung und Funktion der endogenen Opioide und Opiatrezeptoren nur befriedigend lösen, wenn mit physiologischen (z.B. neurophysiologische Registrierung), biochemischen (z.B. Radioimmunoassay), pharmakologischen (z.B. Anwendung von Opiatantagonisten) und morphologischen (z.B. Immunhistochemie) Methoden zusammenwirkend gearbeitet wird. Die Forschungsförderung sollte deshalb vermehrt auf die interdisziplinäre Arbeit bei der Schmerzforschung abheben.

Der überwiegende Teil der Publikationen aus der Grundlagenforschung über Schmerz in der Bundesrepublik erscheint in englischer Sprache in international angesehenen und verbreiteten wissenschaftlichen Zeitschriften. Fast alle deutschen Grundlagenforscher haben 1978 bis 1983 in diesen Journalen mehrere Arbeiten veröffentlicht, die Qualität der Forschung kann daher global, nach internationalen Kriterien, als hoch bezeichnet werden.

Zur Ermittlung eines Indikators für die Quantität der Grundlagenforschung haben wir die Veröffentlichungen in der Zeitschrift PAIN zusammengestellt (Tab.1). Mit einem Anteil von 6,9% haben wir hier Rang 5. Zum Vergleich sind die Werte aus dem Gebiet der Neurowissenschaften aufgeführt (Tab.1, rechte Seite): sie sind praktisch gleich.

Um in bisher vernachlässigten Gebieten der Grundlagenforschung Fortschritte zu erreichen, müßten z.B. folgende methodische Ansätze und Forschungsinhalte vermehrt gefördert werden:
- Grundlagenforschung an Versuchspersonen und an Patienten
- Tierexperimentelle Modelle für klinische Schmerzsyndrome
- Mechanismen des viszeralen Schmerzes
- Beteiligung des sympathischen und des motorischen Nervensystems beim Schmerz
- Axonaler Transport und Schmerz

**Tabelle 1.** Zahl der Veröffentlichungen aus der Grundlagenforschung über Schmerz in PAIN (1975-1984), im Vergleich mit internationalen Zeitschriften für neurobiologische Grundlagenforschung (NEURO) (aus [16])

| Land | PAIN | | NEURO | |
| | Rang | Anteil | Anteil | Rang |
| --- | --- | --- | --- | --- |
| USA | 1 | 37,2% | 37,4% | 1 |
| Großbritannien | 2 | 13,3% | 9,7% | 2 |
| Frankreich | 3 | 8,5% | 7,7% | 4 |
| Skandinavien | 4 | 8,0% | 4,5% | 7 |
| **Bundesrep. D** | **5** | **6,9%** | **6,2%** | **5** |
| Kanada | 6 | 6,4% | 5,1% | 6 |
| Japan | 7 | 5,3% | 9,3% | 3 |
| Italien | 8 | 3,7% | 2,9% | 9 |
| Australien | 9 | 3,2% | 3,5% | 8 |
| Israel | 10 | 3,2% | 1,2% | 10 |

- Plastizität im Zentralnervensystem als Faktor der Schmerzentstehung
- Molekularbiologische Transduktionsprozesse physikalischer und chemischer Einflüsse an Nozizeptoren.


## 4. ANWENDUNGSORIENTIERTE UND KLINISCHE FORSCHUNG ÜBER SCHMERZ


Die klinische Forschung bezieht sich auf die wissenschaftliche Arbeit am Patienten. Inhaltlich kann z.B. folgende Einteilung getroffen werden:
- Ätiologie und Pathogenese von Schmerzen
- Wirksamkeit von Schmerztherapie
- Wirksamkeitsvergleich verschiedener Therapien bei einem Schmerzsyndrom (Indikationsforschung)
- Diagnostik und Differentialdiagnostik von Schmerzen
- Schmerzmessung und -dokumentation
- Epidemiologie der Korrelationen von Schmerzsyndromen mit anderen Faktoren.

Der größte Teil der derzeitigen klinischen Forschung befaßt sich mit der Wirksamkeitsprüfung von Schmerztherapie, darunter überwiegen die Untersuchungen der Analgetikawirkungen. An 2. Stelle steht die Forschung über die Mechanismen der Schmerzentstehung. Die anderen Forschungsgebiete werden weltweit kaum bearbeitet.


### Forschung über Schmerzursachen

Hier geht es darum, grundlegende Erkenntnisse über die Mechanismen akuter und chronischer Schmerzen zu erhalten. Die Forschung am Patienten ist weitgehend unersetzlich, da für die meisten Syndrome chronischer Schmerzen keine tierexperimentellen Modelle existieren. Der über das Projekt informierte Patient ist zur Mitarbeit meistens hoch motiviert. Nachfolgend einige Beispiele.

Die **Mikroneurographie**, also die elektrophysiologische Registrierung von einzelnen Nervenfasern mit perkutan eingeführten Mikroelektroden, kann z.B. Aufschluß geben über die Beteiligung des sympathischen Nervensystems an Schmerzsyndromen oder die Eigenschaften regenerierender Nervenfasern. Bei **Schmerzen des Bewegungsapparates** können tonometrisch oder myographisch abnormale Muskelspannungen oder goniometrisch die Einschränkung der Gelenkbeweglichkeit im Zusammenhang mit den Schmerzen gemessen werden. Die quantitative Messung von motorischen Reflexen könnte Aufschlüsse über schmerzverstärkende Mechanismen geben.

Die experimentelle **Auslösung von Schmerzattacken** bei der Trigeminusneuralgie mit quantitativ definierten mechanischen Reizen in der Triggerzone führte zu Erkenntnissen über den Zeitverlauf der Schmerzauslösbarkeit, die eine zentralnervöse Schmerzursache vermuten lassen [9].

Moderne Methoden der **Durchblutungsmessung**, einschließlich der Thermographie, können eingesetzt werden zur Erforschung funktioneller vaskulärer

Abnormitäten. Dies ist ein wichtiger Zugang zum Verständnis z.B. von Migräne, Ischämieschmerzen und algodystrophen Syndromen.

Die **neuropathologische** Untersuchung der peripheren Nerven bei Patienten mit gut dokumentierten Schmerzsyndromen kann Zusammenhänge aufzeigen zwischen neuropathischen Schmerzen und morphologischen sowie histochemischen Veränderungen der Nerven, z.B. in der Umgebung eines Tumors.

### Therapieforschung

Bei der Bestimmung der Wirksamkeit einer Schmerztherapie ist die Erfassung der Schmerzen entscheidend,z.B. die subjektive Intensitätsangabe auf einer visuellen Analogskala. Ein wichtiger Störfaktor ist die Wechselwirkung zwischen Therapeut und Patient: So kann z.B. die Erwartung der Wirksamkeit einer Therapie unkontrolliert vom Therapeuten auf den Patienten übertragen werden. Um dies zu vermeiden, müssen solche Untersuchungen als Doppelblindstudien angelegt werden.

### Forschung zur Schmerzdiagnostik

Ziel ist, Schmerzen nach Herkunft und Art zu klassifizieren. Dazu werden objektivierbare Indikatoren benötigt, die Folge oder Ursache der Schmerzen sein können, z.B.:
- Hautareale mit veränderter Durchblutung
- Eingeschränkte Gelenkbeweglichkeit
- Veränderte motorische oder sympathische Reflexe
- Biochemische Veränderungen im Blut, als Indikatoren für die Aktivität von z.B. schmerzhemmenden Neurotransmittern
- Persönlichkeitseigenschaften des Patienten.

Viele dieser diagnostischen Maße geben auch Auskunft über die pathogenetischen Mechanismen eines Schmerzsyndroms, die Diagnostikforschung überlappt z.T. mit der Ursachenforschung.

Die verbesserte Abgrenzung von Schmerzsyndromen durch Erforschung von kennzeichnenden Merkmalen kann zu einer besseren interdisziplinären Kommunikation über Schmerzsyndrome führen und so die Schmerztherapie verbessern.

### Forschung über akute Schmerzen

Hier ist es vor allem der postoperative Schmerz, der, sozusagen als medizinisch notwendiges Experiment, die Bearbeitung vieler Fragen unter standardisierten Bedingungen ermöglicht, z.B.
- Methoden der Schmerzmessung
- Wirksamkeit schmerztherapeutischer Maßnahmen, als neue und elegante Methode sei hier die "On-demand-Analgesie" genannt
- Psychologische Untersuchungen z.B. über Einstellung gegenüber Schmerzen und Schmerzbewältigung.

### Epidemiologische Forschung zum Schmerz

Dadurch könnten Zusammenhänge z.B. mit folgenden Faktoren aufgedeckt werden:

192

- Häufigkeit und Schwere von Schmerzen bei bestimmten Erkrankungen
- Zusammenhänge zwischen Schmerzen und Lebensgewohnheiten
- Klimatische Einflüsse
- Häufigkeit von Schmerzen (z.B. des Bewegungsapparates) in Abhängigkeit von der sozialen Herkunft oder der Berufstätigkeit.

Aus solchen Untersuchungen können u.a. auch Folgerungen für die Prävention von Schmerzen gezogen werden - ein weltweit unterentwickeltes Gebiet!


## 5. BEWERTUNG DER KLINISCHEN SCHMERZFORSCHUNG IN DER BUNDESREPUBLIK

Die klinische Schmerzforschung ist bei uns als wenig entwickeltes Gebiet zu betrachten. Dies trifft sowohl im Vergleich zu unserer Grundlagenforschung über Schmerz, als auch im Vergleich zur klinischen Schmerzforschung in anderen Ländern zu. Das internationale Bild leidet darunter, daß die Publikationen überwiegend deutschsprachig sind, im Gegensatz zur Grundlagenforschung, die fast ausschließlich englischsprachig publiziert wird.

Bei einer Literaturauswertung von ca. 1.200 englischsprachigen Veröffentlichungen über Schmerz war der Anteil der klinischen Schmerzforschung aus der Bundesrepublik nur 0,9%! Für die Situation ist die Aufschlüsselung der Veröffentlichungen in der Zeitschrift PAIN typisch (Tab.2): Auf Institutionen der Bundesrepublik entfielen nur 1,7% der klinischen Publikationen, wir sind damit auf Position 9. Unser Anteil bei der Grundlagenforschung (2. Spalte, sh. auch Tab.1) ist mit 6,9% wesentlich höher.


**Tabelle 2.** Anteile der Publikationen in PAIN (1975-1984) nach Herkunftsländern. Rangfolge nach Häufigkeit der Beiträge aus der klinischen Forschung (aus [16])

| Rang | Herkunft | Klin. Forsch. n=174 | Grundl. Forsch. n=188 | Psycho. Forsch. n=152 | Alle Arb. n=527 |
|------|----------|---------------------|------------------------|------------------------|-----------------|
| 1 | USA | 41,4% | 37,2% | 62,5% | 46,7% |
| 2 | Skandinavien | 15,5% | 8,0% | 4,6% | 9,3% |
| 3 | Großbritannien | 14,4% | 13,3% | 10,5% | 13,1% |
| 4 | Kanada | 7,5% | 6,4% | 16,4% | 9,5% |
| 5 | Australien | 4,6% | 3,2% | 3,9% | 3,8% |
| 6 | Italien | 4,6% | 3,7% | 0 | 2,8% |
| 7 | Frankreich | 3,4% | 8,5% | 0 | 4,2% |
| 8 | Japan | 2,3% | 5,3% | 0,7% | 2,8% |
| **9** | **Bundesrep.D.** | **1,7%** | **6,9%** | **0,7%** | **3,4%** |
| 10 | Israel | 1,1% | 3,2% | 0 | 1,5% |
| | Übrige | 3,4% | 4,3% | 0,7% | 2,8% |

Ein Grund für diese geringe internationale Repräsentanz liegt sicherlich darin, daß es im klinischen Bereich noch wenig üblich ist, Arbeiten in englischer Sprache zu verfassen. Für eine gute Forschung ist es heute jedoch unabdingbar, durch Verwendung der englischen Sprache an die internationale Wissenschaft angebunden zu sein und so auch am wissenschaftlichen Austausch teilzunehmen.

Ein völlig konträres Bild bietet die klinische Schmerzforschung in Schweden, der enorm hohe Anteil an englischsprachigen Publikationen bedingt den vorderen Platz in der quantitativen Rangliste (Tab.2). Durch eine forschungsfreundliche Struktur der Kliniken und durch eine institutionalisierte Verzahnung mit der Grundlagenforschung gehört die klinische Forschung in Schweden zu den produktivsten im internationalen Vergleich.

Über die Qualität der klinischen Forschung kann hier nichts ausgesagt werden, dazu wäre eine Begutachtung durch Experten notwendig. Bei der Begutachtung von Manuskripten für wissenschaftliche Zeitschriften oder von Forschungsprojekten wird jedoch häufig die Meinung geäußert, daß viele klinische Projekte im Hinblick auf Planung und Durchführung kein hohes Niveau hätten, nicht nur hier bei uns!

Ein Hauptgrund für den geringen Umfang der klinischen Schmerzforschung in der Bundesrepublik dürfte sein, daß die Aufgaben der Krankenversorgung in den Kliniken dominierend sind: Die baulichen, personellen und etatmäßigen Gegebenheiten berücksichtigen nicht ausreichend den Auftrag zur wissenschaftlichen Forschung, den zumindest die Universitätskliniken haben. Die meisten wissenschaftlichen Arbeiten aus Kliniken werden von jüngeren Mitarbeitern geleistet, die die Habilitation anstreben. Es ist eine auffällige Erscheinung, daß in vielen Fällen das wissenschaftliche Engagement eines Klinikers rapide zurückgeht, sobald er die Habilitation erreicht hat. Diesen Mangel könnte man mit folgenden Maßnahmen beheben:
- Einrichtung von Abteilungen für Schmerzforschung an einigen ausgewählten Kliniken, mit Personal, Räumlichkeiten, Geräten und Sachmitteln separat von den Einrichtungen der Krankenversorgung
- Förderung der Kooperation von Grundlagenforschern und Klinikern bei wissenschaftlichen Untersuchungen am Patienten
- Einrichtung eines Schmerzforschungszentrums, an dem multidisziplinär Grundlagenforschung, sowie klinische und psychologische Forschung betrieben wird, jedoch ohne Beeinflussung durch den Druck zur Wirtschaftlichkeit, dem ein Krankenhaus unterliegt.

Viele Beispiele weltweit zeigen, daß klinische Forschung immer dann zum Tragen gekommen ist, und zur Bildung von langjährig wirkenden Schulen geführt hat, wenn unabhängig und zusätzlich zu den Einrichtungen der Krankenversorgung die personellen und strukturellen Rahmenbedingungen für die klinische Forschung geschaffen wurden.

# 6. PSYCHOLOGISCHE SCHMERZFORSCHUNG

Die Schmerzpsychologie geht heute davon aus, daß Schmerz mehrere Dimensionen hat: Die sensorische, die affektive, die kognitiv-evaluative. Die psychologische Schmerzforschung befaßt sich aber nicht nur mit der Beschreibung der Erlebnisdimensionen des Schmerzes, sondern auch mit psychoreaktiven und therapeutischen Fragestellungen. Summarisch kann man 3 Problemkreise definieren:

- Messung bzw. Psychodiagnostik des Schmerzerlebnisses (multidimensional) [14]
- Psychische Mechanismen der Schmerzchronifizierung, z.B. durch die Frustration häufiger, erfolgloser Therapieversuche, oder durch soziale Krankheitsgewinne [1], sowie
- Schmerztherapie mit psychologischen Methoden, z.B. Verhaltenstherapie, sowohl mit operanten als auch mit kognitiven Ansätzen,körperorientierte psychotherapeutische Verfahren, soziotherapeutische Programme [7].

Prävention und Behandlung chronischer Schmerzen sind ein zunehmend erfolgreiches Gebiet der psychologischen Forschung, unabhängig davon, ob die Schmerzzustände primär eine physiologisch-organische oder eher eine psychologische Ursache haben.

Ein großer Teil der psychologischen Schmerzforschung ist mit experimentell erzeugten Schmerzen an gesunden Probanden durchgeführt worden. Die dabei entwickelten diagnostischen und therapeutischen Vorstellungen werden nun auch an Patienten überprüft. Leider sind die Möglichkeiten dazu in der Bundesrepublik eher gering, da das Fach Psychologie keinen institutionalisierten Zugang zu Patienten hat. Auch hier erscheint es notwendig, durch eine gezielte Förderung die Kooperation zwischen Klinikern und Psychologen zu provozieren.

Im internationalen Vergleich ist die bundesdeutsche psychologische Schmerzforschung nur schwach vertreten: Eine Literaturrecherche (1979-1983) ergab, daß unter 145 Übersichtsartikeln zum Thema Schmerz aus psychologischer Perspektive nur eine einzige Veröffentlichung aus der Bundesrepublik enthalten war. Ein ähnliches Bild zeigen die Veröffentlichungen in PAIN (Tab.2): Nur eine von 152 Arbeiten (0,7%) zur psychologischen und psychotherapeutischen Schmerzforschung stammt aus der Bundesrepublik. Beim 4. Weltkongreß über Schmerz (Seattle 1984) waren drei von 114 Vortragsanmeldungen über Schmerzpsychologie aus unserem Land.

Ein Hauptgrund für den geringen Umfang unserer psychologischen Schmerzforschung ist die Tatsache, daß Schmerz in der Ausbildung des Psychologen nicht vertreten ist. Eine interdisziplinäre Lehreinheit, abgestimmt auf den Bedarf sowohl des Psychologie- als auch des Medizinstudiums, könnte hier Abhilfe schaffen.

# 7. FÖRDERUNG DER SCHMERZFORSCHUNG IN DER BUNDESREPUBLIK

Die Grundlagenforschung wurde bisher überwiegend aus Mitteln der Deutschen Forschungsgemeinschaft (DFG) im Normalverfahren gefördert, die klinische Forschung überwiegend aus Mitteln des Kliniketats oder Drittmitteln der Industrie. Seit 1985 besteht das Schwerpunktprogramm "Nociception und Schmerz" der DFG, durch das Projekte der Grundlagenforschung, der psychologischen Forschung und der klinischen Forschung im Verbund gefördert werden. Das Schwerpunktprogramm wurde für 5 Jahre bewilligt, üblicherweise besteht Aussicht auf eine Verlängerung um weitere 5 Jahre. Damit besteht bei uns zum erstenmal langfristig ein konzentriertes Förderungsprogramm zur Thematik Schmerz, das auch die Verpflichtung zum regelmäßigen Informationsaustausch der geförderten Wissenschaftler enthält.

Das Bundesministerium für Forschung und Technologie (BMFT) läßt zur Zeit über den Stand der Schmerzforschung und die schmerztherapeutische Versorgungslage recherchieren [16]. Es ist wahrscheinlich, daß im Rahmen dieser Bestandsaufnahme dem BMFT ein Forschungsprojekt über Schmerz vorgeschlagen wird, das vor allem anwendungsorientierte Forschungsinhalte fördern soll, die im Schwerpunktprogramm der DFG nicht enthalten sind.

# 8. HÄUFIGKEITEN CHRONISCHER SCHMERZEN - INFORMATIONSDEFIZITE

Geschätzte Häufigkeiten von Schmerzen divergieren erheblich, wohl abhängig von den vorgegebenen Kriterien - d.h. davon, ob nur schwere Dauerschmerzen oder auch gelegentliche schwere oder sogar leichte Schmerzen miterfaßt werden.

Für **Krebserkrankungen** liegen differenzierte Morbiditäts- und Mortalitätsstatistiken vor, es gibt jedoch keine verläßlichen Angaben über Häufigkeit und Intensität des Schmerzes in Abhängigkeit von Art und Stadium der Krebserkrankung. So sollen zwischen 55% und 85% der Krebskranken in einem fortgeschrittenen Tumorstadium an Schmerzen leiden [13].

Für **chronische Rückenschmerzen** fehlen ebenfalls epidemiologische Studien. In einer Statistik der AOK aus dem Jahre 1981 finden sich 700.000 Fälle mit schmerzhaften Wirbelkörpersyndromen, hinter denen sich häufig Kreuzschmerzen verbergen. Sie führen zu einem Arbeitsausfall von ca. 13 Millionen Arbeitstagen pro Jahr.

Bei vielen Erkrankungen, die unter die Rubrik **Rheuma** eingeordnet werden, sind Schmerzen ein vorherrschendes Symptom. Nach Schattenkirchner (Vortrag bei der MEDICA 1984) sind rund 5% der Bevölkerung davon so extensiv betroffen, daß ihre Lebensqualität stark beeinträchtigt ist.

**Kopfschmerzen** können nach Heyck [5] als das verbreitetste Leiden in modernen Zivilisationsstaaten gelten, mit einer Häufigkeit von 4-8% in der Bevölkerung. In einer anderen Quelle wird die Einjahresprävalenz von Kopfschmerzen mit 68% angegeben [11]. Bei den Männern gaben 23% und bei den

Frauen 44% an, während des letzten Jahres mindestens einmal monatlich an Kopfschmerzen gelitten zu haben.

Die häufig genannte globale Zahl von 3 Millionen chronischer Schmerzpatienten in der Bundesrepublik kann als realistisch angenommen werden, sie ergibt sich aus verschiedenen Berechnungsansätzen. Wir haben in einer Umfrage 1984 unter niedergelassenen Ärzten festgestellt, daß bei den praktischen Ärzten, Internisten und Neurologen 10-12% des Patientenguts chronisch Schmerzkranke sind, bei den Orthopäden 31%. Eine US-Studie [10] berichtet, daß 13% des Gesamtpatientengutes bei Internisten chronische Schmerzpatienten seien. Eine dänische Studie [in 12] sagt aus, daß 22% der ambulanten Patienten eines Gesundheitszentrums eine Schmerzbehandlung benötigen, differenziert aber nicht zwischen akuten und chronischen Schmerzen; 4% des gesamten Patientengutes sind Großverbraucher an Therapieangeboten, die Hälfte davon problematische Schmerzpatienten. Das finnische Gesundheitsministerium [12] gibt an, daß 2% des Patientengutes bei Allgemeinärzten als problematische Schmerzkranke anzusehen sind, die bereits therapieresistente Schmerzen haben.

Ausgehend von insgesamt etwa 25 Millionen Patienten pro Jahr bei Allgemeinärzten in der Bundesrepublik kommen wir mit diesem Prozentanteil auf ca. 3 Millionen chronische Schmerzpatienten, darunter ca. 375.000 bis 500.000 solche mit problematischen Schmerzzuständen (Tab.3). Diese Zahl entspricht auch jenen 10-11% aller chronischen Schmerzpatienten, die laut unserer Umfrage (1984) die praktischen Ärzte, Internisten und Neurologen gerne an schmerztherapeutische Spezialeinrichtungen weiterüberweisen möchten.

Als problematische Schmerzpatienten werden überwiegend solche angesehen, die eine lange "Patientenkarriere" durchlaufen haben und deren Schmerzen stark psychisch überlagert sind. Beispiele für Syndrome, unter denen solche Problemfälle besonders häufig sind, zeigt Tab.4.

**Tabelle 3.** Patienten mit chronischem Schmerz in der Bundesrepublik Deutschland, aus Umfragen **geschätzte** Anzahlen pro Jahr

| Patienten gesamt | Patienten mit chronischen Schmerzen | Patienten mit problematischen Schmerzen |
|---|---|---|
| 25 Millionen | 3 Millionen | 375.000 |
| 100% | 12% | 1,5% |
| Allgemeinarzt | Allgemeinarzt Facharzt | Schmerztherapie-Einrichtung |

**Tabelle 4.** Problempatienten mit chronischen oder
chronisch rezidivierenden Schmerzen
--------------------------------------------------------
Beispiele für Syndrome, unter denen solche
Problemfälle besonders häufig sind:
.................................................
- Algodystrophie
- Migräne
- Phantomschmerzen
- Trigeminusneuralgie
- Rückenschmerzen

Charakteristische Merkmale:
- Langer Verlauf (Jahre)
- Vielfache erfolglose Therapieversuche
- Wandernder Patient, "Patientenkarriere"
- Ausgeprägte psychische Überlagerung
--------------------------------------------------------


Aus der Kartei einer Praxis mit Schwerpunkt Schmerztherapie ergab sich,
daß die Patienten (910 männliche, 1549 weibliche, Durchschnittsalter 65
Jahre) bei Überweisung bereits durchschnittlich 7,3 Jahre wegen ihrer
Schmerzen in Behandlung waren. Es gibt also offenbar eine Gruppe von
schwer Schmerzkranken, bei denen der Chronifizierungsprozeß so weit fort-
geschritten ist, daß sie auf längere Sicht eine multidisziplinäre Betreuung brauchen. Gemessen am Patientengut des Allgemeinarztes handelt es sich
jedoch um eine relativ kleine Gruppe von etwa 1,5% aller Patienten.

Um welche Schmerzsyndrome es sich dabei handelt, welche Therapieversuche bei diesen Syndromen bereits unternommen und eventuell fehlgeschlagen
sind, welche Personen mit welchen Lebensumständen zu diesem Personenkreis
der problematischen Schmerzpatienten gehören und welche Faktoren zur Chronifizierung und Therapieresistenz geführt haben, wissen wir nicht.

Die Analgetikaverbrauchszahlen demonstrieren den Umfang der medikamentösen Therapie von Schmerzen. Aus den Basisdaten des Gesundheitswesens
1983-84 des Bundesverbandes der Pharmazeutischen Industrie kann man entnehmen, daß der Umsatz im Jahr 1982 für Analgetika 373,5 Millionen DM be-
tragen hat. Nach dem Ergebnis des Mikrozensus haben im April 1980 9,5% der
Wohnbevölkerung regelmäßig und 13,5% gelegentlich Arzneimittel gegen
Schmerzen oder Schlafstörungen eingenommen. Mit zunehmendem Alter steigt
sowohl bei Männern als auch bei Frauen der Medikamentenkonsum.

Nach der BRIGITTE-Studie 1981 haben innerhalb eines Monats 51,9% der
befragten Frauen rezeptfreie Analgetika gegen Schmerzen eingenommen.

Wir benötigen Statistiken, die Daten über Auftretenshäufigkeit, Dauer
und Intensität von Schmerzen enthalten,dazu vermutete oder diagnostizierte
Ursachen, schmerzbedingte Einschränkung der Arbeitsfähigkeit und fehlge-

198

schlagene oder gelungene therapeutische Maßnahmen. Solche Statistiken müssen der Bedarfsplanung in Forschung, Lehre und therapeutischer Versorgung bei chronischen Schmerzen zugrundegelegt werden.


# 9. SCHMERZTHERAPIE

Die weltweit intensive Befassung mit der Schmerzproblematik hat zu einer Bereicherung der Verfahren zur Schmerztherapie geführt (einführende Übersicht sh. [15]). Bis vor etwa 20 Jahren waren die medikamentöse Therapie [4] und die physikalische Therapie dominierend. Viele Methoden sind neu hinzugekommen, z.B.
- Periphere und zentrale Stimulationsmethoden
- Therapeutische Nervenblockaden
- Sympathikusblockaden
- Spinale Opiatanalgesie
- Psychopharmaka zur Schmerztherapie
- Psychologische Schmerztherapie.
Andere sind dabei, aus dem Außenseiterstatus heraus salonfähig zu werden, z.B.
- Neuraltherapie
- Akupunktur.


Mit der Verfügbarkeit einer erweiterten Palette von schmerztherapeutischen Methoden wurde aber zunächst die Situation für die Patienten nicht merklich verbessert: Viele dieser Methoden werden nämlich vom Arzt nicht oder nicht richtig angewandt, bzw. können nicht angewandt werden wegen mangelndem Know-how. Der Allgemeinarzt ist wahrscheinlich sowieso überfordert, alle diagnostischen und therapeutischen Möglichkeiten hinsichtlich Schmerz kompetent zu erlernen und auszuüben. Hier zeigt sich ein Trend zum Spezialisten, zum niedergelassenen Schmerztherapeuten, der sich auf die Diagnostik und Therapie vor allem der problematischen chronischen Schmerzzustände konzentriert.

Auch bei althergebrachten Verfahren, wie z.B. der medikamentösen Therapie, verhindert häufig Informationsmangel den optimalen Einsatz. So ist auch unter Ärzten nicht genügend bekannt, welche Medikamente für welche Schmerzsymptome indiziert sind. Eine intensive Kampagne, die besonders zur Verbesserung der Schmerztherapie bei Karzinompatienten in Gang gekommen ist, hat mittlerweile Früchte getragen. Folgende Grundsätze der Analgetikaanwendung bei chronischen Schmerzpatienten sind dabei, ärztliches Allgemeingut zu werden:
- Schmerzmittel in regelmäßigen Zeitabständen geben, nicht erst bei Bedarf; so kann man dem Entstehen von Abhängigkeit und dem ständigen Wiederkehren von Schmerzen vorbeugen

- Die ausreichende analgetische Dosis für jeden Patienten individuell bestimmen; häufig ist im Laufe einer Behandlung eine Dosisreduktion möglich
- Analgetika möglichst in oraler Form darreichen; der Patient gerät nicht in pflegerische Abhängigkeit, Risiken der Atemdepression und Abhängigkeitsentstehung werden dadurch gering gehalten
- Auch peripher angreifende Analgetika (sogenannte schwache Analgetika) können zur Therapie von starken Schmerzen eingesetzt werden, z.B. bei Knochenmetastasen.

## 10. SCHMERZTHERAPEUTISCHE VERSORGUNGSEINRICHTUNGEN: AUFGABEN, ORGANISATIONSFORMEN

Diagnostik und Therapie problematischer chronischer Schmerzen sollten von einer spezialisierten schmerztherapeutischen Einrichtung organisiert werden, die am besten mit einer Ärztegruppe verschiedener Fachvertreter multidisziplinär koordiniert arbeiten sollte. Hierfür haben sich unterschiedliche Organisationsformen entwickelt. Die Erfahrung zeigt, daß 95% der chronischen Schmerzpatienten ambulant behandelt werden können.

In Amerika hat sich eine **Klassifikation** schmerztherapeutischer Organisationsformen durchgesetzt (American Society of Anesthesiologists, ASA), die zum Teil auch in Deutschland übernommen wurde.

**Major Comprehensive Pain Center**
mit interdisziplinärer Patientenbetreuung, klinischer Schmerzforschung und Grundlagenforschung, Ausbildungsaufgaben.

**Comprehensive Pain Center**
mit interdisziplinärer Patientenbetreuung und klinischer Forschung

**Syndrome-oriented Pain Center**
das sich vornehmlich auf die Behandlung bestimmter Schmerzsyndrome spezialisiert hat

**Therapy-oriented Pain Center**
in dem nur bestimmte Behandlungsverfahren zur Anwendung kommen.

Wir schlagen eine stärker **praxis- bzw. versorgungsbezogene Klassifizierung** vor, die als Unterscheidungskriterium die ambulante bzw. stationäre Versorgung der Patienten in den Vordergrund stellt [16].

**Schmerzpraxis**
- nur ambulante Versorgung
- mit Belegbetten
- mit Tagesklinik

200

| Schmerzambulanz (als Klinikabteilung) | - nur ambulante Versorgung |
| | - mit Belegmöglichkeiten |
| |   in anderen Abteilungen |
| | - mit eigener Bettenstation |
| |   für Schmerzpatienten |
| **Schmerzkrankenhaus** | - nur stationäre Behandlung |
| | - auch ambulante Behandlung |

Ein **Schmerzkrankenhaus (Schmerzklinik, Schmerzzentrum)** ist ein Spezial-
krankenhaus, das sich ausschließlich der Behandlung chronisch schmerz-
kranker Patienten widmet und vorwiegend stationäre Patienten betreut.
**Schmerzambulanzen** an Kliniken haben zum Teil eigene Betten für Schmerzpatienten oder bringen stationäre Schmerzpatienten in den Betten anderer
Fachabteilungen unter. Schmerzambulanzen an Kliniken sind verschiedenen
Fachabteilungen angegliedert, besonders häufig den Abteilungen für Anaesthesiologie, Neurologie, Orthopädie, Psychiatrie, Rheumatologie. In diesen
Ambulanzen arbeiten einzelne Ärzte oder Teams. Sie betreuen Schmerzpatienten aus der Klinik, der sie angeschlossen sind, und meist auch Schmerzpatienten, die von niedergelassenen Ärzten an sie überwiesen werden (sh.
auch [8]).

Schmerzpraxen sind Einrichtungen, in denen schwerpunktmäßig Schmerztherapie durchgeführt wird, entweder von einzelnen niedergelassenen Ärzten
(bisher meist Anaesthesisten oder Allgemeinärzte) oder einem Ärzteteam
verschiedener Fachgebiete (Praxisgemeinschaft). Eine besonders sachgerech-
te Lösung interdisziplinärer Zusammenarbeit scheint uns in einem Ärztehaus
möglich zu sein, in dem mehrere Fachgebiete, z.B. auch Physiotherapie und
Psychologie vertreten sind.

Zusätzlich zu dieser praxisnahen Klassifikation entsprechend der Orga-
nisationsform werden die Einrichtungen charakterisiert durch Informationen
über die dort behandelten Schmerzsyndrome und die angebotenen Therapieformen. Interdisziplinäre Zusammenarbeit in Schmerzkonferenzen und Konsiliar-
diensten ist für alle spezifischen schmerztherapeutischen Einrichtungen
eine verbindliche Forderung (Tab.5).

**Tabelle 5.** Die Schmerzkonferenz ist Forum für:

-------------------------------------------------

- Interdisziplinäre Kooperation
- Fachübergreifenden Erfahrungsaustausch
- Vorstellung und Abklärung von Problempatienten
- Probatorische Behandlung in der Konferenz
- Erarbeitung von Therapieplänen
- Beratung von niedergelassenen Ärzten über kon-
  krete Fälle von Problempatienten
- Rückmeldung von Behandlungsergebnissen

-------------------------------------------------

Nach unseren Recherchen gibt es zur Zeit in der Bundesrepublik 9 Schmerzkrankenhäuser, 49 Schmerzambulanzen an Kliniken, 6 Schwerpunktpraxen für Schmerztherapie und 18 Praxen, die sich neben anderen Aufgaben auf die Schmerztherapie spezialisiert haben (sh.auch [6]). Von den 49 Schmerzambulanzen an Kliniken nehmen 21 an einer Schmerzkonferenz teil.

Für eine wohnortnahe und flächendeckende Versorgung der insgesamt ca. 400.000 problematischen chronischen Schmerzpatienten müßten wir ca. 1.000 solcher Einrichtungen haben. Diese Einrichtungen müssen eine Anlaufstelle für diese Patienten sein, wo kombinierte Therapiestrategien durchgeführt werden können und interdisziplinäre Zusammenarbeit mit anderen Fachkollegen sowie den überweisenden Hausärzten koordiniert wird.


## 11. PROBLEME UND DEFIZITE DER SCHMERZTHERAPEUTISCHEN VERSORGUNG - FORDERUNGEN

Im vorigen Abschnitt haben wir eine **quantitative** Unterversorgung der chronisch problematischen Schmerzpatienten festgestellt. Über die **Qualität** der schmerztherapeutischen Versorgung können wir keine Aussagen machen, jedoch lassen sich Fakten benennen, die sich behindernd auswirken.

### Gravierende Defizite in der Ausbildung von Ärzten und Psychologen

In der Ausbildung der Ärzte hat Schmerz eher eine Randbedeutung, etwa als Hilfe bei der Diagnostik von Erkrankungen. Mit dem im Studium erworbenen Wissen ist der angehende Arzt nicht in der Lage, die Vielfalt chronischer Schmerzsyndrome angemessen zu verstehen und zu behandeln. Mit Ausnahme der medikamentösen Schmerztherapie müssen alle Schmerztherapieformen von einem Großteil der Ärzte auf dem Wege der Fortbildung in Kursen erworben werden.

Im Studium der Psychologie ist an den meisten Universitäten Schmerz überhaupt kein Thema,so daß Diplom-Psychologen in das Problemfeld Schmerz, wo sie dringend benötigt werden, nicht einsteigen können.

Deshalb ist für Studenten der Medizin und der Psychologie eine Lehreinheit Schmerz zu fordern, die für beide Gruppen Wissen über die Grundlagen von Schmerz und Schmerztherapie sowie die spezielle Diagnostik und Analyse von Schmerzen und über Schmerzbehandlungsverfahren vermittelt.

### Berufs-, standes- und kassenarztrechtliche Probleme in der schmerztherapeutischen Versorgung

Für die Behandlung chronischer bzw. therapieresistenter Schmerzzustände ist in den meisten Fällen ein **fachübergreifendes Vorgehen** notwendig. Zu einer angemessenen Schmerztherapie gehören z.B. begleitende psychologische Beratung, oftmals autogenes Training, manuelle Therapie, Biofeedback und physikalische Therapieformen, aber auch diagnostische Leistungen wie die Feststellung des neurologischen Status, psychiatrische Exploration und andere Basisdiagnostiken. Wenn Anaesthesiologen, aber auch andere Fachgebiete, diese Leistungen für sich beanspruchen, begeben sie sich in einen

Widerspruch zur Berufs- und Weiterbildungsordung: Gerade das, was in einer angemessenen Schmerztherapie und -diagnostik unerläßlich ist, wird durch die ärztliche Berufsordnung verboten. Auch eine etwa erworbene Zusatzbezeichnung, wie z.B. "Schmerztherapeut", basierend auf einer speziellen Ausbildung, würde dieses Problem nicht lösen, da nach dem Standesrecht die Zusatzbezeichnung das jeweilige Hauptgebiet nicht erweitert.

Besonders für die niedergelassenen schmerztherapeutisch tätigen Ärzte stellt sich das Problem, daß die **Kassen schmerztherapeutische Leistungen nicht annähernd ausreichend honorieren.** Die meisten schmerztherapeutischen Maßnahmen sind keine Schnellverfahren, sondern benötigen einen erheblichen Zeitaufwand. Allein für beratende Gespräche veranschlagt Gerbershagen bei chronischen Schmerzpatienten mindestens 3 x 40 min. Diese Problematik betrifft jedoch auch die anderen zeitaufwendigen Maßnahmen, wie transkutane Nervenstimulation, Biofeedback, Entspannungsverfahren, Akupunktur, ausführliche Anamnese, psychologische Diagnostik und Therapie, die häufigen Nachuntersuchungen sowie die Planung der interdisziplinären Zusammenarbeit. Bei der Akupunktur z.B., die privat liquidiert werden muß, gibt es erhebliche Probleme für sozial schwache Patienten.

Die **Beteiligung klinischer Psychologen** an der Behandlung von chronischen Schmerzen ist aufgrund eines fehlenden Psychotherapeutengesetzes in der Bundesrepublik außerordentlich erschwert. Bei langanhaltenden Schmerzzuständen kommt es bei vielen Patienten zu psychopathologischem Krankheitsverhalten unabhängig davon, ob die Schmerzen primär organischen oder psychogenen Ursprungs sind. Sowohl im diagnostischen Prozeß, als auch vor allem bei der Therapie solcher Schmerzzustände sollten klinische Psychologen mit einer soliden theoretischen und praktischen Weiterbildung in psychologischen Therapie- und Diagnosemethoden hinzugezogen werden.

**Informationsmangel über die Existenz und Ausstattung schmerztherapeutischer Einrichtungen**

Die meisten Ärzte wissen nicht, ob und wo in ihrer Nähe sich eine schmerztherapeutische Einrichtung befindet, so daß schmerzkranke Patienten oft weite Distanzen überbrücken, um Hilfe in ihren Schmerzproblemen zu finden. Trotz unserer bisherigen Recherchen ist auch uns nicht deutlich geworden, wieviele auf Schmerztherapie spezialisierte Einrichtungen es in der Bundesrepublik zur Zeit gibt, wie sie organisiert sind, welches schmerztherapeutische Angebot sie bereitstellen und welche Arten von Schmerzen sie behandeln. Wir beabsichtigen deshalb, in Zusammenarbeit mit der Gesellschaft zum Studium des Schmerzes für Deutschland, Österreich und die Schweiz, alle schmerztherapeutischen Einrichtungen in der Bundesrepublik in einem **Schmerztherapieregister** zusammenzustellen, so daß ratsuchende Ärzte und Patienten Auskünfte finden können. Dieser Schmerztherapieführer soll für jede Einrichtung alle relevanten Informationen enthalten, z.B. Fachgebiete, Öffnungszeiten, Spezialisierung auf Schmerzsyndrome, Therapieangebote, Teilnahme an einem interdisziplinären Schmerzkolloquium. Dieses Schmerzregister soll laufend ergänzt werden.

## 12. SCHLUSSBETRACHTUNG

Erst in der letzten Zeit hat sich ein breiteres, z.T. auch öffentliches Bewußtsein gebildet über das Ausmaß und die Schwere der Belastung, die Schmerzen in der Bevölkerung der Bundesrepublik einnehmen. Der Zeitpunkt ist günstig für eine konzertierte Aktion interdisziplinärer Schmerzforschung und Schmerzbehandlung. Eine solche Entwicklung könnte auch Modellcharakter haben für eine stärker ganzheitlich und interdisziplinär orientierte Herangehensweise an andere Problemfelder in der Medizin.

## LITERATUR

1. Birbaumer N (1984) Psychologische Analyse und Behandlung von Schmerzzuständen. In: Zimmermann M, Handwerker HO (Hrsg) Schmerz. Konzepte und ärztliches Handeln. Springer, Berlin Heidelberg New York Tokyo
2. Bonica JJ, Lindblom U, Iggo A (1983) Advances in pain research and therapy. Raven Press, New York, Vol 5
3. Bromm B (Hrsg) (1984) Pain measurement in man. Elsevier, Amsterdam New York Oxford
4. Hackenthal E, Wörz E (Hrsg) (1985) Medikamentöse Schmerzbehandlung in der Praxis. Fischer, Stuttgart
5. Heyck H (1975) Der Kopfschmerz. Thieme, Stuttgart, 4. Aufl
6. Jimenez-Saenz MA, Kreuscher H (1985) Schmerz-Klinik, Neurobiologische Grundlagen, Therapie und Organisation. Springer, Berlin Heidelberg New York Tokyo
7. Keeser W, Bullinger M (1985) Psychologische Verfahren bei der Behandlung von Schmerzen. In: Pongratz W (Hrsg) Therapie chronischer Schmerzzustände in der Praxis. Springer, Berlin Heidelberg New York Tokyo
8. Klingler D, Kepplinger B (1984) Schmerzkliniken, Schmerzambulanzen - Organisationsformen und Strukturen. In: Bergmann H et al. (Hrsg) Moderne Schmerztherapie (Interdisziplinäres Symposium, Linz 1983). Maudrich, Wien München Berlin
9. Kugelberg E, Lindblom U (1959) The mechanism of the pain in trigeminal neuralgia. J Neurol Neurosurg Psych 22:36
10. Margolis RB, Zimny GH, Miller D, Taylor JM (1984) Internists and the chronic pain patient. Pain 20:151
11. Soyka D (1984) Kopfschmerz. In: Neundörfer B, Schimrigk K, Soyka D (Hrsg) Praktische Neurologie. Edition Medizin, Weinheim Deerfield Beach Basel
12. Tammisto T, Hollmen A, Laitinen J, Nuutila A, Pakarinen S, Pöntinen P, Rekola J, Slätis P, Tigerstedt I, Vanharanta H (1983) Behandlung problematischer Schmerzzustände. Schriftenreihe des Gesundheitsministeriums Nr. 11, Valtion Painatuskeskus, Helsinki

13. Wagner G (1984) Frequency of pain in patients with cancer. In: Zimmermann M, Drings P, Wagner G (eds) Pain in the cancer patient. Springer, Berlin Heidelberg New York Tokyo
14. Wolff BB (1982) Die Messung von Schmerz beim Menschen. In: Keeser W, Pöppel E, Mitterhusen P (Hrsg) Schmerz. Fortschritte der Klinischen Psychologie 27. Urban und Schwarzenberg, München Wien Baltimore
15. Zimmermann M, Handwerker HO (Hrsg) (1984) Schmerz. Konzepte und ärztliches Handeln. Springer, Berlin Heidelberg New York Toyko
16. Zimmermann M, Seemann H (1985) Expertise zur Lage der Schmerzforschung und zur Versorgungslage chronischer Schmerzpatienten in der Bundesrepublik Deutschland. Universität Heidelberg, Heidelberg